우리들의 생명은 누가 관장할까?

쉽게 알아가는 갑상선암 이야기

프롤로그

저자가 외과의사로 수많은 수술환자를 겪어 오면서 느끼는 것은 병을 치료하는 행위는 의사가 하고 있지만 인간의 생명은 우리 인간에게 최종 결정권이 있는 것이 아니라 보이지 않는 그 어떤 절대자의 힘이 관장하는 것이 아닌가하는 생각이 깊어지고 있다는 것이다. 저자가 수술하는 도중 어느 순간에 수술칼이나 수술가위가 (그렇게 하겠다고 생각한 것은 아닌데) 멈추어지는 수가 있어 "무슨 일인가" 체크해 보면 그 자리에는 중요한 혈관이나 신경이 지나 가고 있었다는 발견하게 된다. "휴~, 하느님," 이런 경험이 한두번이 아니다. "그래, 보이지 않는 힘이 도와주고 있는 것일 거야" 느끼고 또 느낀다.

저자는 암환자를 주로 수술한다. 암 중에서도 갑상선암 수술을 한다. 젊었을 때는 위암, 대장암, 유방암 등 모든 종류의 암수술을 하다가 미국연수 후에는 갑상선암을 주로 하게 되었다. 이렇게 갑상선암에 파묻혀 산지도 35년이 다 되어 간다. 갑상선암은 크게 유두암, 여포암, 수질암, 미분화암, 악성림프종 등으로 대별되지만 각각의 암에는 여러 종류의 변종이 있고, 이 변종은 저마다의 특성을 가지고 있어 양성종양으로 오해할 정도로 느리게 퍼지는 것부터 빠르게 퍼지고 악화되는 종류까지 다양하다. 이름은 같은 갑상선암이지만 성질은 다 다르다는 뜻이다. 유두암에는 암이라고 부르기 아까운 비침습여포변종에서 부터 침습여포변종, 왈틴변종, 전통유두암, 투명세포변종, 휘틀세포변종, 키큰세포종, 원주세포종, 미만성 경화종, 고형/지주세포변종, hobail변종, 저분화암 순으로 나쁜 여러 종류의 변종이 포함되어 있다. 여포암은 최소침윤형과 광역침윤형으로 나누고, 수질암은 가족성과 비가족성(산발형)으로 나누어진다. 각각의 종류에 따라 치료전략이 달라져야 함은 물론이다.

다행히도 우리나라의 갑상선암은 치료가 잘 되는 유두암이 95%정도 되지만 유두암도 이름 그대로 암은 암이어서 조기에 발견하여 조기치료하면 거의 자연수명을 누릴 수 있지만 늦게 발견되어 퍼진 상태에서 수술을 하게 되면 수술도 어렵고 수술합병증도 생기고 재발도 잘 되고 생존율도 낮아지게 된다. 저자가 젊었을 때의 갑상선암 환자들은 암이 진행되어 증상이 있을 때에만 병원을 찾아왔기 때문에 치료성적이 좋지 않았다. 2000년대에 들어서 초음파등 영상진단의 발달과 경제성장에 따른 국민들의 건강에 대한 관심도가 높아져 조기 갑상선암이 많이 발견되어 급기야는 한국인의 암중에서 가장 빈도가 높은 암이 되어 버렸다. 조기에 발견되는 갑상선암이기 때문에 당연히 치료성적이 다른 암에 비해 월등히 좋아지게 된 것이다. 최근에 와서 너무 많은 조기 갑상선암이 발견되고 수술하게 되니까 갑상선암을 전공하지 않은 일부 의료인들은 이는 과잉진료때문에 생긴 현상이기 때문에 증상이 없는 갑상선암은 진단도 치료도 할 필요가 없다는 주장을 하기도 한다.

저자는 이러한 주장에 분노를 금할 수 없다. 갑상선암은 다른 암과는 달리 천천히 퍼지는 경향은 있지만 결국은 더 성질 나쁜 암으로 변하고 퍼지고 해서 환자를 사망에 이르게 하기 때문이다. 평생의 경험을 통해서 "갑상선암도 암이기 때문에 작을 때 최소침습기법같은 작은 수술로 고치는 것이 환자에게 가장 유리하다"고 굳게 믿고 있다. 수술을 하지 않고 기다리다가 커지거나 퍼진후에 수술해도 늦지 않다는 일부 주장이 있지만 이는 폭탄이 터질 때까지 기다려 보자는 것과 다를바 없다. 대장 용종은 10년이 지나면 10%정도가 대장암으로 발전되기 때문에 발견되면 즉시 떼어야 한다고 하면서, 갑상선암은 이미 암으로 진단된 것인데도 크지고 퍼질 때 까지 기다려도 된다는 주장은 무슨 이치인지 모르겠다.

이 책을 펴내게 된 것은 최근에 "갑상선암은 암도 아니다" 라는 말로 갑상선암 환자를 혼란에 빠뜨리게 하는 현상을 바로 잡아야겠다는 의도도 있지만 저자가 평생 동안 병원에 근무하면서 경험한 여러가지 에피소드를 에세이 형식으로 작성하여 의사는 환자를 이해하고 환자는 의료진을 이해하는 장을 마련하고자 하는 의도도 있는 것이다. 의료진과 환자는 서로 따뜻한 시선을 가지고 서로를 이해하고 사랑해야 하는 관계가 되어야 하지만 현실은 그렇지 못하다는 것을 인정하지 않을 수 없다. 의료진과 환자는 질병이라는 공동의 적을 물리쳐야 할 동지적인 관계인데도 현장에서는 갑과 을의 관계가 되는 삭막한 의료풍토로 되어 가고 있다는 것이다. 저자는 "환자가 행복해야 의사도 행복해 진다"는 신념을 가지고 있다. 따라서 모든 의료진은 환자를 병으로 부터 해방시키고 환자를 행복하게 해 주어야 하는 숙명을 지니고 있는 것이다.

이 책에는 환자와 의료진간의 이야기 뿐만 아니라 병원에서 일하고 있는 의료진의 이야기도 수록되어 있다. 의료진도 환자도 소시민일 뿐이라는 걸 알게 될 것이다. 책의 내용은 총 여섯 파트로 구성되어 있다. Part 1. 외래 진찰실 이야기, Part 2. 갑상선암은 치료할 필요가 없다?, Part 3. 수술전 이야기, Part 4. 수술실 이야기, Part 5. 수술후 이야기들, Part 6. 우리들의 생명은 누가 관장할까? 각 파트는 여러편의 에쎄이로 구성되어 있는데, 한편 한편의 에쎄이를 읽어가다 보면 어느 틈에 갑상선암에 대한 정보가 독자의 머리속을 채워 가고 있음을 알게 될 것이다, 따라서 이 책을 다 읽고 나면 갑상선암에 대한 정보뿐만 아니라 의료진을 보는 시각도 달라져 있음을 느낄 것이다. 졸저를 출판하게 해주신 도서출판 지누에게 무한한 감사를 표하며, 갑상선암을 앓고 있는 환자와 그 가족, 그리고 갑상선암을 전공하지 않은 의료진에게도 이 책을 바치고 싶다. 마지막으로 갑상선암외에는 아무 것도 할 줄 모르는 필자를 뒤에서 조용히 지켜보며 후원하고 있는 아내와 두 아들 내외, 그리고 손녀딸 에너지 통통이와 땡깡공주(튼튼공주)에게 사랑한다는 말을 보내고 싶다.

2017년 5월
박정수

2 프롤로그

Part 1　외래 진찰실 이야기

13　21세기 대한민국에 아직도 이런 일이
17　수술 말고 다른 치료방법은 없나요?
21　기분 좋고 달콤한 암치료법 없어요?
26　지난번에는 그런 말 안 했잖아요!
32　아니 또 초음파 사진 찍으라고요?
36　갑상선암 환자는 생각과 행동이 연령에 따라 다르다?
41　오늘 외래는 왜 이렇노, 지치네 지쳐
46　환자도 답답, 의사도 답답, 어쩌면 좋을지
51　의사는 환자와 더불어 행복해야 된다
55　BRAF 유전자 돌연변이를 아시나요?
59　왜 이렇게 어려워지지?
64　갑상선암 세포진단은 다수결 투표로 하는 것이 아니다
68　이거 과잉 진료 아니오?
72　누구나 진상이 될 소지는 있다
78　예쁘면 다 용서된다고?

Part 2　갑상선암은 치료할 필요가 없다?

87　작은 암, 과연 괜찮을까
92　말기암 치료, 법으로 막아야 할까
96　"암입니다" 과잉진단이 과잉 공포를 부른다?
101　과연 과잉진단과 과잉치료인가
106　갑상선암도 조기발견-조기치료가 중요하다
110　갑상선암, 조기진단-조기치료하지 말고 어디 한 번 지켜봐?
115　갑상선암 30년은 문제없다, 증상이 있을 때 진단하고 치료해도 된다?
120　수술환자 35% 줄였다고 자랑할 일은 결코 아니다
124　이제는 의료계까지 막말이 난무하고….
128　갑상선암은 암도 아니라고?
132　'초전박살' 전법 밖에 없지 뭐
136　알게 뭐야? 될 대로 되라지!

Part 3　수술전 이야기

- 143　수술 전 설명은 어떻게 하는 것이 좋을까?
- 148　수술은 내일 몇 시에 시작하나요?
- 152　강아지 눈 떴네
- 157　하이파이브 하는 의사
- 160　염려 마세요, 잘해 줄게요. 예쁘게 해줄게요.
- 165　재발도, 합병증도 적게
- 169　환자도 괴롭고, 의사도 괴롭고
- 173　혹시 VIP 환자이고 싶으세요?
- 177　병 치료의 적기(適期)를 놓치면 무서운 결과가 따를 수 있다

Part 4　수술실 이야기

- 183　수술이 무서워요
- 187　수술실 분위기가 좋아야 의료진도 환자도 행복해진다
- 191　타임아웃
- 194　으쌰으쌰
- 197　90년아 응답하라
- 201　이상한 나라의 앨리스
- 204　그만 누르세요, 나갈게요
- 207　수술 중에도 농담한다고?
- 210　어휴, 아직도 결과 안 나왔어?
- 214　보고 또 보고
- 216　공주님, 공주님, 파란 공주님 어디 계세요?
- 219　인격모독 면허증은 없다
- 223　표정 좋네, 오늘 수술 잘 될 거야

Part 5 수술후 이야기들

- 229 아~ 목소리 내어보세요
- 232 저는 왜 케첩 통이 없어요?
- 235 눈이 짝짝이가 되었어요
- 238 뭐라고? 안면 신경 마비?
- 242 이 맛에 갑상선 수술하지
- 246 걱정, 걱정… 기분이 다운될 때도 있다
- 251 수술 실밥 자리 살짝 곪았어요
- 255 지옥에서 탈출이라….
- 259 교수님, 환자분 목소리가 안 나오는데요
- 264 저 일찍 안 죽어요?
- 269 2차 수술, 실망하지 마시라. 오히려 기뻐해도 된다
- 273 빨리 재수술해 주세요
- 277 어둠 속에 벨이 울리면 의사의 가슴은 콩닥거린다

Part 6 우리들의 생명은 누가 관장할까?

- 285 싫어도 좋아도 신지공주는 모시고 살아야지….
- 290 이거 좀 해결하는 방법 없소?
- 294 Tg가 올라갔대요. 그래도 기죽지 마래이!
- 299 누구든 고난을 극복하는 힘이 있다
- 304 수술이 위험한 부위의 작은 재발은 어떻게 하는 것이 최선일까?
- 308 갑상선암 환자는 정상인보다 오래 산다?
- 312 우리들의 생명은 누가 관장할까?

- 325 에필로그

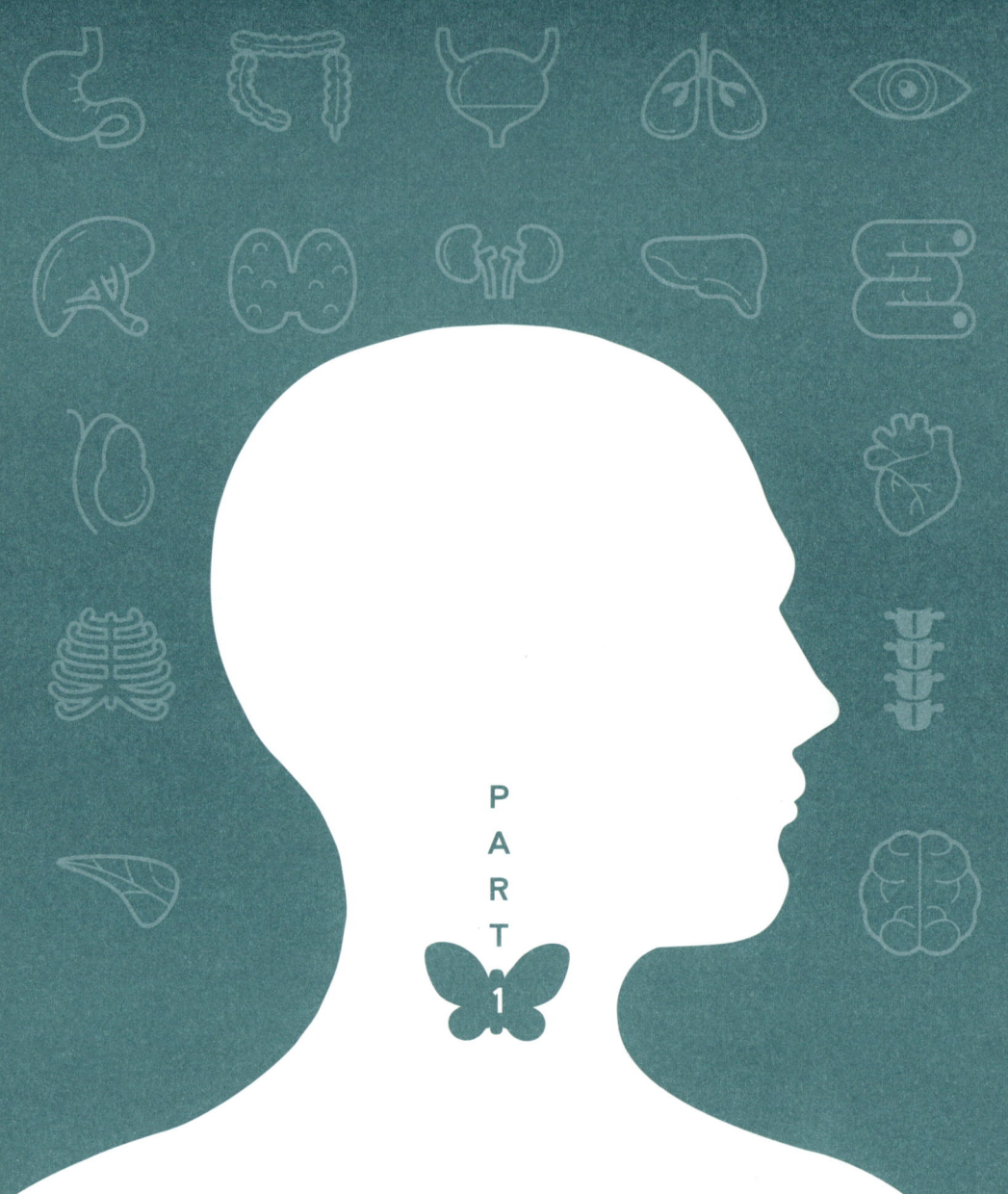

외래 진찰실 이야기

외래 진찰실은 처음 진찰받거나 수술받고 정기적으로 추적검사를 받으려고 오는 환자들이 들르는 곳이다. 초진 환자들에게는 긴 진료 대기시간과 짧은 진료시간 때문에 불만을 사는 곳이기도 하고, 추적 환자들에게는 추적결과가 어떻게 나올까 항상 긴장이 되는 곳이기도 하다. 본장에는 외래에서 있었던 환자들의 이야기가 올려져 있다. 환자들과 의료진의 생각을 엿볼 수 있다.

13 21세기 대한민국에 아직도 이런 일이
17 수술 말고 다른 치료방법은 없나요?
21 기분 좋고 달콤한 암치료법 없어요?
26 지난번에는 그런 말 안 했잖아요!
32 아니 또 초음파 사진 찍으라고요?
36 갑상선암 환자는 생각과 행동이 연령에 따라 다르다?
41 오늘 외래는 왜 이렇노, 지치네 지쳐
46 환자도 답답, 의사도 답답, 어쩌면 좋을지
51 의사는 환자와 더불어 행복해야 된다
55 BRAF 유전자 돌연변이를 아시나요?
59 왜 이렇게 어려워지지?
64 갑상선암 세포진단은 다수결 투표로 하는 것이 아니다
68 이거 과잉 진료 아니오?
72 누구나 진상이 될 소지는 있다
78 예쁘면 다 용서된다고?

21세기 대한민국에 아직도 이런 일이

　50대 초반 여성으로 갑상선유두암 환자다. 6개월 전 수술 스케줄에 올려져 있었는데 수술날이 되어도 나타나지 않고 홀연히 사라졌던 환자다. 갑상선 암의 크기가 만만치 않고 중앙경부 림프절 전이도 있어 갑상선 전절제와 중앙 경부 림프절 청소술이 예정되어 있었다. 그런데 다시 진찰을 받으러 왔다.
　"이제는 수술받으러 오신 거군요."
　"아뇨, 그게 아니고…. 암이 없어졌는지 검사받으러 왔어요."
　"네? 그동안 무슨 치료를 받았어요?"
　환자는 애매한 미소만 지으며 검사만 빨리해 달란다. 이런 환자는 그동안 거금을 들여 다른 엉뚱한 치료 아닌 치료를 받아 온 게 틀림없다.
　'에휴, 우짜노. 환자가 원하는 대로 검사해서 그전 사진과 비교해 보여주는 수밖에….'
　결과는 예측한대로 암이 악화되었다. 6개월 전에는 중앙경부 림프절에 두 개의 전이 림프절만 보였는데 이번에는 갑상선암의 크기도 커졌고, 전이림프절 크기도 커졌다. 개수도 네 개 이상으로 늘어나 보인다. 뿐만 아니다. 그전에는 안 보이던 옆목 림프절 전이도 몇 개 보인다. 이제는 옆목 림프절 청소술(측경부 청소술, 곽청술이라고도 한다)까지 추가해야 되는 상황이 된 것이다. 이렇게 저렇게 되어서 이제는 수술을 피할 수 없게 되었다고 설명하니 환자는 수긍을 하면서도 떨떠름한 표정을 감추지 못한다.

 다음 환자도 50대 여성이다. 마찬가지로 수술 펑크 내고 6개월 후에 나타난 환자다. 다른 말 필요 없고 검사만 해달란다.
 "교수님, 저는 암이 없어졌다고 확신합니다. 느낌이 그래요. 그동안 기도를 정말 열심히 했거든요."
 이럴 때도 여러 말 필요 없다. 검사를 해서 보여 주면 된다. 역시나 예외는 없다. 암의 크기가 커졌다. 그전 사진과 비교해서 보여주니 이번에는 두말없다. 한참을 시무룩하더니 수술받겠단다. 날 잡아서 갑상선 전절제를 한 결과 유두암이 피막침범을 했고, 여러 개의 중앙림프절에 전이가 되었다. 최소한 100mCi 이상의 고용량 방사성 요드 치료를 추가해야 할 상황이다.

 얼마 전에는 50대 남자 환자도 역시 수술을 거절하고 다른 치료를 받다가(물론 정식 의료기관이 아니다) 1여 년 만에 다시 왔다. 좌측 옆목 림프절까지 전이가 심했던 환자다. 무슨 물리 치료 비슷한 것인데 치료비가 1000만 원 이상 들었단다. 1~2개월 간격으로 여러 번 했는데도 전혀 반응이 없고 본인이 생각하기에도 오히려 악화되는 것 같아 다시 찾아왔단다. 재검사 결과 물론 암은 더 악화되어 있다.

 위의 세 환자는 최근에 겪은 환자 이야기이고 그전 환자까지 얘기하면 부지기수다.
 "기도원에 들어가서 기도하겠다, 단식원에 가서 단식 요법을 해 보겠다, 공기 좋은 요양원에 가겠다, 생활 습관 바꾸고 음식으로 고쳐 보겠다, 뜸으로 치료해보겠다, 면역요법으로 해 보겠다, 무슨 무슨 버섯으로 치료해보겠다, 척추교정원에 가보겠다(모든 갑상선병은 척추가 잘못되어 생긴 것이기 때문에 척추만 교정하면 된다고 했단다. 서울 한복판에 있다), 다시마환으로 치료해 보겠다, 원적외선 치료를 해 보겠다, 전통 민간요법으로 치료해 보겠다, 한방으로 고쳐 보겠다" 등등. 이상한 요법이 헤아릴 수 없이 많다. 이런 말도 안 되는 치료를 해 보겠다는 사람한테 얘기를 아무리 해 봐야 소용없다. 어떻게 세뇌 당했는지 생각이 그쪽으로 완전 굳어 있다.

필자는 옛날에 젊었을 때 이런 환자를 만나면 열받아서 설득하고 했었는데, 그렇게 해도 이제는 소용없다는 것을 알기 때문에 환자가 하겠다는 대로 내버려 둔다. 결국 나중에 다시 돌아오게 되어 있으니까. 또, 최종 결정권은 환자 자신에게 있으니까.

왜 이런 사이비 의료가 기승을 부릴까?
환자들은 수술이라 하면 우선 공포감부터 생긴다. "무섭다. 몸에 칼을 댄다는 것이 싫다. 흉터가 싫다. 마취가 무섭다, 마취에서 못 깨어날 것 같다. 내 몸의 일부인 장기를 떼어낸다는 것이 싫다. 하여튼 수술은 싫다" 등등의 이유 때문에 수술 빼고 다른 치료 방법이 없나 찾아보게 되는 것이다. 이때 온갖 그럴듯한 정보가 들려온다. 의사 말보다 오지랖 넓은 이웃집 아줌마 말에 더 귀가 솔깃해진다. 수술 안 하고 고칠 수 있다니 얼마나 좋은가. 치료를 해 주겠다는 사람의 말을 들어보니 정말 달콤하다, 그럴듯하다. 틀림없이 나을 것 같다. 듣고 보니 정규 의사가 하는 치료방법이 엉터리인 것 같다. 그래서 비용이 뭐 아까우랴 하면서 온갖 정성을 들여 그들이 시키는 대로 했는데, 결국 돈은 돈대로 없어지고 병은 병대로 커지고···. '아차!' 후회해봐야 소용없다.

사실 환자들이 원하는 대로 수술 안 하고 암을 고칠 수 있으면 얼마나 좋겠는가. 알약 하나, 주사 한 방으로 암이 없어진다면 얼마나 좋을까. 그러나 원망스럽게도 아직은 이런 획기적인 방법은 없다. 싫지만 수술이라는 방법으로 암덩어리뿐만 아니라 그 주변부에 림프절을 포함해서 넓게 절제해야 치료가 된다. 달콤하고 기분 좋은 암 치료는 없는 것이다.

그런데 요즘 갑상선 수술은 옛날과 달리 안전하게 받을 수 있게 되었다. 갑상선 수술의 전문화가 이루어져 있기 때문이다. 대부분의 갑상선 수술은 3~5일 입원하면 된다. 옆목 림프절 청소까지 하면 3~4일 더 연장되기도 한다. 수술 후유증으로 목소리 변화, 손발 저림이 생길 수 있지만 옛날과 비교해보면 그 숫자가 미미하다. 수술 흉터도 옛날과 달리 그렇게 밉지 않다. 필요하면 레이저, 스테로이드 주사 등으로 흉터치료를 추가하기도 한다. 최근에 와서 갑상선암은 일찍 발견되고 제대로 된 치료를 받으면 거의 대부분의 환자는 자연수명을 누릴 수 있게 되었다. 그러나 치료가 제대로 안되어 암이 진행되면 고행의 길로 들어서고 생명을 보장받을 수 없게 된다. 21세기 과학 문명을 자랑하는 대한민국에서 수술이 싫다는 이유로 아직도 검증되지 않은 사이비 치료에 현혹되는 환자들이 적지 않게 있으니, 이를 어떻게 대처하면 좋을지 막막하기 짝이 없다.

'지금까지 해오던 대로 환자가 하겠다는 대로 그냥 내버려둬? 에휴….'

수술 말고
다른 치료방법은 없나요?

　예쁘장하게 생긴 골드 미스 환자다. 나이는 32세. 갑상선암이다. 암의 크기는 크지 않으나 이미 갑상선 피막을 침범하고 림프절 전이도 만만치 않다. '희한하네, 요즘은 젊은 아가씨일수록 암이 진행되어 오는 경우가 많단 말이야…. 늦게 병원을 찾아서일까?' 수술을 받고 수술 후 방사성 요드 치료도 필요할 것 같다고 말하니까 "수술 말고 다른 치료 방법은 없나요?"라고 되묻는다.
　"수술 말고 어떤 치료?"
　"면역 치료, 고주파 치료, 민간요법, 요양원, 기도원, 단식 치료…."
　아이고 맙소사! 이 예쁜 아가씨에게 사이비가 붙었구나. 환자한테 수술의 불가피성을 다시 설명하고, 검증되지 않은 이상한 치료를 받다가 암은 악화되고 돈은 돈대로 탕진된다고 충고한다. 과거의 사례를 들면서 말이다. 그러나 이 아가씨 환자, 수술이 무섭다기보다 수술 후에 생길 목의 수술흉터가 싫어 다른 치료법을 알아보겠다고 한다. 이쯤 되면 아무리 설득해봐야 입만 아프다.
　"마음 변하면 다시 와요. 단 너무 늦지 않게…."
　결국은 수술받게 될 것이지만 너무 퍼져서 오게 되면 환자 고생, 의사 고생은 물론 치료결과도 만족스럽지 못한 수가 많기 때문이다. 이렇게 안 되도록 쉽게 설득하는 방법은 없을까? 이 세상에 수술받고 싶은 환자가 어디 있을까? 수술 말고 다른 효과적인 치료 방법이 있으면 얼마나 좋겠노.

　특히 결혼 전 20~30대 여성 환자가 갑상선암에 걸려 오면 '아, 정말 수술 않고 주사나 알약 몇 개 먹고 암이 싸악 없어지면 얼마나 좋겠노' 싶다. 여자로서 한창 예쁠 시기에 수술을, 특히 남들 눈에 띄는 목에 수술을 받는다는 것이 어디 쉬운 일인가. 결혼도 해야 되는데…. 본인도 본인이지만 같이 따라온 어머니는 더 기가 차고 아깝고 속상한 나머지 수술 안 하고 치료할 수 없느냐며 했던 말을 또 하고 또 하고 한다. 필자도 부모 된 입장에서 생각해 보면 이해가 안 가는 바는 아니다. 왜 안타깝지 않겠는가?
　'아이고, 우짜노…. 자네 같은 아가씨 보면 부담 백배다.'

　사실 20~30대 예쁜 싱글녀들이 환자로 오면 마음에 급 부담이 밀려오는 것을 숨길 수 없다. 그런데 어떡하랴? 갑상선암은 수술 치료가 기본인데, 치료가 제대로 안되면 귀한 생명을 잃을 수도 있는데…. 더 귀한 딸일수록 제대로 치료해서 남은 생애를 행복하게 살도록 해 줘야 하지 않겠는가.
　몇 년 전 일이다. 초기 갑상선암인데 크기도 작고 피막침범도 없고 해서 아주 간단하게 고칠 수 있는 예쁜 환자였는데 몇 년 후에 다시 필자를 찾아왔다. 근데 아뿔싸! 그 사이 너무 악화되었다. 간단하겠다던 수술이 5시간이나 걸리는 대수술이 됐다. 그동안 단식, 민간요법, 기도원 등 수술 빼고는 다 해 보았단다. 아, 지금이 21세기인데… 분노가 치밀어 온다. 이런 검증되지 않은 요법을 하는 사람들은 이 세상 모든 암을 자기들이 다 치료할 수 있다고 큰소리친다. 요새는 인터넷 카페도 운영하며 영업 중인 곳도 있다나? 이런 곳일수록 말은 그럴듯하고 달콤하다. 처음부터 수술받는 것은 어리석은 짓이라나? 이제는 양의사 숫자도 많아지니까 이들 중 일부도 검증받지 않은 엉터리 치료로 환자를 유혹한다고 한다. 수술받기 싫어하는 환자의 심리를 이용해 티가 나지 않게 치료를 할 수 있다고 자랑한단다.

10여 년 전이다. 중국에서 개발된 치료법이라 해서 무슨 바늘을 암덩어리에 찔러 전기를 통하게 하면 암이 없어진다고 하여, 혹해서 몇 번 했는데 암이 없어지기는커녕 전기열로 목의 교감신경만 망가뜨려 소위 말하는 '오너 증후군'이 생겨 오른쪽 눈꺼풀만 내려오게 되었단다. (필자는 이 환자 수술한다고 땀 좀 흘렸다. 그래도 주 00 환자, 지금 행복하게 잘 살고 있단다) 또 암은 면역 이상으로 생긴다고 고가의 면역 치료를 권유하기도 한다나? (갑상선암은 절대로 면역이 잘못되어 생기는 병이 아니다) 이런 비슷한 사례는 너무 많아 일일이 열거하기가 힘들다.

암 환자가 되어 보면 이웃집 아줌마부터 시작해서 만나는 사람마다 무슨 무슨 치료가 좋다더라고 한 마디씩 거든다. 답답한 마음에 귀가 얇아져 이 말 저 말 다 옳은 것처럼 들린다. 목에 흉터만 없이 나을 수가 있다면 무슨 짓인들 못하랴 싶다. 몇 년 전부터는 목 흉터를 피하기 위해 내시경이나 로봇수술이 유행하고 있다. 필자는 내시경이나 로봇수술은 문 걸어 잠가 놓고 대청소하는 것이고, 전통적 절개법은 문을 활짝 열어 놓고 대 청소하는 것에 비유한다. 이제 내시경 수술은 아주아주 초기암이 아니면 수술 시야의 사각지대 때문에 더 이상 권유되는 수술법이 아니다. 대신에 로봇수술은 내시경의 단점을 보완할 수 있게 되었기 때문에 암 수술에 좀 더 유리한 것으로 되어 있으나, 역시 초기암에 제한적으로 이용된다. (로봇은 비용이 장난이 아니다)

그럼 어떻게 하면 좋을까? 생명을 걸어 놓고 하는 의료행위에 어느 한 개인의 경험과 생각만으로 자기 생명이 아니라고 환자에게 함부로 시행해서는 절대로 안 된다. 모든 의료행위는 여태까지의 경험과 과학적 연구 결과의 타당성이 입증된 '증거에 기초한 치료 또는 수술(evidence based treatment or surgery)'을 해야 한다. 미국이나 오스트레일리아 같은 선진국에서는 새로운 시술법이 연구되어 환자에게 적용되려면 관련 학회에 발표하여 인정을 받고, 국가기관의 검증 절차를 여러 단계 통과해야 한다. 그렇게 통과하더라도 최종단계로 소속 병원 위원회에서 허락을 받아야 한다. 그만큼 사람 생명이 소중하다는 얘기다. 한 번 뿐인 생명 어디 함부로 할 수 있는가?

우리는 어떤가? 튀어보기 위해, 환자들의 환심을 사기 위해 암 치료의 원칙을 무시한 의료 행위를 마구마구 하고 있지는 않은지…? 한창 피어나는 예쁜, 그리고 보석 같은 우리 딸들이 수술자국을 피하기 위해 수술을 아예 받지 않고 사이비 치료에 시간과 비용을 탕진하지 않는지? 치료를 받는다 하더라도 수술자국을 피하기 위해 암 치료의 원칙이 무시되는 치료를 받지 않는지를 꼭 따져 봐야 할 것이다. 현재까지 가장 효과적인 갑상선암 치료는 일부의 초기 중의 초기암을 제외하고는 갑상선과 그 주위의 림프절을 넓게 청소해 내고 수술 후 보조치료를 적절히 추가하는 것이다. 이것이 원칙이다. 수술 자국을 피하기 위해 이 원칙을 홀대하면 나중에 환자에게 말할 수 없는 고통이 찾아온다. 인생에서 고통 없는 성공이 어디 있었던가?

기분 좋고 달콤한 암치료법 없어요?

"교수님, 수술 말고 다른 치료방법은 없나요?"
"환자 분, 안타깝게도 암 치료에서 달콤하고 기분 좋은 치료법은 아직 없습니다."

제목만 보고 "햐, 세상에 이런 치료법이 있나? 이제 고생 안 해도 되겠네!"라고 생각했다면 큰 오산이다. 몇 해 전, 매스컴에 꽤 이름 있는 여자 연예인 몇 명이 프로포폴 상습 투여 혐의로 검찰 조사를 받았다. 당사자인 연예인들은 미용시술 과정 중에 수면 마취 목적으로 맞았다고 하는데, 글쎄 한두 번이 아니고 여러 번 상습적으로 투여받았다고 하니…. 이 주사를 맞으면 기분이 좋아지는 모양이지? 마이클 잭슨도 아마 이 주사 과다 투여로 사망했다지? 필자의 수술 환자들도 이 주사를 맞는다. 본격 마취약 전 수면 유도제로 소량 맞는 것이기 때문에 환자들은 기분이 좋았다는 기억이 없을 것이다. 수술 마취 유도를 위해 한 번 맞는 것이니까 절대로 중독이 될 리가 없다.

필자는 젊었을 때부터 말도 안 되는 공상을 잘 하곤 한다. 주사 한 방 맞고 영상 사진 찍으면 암이 퍼진 위치와 크기가 일목요연하게 파랗게 또는 노랗게 착색되어 나오면 얼마나 좋을까? 영상의학과 후배들에게 '그런 주사 발명하면 노벨상 받고, 의사 노릇하며 고생하지 않고 돈방석에 앉는다. 어디 한번 개발 해봐!' 한 지도 십수 년이 되었는데 아직 소식이 없다. CT, MRI는 그림자 모양을 보고 진단하는 것이기 때문에 생각만큼 정확하지 않다. 이때 착색주사를 정맥으로 넣어 암이 있는 부위만 노랗게 혹은 파랗게 착색되게 하면 수술할 때 현재와 같이 광범위하게 잘라내지 않고 착색된 부위만 쏙쏙 들어내면 되지 않겠는가. PET-CT가 이런 개념이 좀 도입된 검사이긴 하지만 아주 초보 단계라 정확하지 않다는 것이 문제이지…. 눈에 보이는 것 외에 암이 퍼져 있는데도 못 잡아내고, 아주 작은 암이나 갑상선 분화암(유두암, 여포암 등) 같은 암 종류에 따라서는 암이 있어도 못 잡아내는 것이 문제라는 것이지…. 아마도 미래에는 필자가 원하는 착색 주사가 나올지는 모르지만 아직까지는 암 수술이라면 광범위하게 절제하는 것이 정답이다.

암 치료 과정에 따르는 환자의 불안과 통증을 말끔히 날려 버리면서 치료 중에는 기분 좋고 달콤한 느낌을 가져오게 하는 치료법은 왜 개발이 안 될까? 위암, 대장암, 유방암 등 일반 암 환자들이 겪는 고통은 이루 말할 수 없다. 암 크기는 1~2cm 밖에 안되는데 위는 반 이상 잘라내야 하고 주위 림프절도 잘라내야 한다. 대장암, 유방암도 마찬가지다. 유방암은 옛날과는 달리 조기에 발견되면 부분 유방 절제술로 유방을 살려 두기도 한다. (영상 진단의 발달로 조기에 발견된 덕이다) 수술 후 항암 요법의 고통이란…. 웩웩 토하고, 머리카락 빠지고, 못 먹고, 체중이 빠진다. 세상에, 왜 이런 고통을!

갑상선암 환자들은 위암, 대장암, 유방암 등 다른 암 치료보다는 치료 과정의 고통이 덜 하다고 하지만 그래도 환자들은 고통스러워한다. 수술 전 불안과 초조, 수술 후 통증, 그리고 방사성 요드 치료에 따른 여러 가지 고통(이 치료를 받아본 사람이 아니면 그 고통을 이해 못 한다)과 평생 동안 갑상선 호르몬을 복용해야 한다는 부담감과 불편함 등이 우리 갑상선암 환자들을 괴롭힌다.

뭐 좀 획기적인 방법이 없을까? 알약 하나로, 아니면 주사 몇 방으로 암이 싹 없어지는 방법은 없을까? 수술과 항암치료를 하더라도 치료 과정이 기분 좋고 달콤한 방법은 없을까? 수술을 하더라도 눈에 보이는 암덩어리만 쏙 빼내는 치료방법은 없을까? 그러나 죄송하게도 치료결과가 좋은 치료법일수록 치료에 따른 고통도 비례한다는 것이 암 치료의 현주소다. 우리 눈에 보이고 만져지는 부분에만 암이 있다면 무슨 걱정이겠는가. 눈에 보이고 만져지는 것 외에 그 주위로 먼지처럼 암세포가 이미 흩어져 있다는 것이 문제다. 림프절, 연조직… 심하면 이미 폐, 뼈 등으로 자리를 옮겨 앉은 암세포(원격전이)도 있다. 이런 것들을 다 없애지 못하면 나중에 '재발'이라는 이름으로 우리를 괴롭힌다.

그래서 1차 수술 때 눈으로 보이는 암 덩어리 외에 그 암덩어리를 중심으로 주위의 조직을 넓게 박리해내야 하고, 암의 진행 상태에 따라 수술 후 소위 항암주사로 몸 어디엔가 숨어 있는 암세포를 죽여야 하는 고통스러운 과정까지 밟아야 된다. 갑상선유두암이 한 쪽 옆에만 있는데도 눈으로는 멀쩡하게 보이는 반대쪽도 절제(갑상선전절제술)해내고 수술 후에 방사성 요드 치료를 추가하는 것도 다 같은 이치라는 것이다.

하지만 환자들은 현실과는 달리 필자의 공상 같은 치료가 있길 바란다. 환자들의 심리는 수술을 안 하든지, 수술을 하더라도 최소의 수술로 암이 치료되기를 바란다. 어제 외래 환자 중 한 분은 실컷 설명했는데도 수술하지 않고 치료를 해주었으면 좋겠다고 부탁한다. (그렇게 되면 얼마나 좋겠노) 어떤 환자는 암 덩어리만 떼어 내면 안 되겠냐고도 한다.

가장 많은 요구는 반절제를 해달라는 것.

'아~~이렇게 환자가 요구하는 대로 해서 치료가 잘 되면 얼마나 좋겠노.'

이렇게 해서는 암 치료의 원칙에 위배된다는 것을 독자들은 이미 알아차렸을 것이다. 가장 한심한 것은 수술하지 않고 암을 치료한다는 달콤한 말에 속아 돈 낭비, 시간 낭비를 하고 암이 악화되어 다시 병원을 찾는다는 것이다. (이런 환자는 아무리 말려도 소용없다). 요상한 것은 정식 의과대학 교육을 받은 의사 중에서도 환자들에게 달콤한 치료를 권하는 사람이 있다는 것이다.

지난주에 수술한 여자 환자는 의사가 권하는 대로 수술 대신 고주파 치료를 했다가 악화되어 찾아온 경우다. 암이 기도벽에 침범하고 림프절 전이까지 되어 갑상선 전 절제와 중앙 경부 림프절 절제술까지 해야 했던 환자였다. 아무리 암이 작아도 눈에 보이는 암 덩어리만 태우는 고주파 치료는 갑상선암에는 적합하지 않은 치료법이다. 또 어떤 의사는 눈에 보이는 암 덩어리만 떼어 내는 최소수술로 암 치료를 할 수 있다고 믿고 실제로 그 병원에서는 그렇게 하고 있다고 한다. 재발하면 또 수술받으면 된다고 하면서 말이다. 사실이 아니기를 간절히 바란다. 이 무슨 무식한…. 또 어떤 병원에서는 환자들이 반절제를 원한다고 학회의 가이드라인을 따르지 않고 반절제수술을 주로 해주고 있다고 한다. 나중에 결과야 어떻게 되든 우선은 환자가 만족하니까. 환자들은 우선은 곶감이 달다고 달콤한 치료방법에 현혹될 수밖에 없지 않은가.

우리 인생에서 성장기에 기분 좋고 달콤한 경험만 가지고는 성공할 수 없고 치열하고 어려운 환경을 이겨낸 사람이 나중에 진정한 의미의 승리자가 될 수 있다. 이렇듯 암 치료에 있어서도 아직까지는 고통이 따르는 광범위한 수술과 수술 후 항암 요법이 가장 치료 성적이 좋다. 지금 당장 환자에게 간편하고 쉬운 치료를 하면 우선은 좋겠지만, 나중에는 재발이라는 이름으로 환자에게 더 큰 고통이 찾아오게 되어있다. 프로포폴처럼 맞을수록 기분 좋아지는 항암치료가 개발되면 그보다 더 좋은 일이 없겠지만 아직은 '기분 좋고 달콤한 치료법 없어요?' 하고 물어와도 '그런 꿈같은 치료법은 아직 없습니다'라고 대답해야 하는 현실이 안타까울 뿐이다. 가까운 후일에 필자의 공상이 현실화가 되기를 고대한다.

지난번에는 그런 말 안 했잖아요!

갑상선에 생긴 혹을 의학적으로는 '갑상선 결절(thyroid nodule)'이라 표현한다. 갑상선 결절은 매우 흔하여 눈으로 보이거나 손으로 만져지는 것이 전체 인구의 5% 정도 된다. 초음파검사나 부검을 해보면 전체 인구의 40~50%까지 보일 정도로 흔한 질병이다. 결절이 발견되면 환자는 이것이 암(cancer)이 아닐까 지레 겁을 먹고 전전긍긍한다. 그러나 안심하시라. 이중 대부분은 양성결절(benign)이고, 5~10%만 소위 '암'으로 불리는 악성 결절(malignancy)로 밝혀진다.

갑상선 결절 환자가 오면 의사는 여러 가지 검사를 동원해서 이 결절이 암인지 아닌지를 구분하는 데 온 힘을 쏟는다. 보통 가장 먼저 해보는 검사는 초음파 검사다. 초음파 한 가지 검사로 '이 결절이 암이다, 암이 아니다'를 단정적으로 진단내릴 수는 없지만 암을 의심할 수 있는 소견들은 있다. 초음파에서 결절이 못생기고 표면이 거칠고 키가 크거나 주위 정상조직보다 검게 보이고 석회와 하얀 점들이 보이면 암일 가능성이 높다. 하지만 결절이 둥글고 표면이 스무스하면서 주의 조직과 비슷한 음영을 보이면 암이 아닐 가능성이 높다. 그러나 못생겼다고 다 범죄자가 아니고 잘 생기고 예쁘다고 다 착한 사람이 아니듯이 초음파 결절 소견만 가지고는 확실히 얘기할 수 없다.

초음파로 암이 의심되어 '암이다'라고 진단할 수 있는 것은 어디까지나 결절에 가느다란 주삿바늘로 세포를 뽑아 현미경으로 암세포를 확인(세침흡입세포검사)해야 한다. 그런데 이게 그리 간단치 않다. 환자들 입장에서는 정확한 진단을 바라지만 현미경으로 워낙 적은 세포를 뽑아 세포핵과 세포모양을 보고 진단하는 것이기에 어렵고도 어렵다. 현재 세침세포검사의 진단율은 90~95% 정도다. 나머지 5~10%는 틀릴 수도 있다는 얘기다. 현대 의학기술로도 100%에 도달하지 못하는 것이다.

세침검사 결과는 세포와 핵의 모양에 따라 1단계에서 6단계로 나누는데, 단계가 높아 갈수록 암일 가능성이 높아진다. 암일 가능성은 1단계(검체 불충분) 1~4%, 2단계(양성) 0~3%, 3단계(비정형세포) 5~15%, 4단계(여포종양) 15~30%, 5단계(암 의심) 60~75%, 6단계(암) 97~99%다. 2007년 미국 국립암연구소의 후원으로 베데스타에서 제시한 각 단계의 진료 가이드라인을 보면(당연히 한국도 이 가이드라인을 따른다) 1·2단계는 추적검사를 하고, 4단계는 진단을 확실히 하기 위한 수술을 하고, 5·6단계는 암으로 간주하고 수술을 해야 한다.

그런데 문제는 3단계다. 3단계는 비정형세포가 보이기는 하지만 암이라고 진단하기에는 아직 증거가 모자라다. 그렇다고 양성결절이라 하기도 곤란하다. 때문에 불확실성 결절(indeterminate nodule)이라는 별명을 가지고 있다. 암일 수도 있고 암이 아닐 수도 있다는 얘기다. 이럴 때는 3~6개월 후에 재검사를 해보고 그 결과에 따라 5, 6단계면 수술을 한다. 그러나 또 3단계가 나오면 3~6개월 후에 재검하고, 또 재검한다. 이쯤 되면 의사도 답답하고 환자도 슬슬 부아가 처밀어 오른다.

진단에 도움을 받기 위해 분자생물학적 기법으로 Galectin-3 단백질, BRAF, RET/PTC, PAX8-PPARv 등의 유전자 검사, HBME-1, cytokeratin 19 등의 종양마크(tumor mark) 검사를 추가로 하여 진단 정확도를 높이려고 한다. 하지만 이 검사들의 문제점은 양성(positive)으로 나오면 진단에 도움이 되지만, 검출되지 않는다고 해서 암이 아니라는 말을 못 한다는 것이다. (N Engl J Med 2012:367:761-767. 1957-1959) 좌우간 세포검사에서 비정형(atypism)으로 나오면 '아이고, 환자하고 또 씨름하게 됐네' 하고 골치 아파한다.

비정형으로 계속 나오면 주치의 개인의 판단이 중요해진다. 필자는 다음의 소견이 있으면 일단 정확한 진단을 얻기 위해 진단적 갑상선엽 절제술을 권유한다.

> (1) 비정형으로 나왔으나 영상 소견이 암을 시사하는 소견이 있다.
> (2) 갑상선암의 가족력이 있다.
> (3) 만져서 딱딱하고 표면이 거칠고 움직여지지 않는다.
> (4) 초음파 추적 검사에서 결절이 커지는 속도가 빠르고 모양이 기분 나쁜 쪽으로 변했다.
> (5) 암을 시사하는 소견이 없더라도 두세 번 이상 비정형으로 나왔다.

필자의 경우 이런 소견이 있는 비정형 환자를 수술해서 최종적으로 암이라고 확진한 확률은 약 80%에 이른다. 수술을 권유해서 암이라고 확진되면 '역시 명의는 달라' 하고 환자는 고마워하지만, 암이 안 나왔다고 하면 몹시 억울해 하거나 원망한다. 사실은 좋아해야 하는데 말이다. 때문에 비정형 환자들에게는 수술을 받을 것인지 받지 않을 것인지 선택권을 환자에게 넘긴다. 물론 설명을 하고서.

지난주에 30대 골드미스 비정형 환자가 왔다. 3~6개월 간격으로 추적검사 중인데 지금까지의 검사 중 이번 검사가 가장 기분 나쁘다. 결절 크기가 6개월 만에 1.53cm에서 2.3cm으로 커지고 모양이 좀 기분 나쁘게 변한 듯 보였다. 이 환자는 올 때마다 태도가 도전적이다. 작은 메모장에 필자가 말하는 것을 적는 환자다. 언젠가 이런 말을 한 적 있다.

"진단을 확실히 하기 위해 진단적 갑상선 절제술을 고려하는 것이 좋겠습니다."

"아니, 지난 번에는 그런 말 하지 않았잖아요!"

환자는 마구 화를 내며 대답했다. 필자도 기분이 좀 상해 지나간 의무 기록을 일일이 보여 주면서 말했다.

"이전 방문 때도 결절이 커지면 수술을 고려하자고 되어 있는데요?"

"수술은 말 한 적 없었어요!"

마치 갑상선 결절을 필자가 만들어 준 것처럼 기분 나빠한다. 병원 정기 검사를 하는 이유가 무엇인가. 이런 변화를 보고 치료 방침을 결정하기 위한 것이 아닌가? 의사를 공격하려 하는 이런 류의 환자와는 입 씨름해봐야 시간만 낭비된다. 기다리는 다른 환자를 위해 빨리 매듭을 지어야 한다.

"진찰 결과가 마음에 들지 않으면 다른 병원의 의사에게 2차 의견(2nd opinion)을 들어 보시죠."

필자는 일종의 회피 작전으로 환자와의 입씨름을 끝냈다.

세상을 긍정적인 시선으로 보지 못 하고 왜 저렇게 도전적인 걸까? 본인은 얼마나 피곤할까? 요즘 세상에 상대를 공격하면 '네, 잘 못했습니다' 하고 곧장 항복해오는 사람이 몇이나 될까? 오히려 적대적인 사람이 많아지거나 기피의 대상이 되지 않을까? 필자는 솔직히 인간관계에서 아드레날린 분비를 올리는 상황은 피하려고 한다. 특히 의사와 환자 관계에서 긴장을 불러오는 도전적인 환자들은 피하고 싶다. 의료의 모든 과정에서 일일이 따지고 시비 거는 환자에게 적극적인 수술이나 치료 행위를 할 수 있을까? 혹시 치료결과가 환자 측의 마음에 들지 않거나 수술합병증이 생기면 어떤 공격을 당할까 두려워 나중에 재발률이 높아지더라도 우선은 안전한 소극적 수술이나 치료행위를 할 가능성이 높지 않을까?

필자는 환자를 위해서도 의사와 환자 사이에 따뜻한 인간관계가 이루어지지 않는 소위 '인연이 닿지 않은 관계'라면 연이 맞는 다른 의사를 찾는 것이 바람직하다고 생각한다. 환자에게 의사가 적이 될 수는 없지 않은가? 환자와 의사의 공동의 적은 바로 질병이 아니던가? 힘을 합쳐도 힘든 판에 왜 불편한 관계를 만들어 질병과 싸우려 하는지….

필자가 또 피하고 싶은 환자는 의사를 불신하는 환자다. 이런 환자일수록 검사한 모든 데이터를 본인이 기록하고(요즘은 스마트폰으로 몰래 녹음도 하려 한다. 당하는 쪽은 기분 좋을 리 없다) 그 해석을 본인이 하고, 치료방침도 본인이 결정하는 경향이 있다. '하이고~~ 전문가도 결정하기 힘든 치료 방침을 본인이 하겠다고?'

하도 이런 환자가 많아지다 보니까 요즘은 의사에 따라 치료방침을 '환자가 원하는 대로 수술해주겠다'는 왜곡된 의료행위가 생겨난 것 같다. 잘못되어도 한참 잘못되었다.

"지난번에는 그런 말하지 않았잖아요!"

이렇게 말한 후 수첩을 꺼내는 수첩공주 환자는 정말로 다시 보고 싶지는 않다. 연이 닿는 따뜻한 인간관계가 맺어질 수 있는 다른 병원, 다른 의사를 찾아가 서로가 엔도르핀 분비를 높여 주면서 행복하게 살아가기를 간절히 바랄 뿐이다.

※사족: 2015년 미국갑상선학회 가이드라인에서는 재검 간격을 3~6개월에서 6~12개월로 조정하였다.

아니 또 초음파 사진 찍으라고요?

"아니 또 초음파 사진 찍으라고요? 얼마 전에 찍었잖아요?"

역시 30대 젊은 여성 환자다. 이유 없는 비용 지불이 용납 안 되는 연령대다.

'불과 얼마 전 갑상선암인지 아닌지 알아보기 위해 초음파 사진 찍고, 초음파를 하면서 세침검사를 한 다음 암이라는 진단을 했는데 이번에는 무슨 놈의 초음파를 또 찍으라고? 거기다가 CT 스캔까지 찍어야 된다고? 초음파는 의료보험도 안되는데, 이거 돈 벌려고 과잉 진료 아니야?'

그리 자주 보는 광경은 아니지만 가끔 외래 진료실에서 항의성 질문을 하는 환자들이 있다. 보통은 필자에게 직접 하지 않고 외래 간호사나 코디네이터들에게 하나 보다. 어떤 환자는 필자에게 직접 화를 내기도 한다.

"지난번에 목 CT 찍었는데 이번에 또 MRI를 찍으라고 하니, 해도 해도 너무 한 거 아닌가요?"

하기야 환자 입장에서는 번거롭고 시간도 더 투자해야 되고 비용도 더 지불해야 하니 불평이 생길 만도 하다. 수술이 끝나고 추적관찰인 분들은 이 과정을 겪었으니 "아하, 그렇게 된 것이구나"라고 이해하지만 처음인 분들은 그렇지 않을 수 있다.

환자분들이 갑상선에 생긴 혹(결절)으로 병원에 오면 제일 먼저 하는 검사가 초음파와 세침 흡입세포진 검사다. 암인지 아닌지 알아보기 위해서다. 암이 아닌 것으로 밝혀지면 더 이상 검사 없이 오케이지만 암으로 나오면 싫든 좋든 수술을 받아야 한다. 암이라고 나오면 의사는 수술하기 전 '이 암이 어디까지 퍼져 있나'에 포커스를 맞추어 여러 가지 검사를 추가로 하게 된다. 우선 우리나라 갑상선암의 대부분(95% 이상)인 유두암이라면 유두암이 잘 퍼지는 부위를 집중적으로 조사한다. 유두암은 갑상선 안에 있는 무수한 림프채널을 통해 갑상선 안에 여기저기 퍼진다. 다음에는 갑상선을 싸고 있는 갑상전 피막 림프절들, 중앙경부 림프절들(후두전방, 기도 전방, 기도측방, 식도주위), 전 상종격동 림프절, 상중하 옆목 림프절로 퍼지고 폐, 뼈, 뇌 등 멀리 있는 장기까지 퍼진다. (원격전이) 대체로 암의 크기가 클수록, 암의 피막 침범이 심할수록, 암의 개수가 많을수록, 성질 나쁜 유두암의 변종(키 큰 세포, 미만성 경화성, 고형/지주성, 섬모양변종 등)일수록 주위 림프절로 퍼지는 확률이 높아지는 경향이 있다.

    수술 후 암이 재발한다는 것은 이러한 곳에 이미 전이된 암을 찾지 못하여 생기는 일이다. 때문에 의사는 여러 영상진단 방법을 동원하여 전이 부위를 찾으려고 하는 것이다. 지난번 찍었던 초음파는 암인지 아닌지를 구분하기 위해 찍었던 것이고, 다시 찍는 초음파는 림프절 전이가 있나 없나를 알기 위한 것인데 이를 잘 이해하지 못하는 환자들이 가끔 있다. 현재 사용되는 검사 종류 중 그래도 목의 작은 변화를 가장 잘 찾아내는 것은 초음파검사다. 갑상선암 환자가 초음파 검사를 가장 많이 받는 이유다. 그러나 아무리 초음파가 작은 것을 잘 잡아낸다 해도 1~2mm 이하의 작은 암, 특히 먼지같이 흩어져 있는 작은 암세포는 찾아낼 재간이 없다. 또 암을 가리고 있는 다른 장기의 그림자 음영이 있으면 숨겨져서 잘 보이지 않는다. 특히 뼈나 석회화된 종양이 앞을 가리고 있으면 더욱 그렇다. (최근 재수술한 환자의 재발 부위는 왼쪽 쇄골

뒤쪽의 림프절 부위였다)

 CT는 초음파로 잘 보이지 않는 부위를 보완해서 보여줄 수 있기 때문에 필자는 이 두 가지 검사는 기본으로 하고 있다. CT 스캔이나 초음파에서 암이 기도나 식도, 혈관을 침범한 것처럼 보이면 이 두 가지 검사로는 장기가 진짜 암으로 침식당했는지는 잘 알 수 없다. 이때 MRI를 해보면 CT에서 침식된 것처럼 보이던 것이 아닌 걸로 밝혀지는 경우가 많다. 그래서 CT를 찍었는데 또 MRI를 찍어보자는 사태가 벌어지는 것이다.

 어쨌든 수술 전에 이 모든 검사를 동원해서 림프절 전이 유무를 알아내 보려고 하는데 놀라지 마시라. 중앙 경부림프절에 전이가 되었나, 안 되었나를 알아내는 정확도는 동서양을 막론하고 약 30% 내외밖에 안 된다. 결국 중앙 림프절을 청소해서 수술 중 긴급 병리 조직 검사를 해봐야 전이 여부를 정확히 알 수 있는 것이다. 어차피 갑상선과 가까이 붙어 있는 것이니까, 목 가운데 같은 절개로 수술을 같이 할 수 있어서 그리 큰일은 아니다.

 사실 '정확히'라는 말도 정확한 것은 아니다. 긴급 병리 조직검사도 2mm 이하의 작은 전이는 가끔 놓치는 수가 있으니까 말이다. 이런 사실을 모르고 수술 전 검사에서 림프절 전이가 안 보이니까 반절제가 가능하다고 환자들에게 말을 할 수 있을까? 림프절 전이가 있으면 전절제를 해야 하는데…. 중앙 경부 림프절과는 반대로 옆목 림프절 전이 여부는 수술 전 초음파, CT 등 영상사진으로 80% 내외까지는 맞힐 수 있다. 나머지 20%는 전이가 있어도 안 보인다는 것이다. 안 보이는 것들은 몇 mm 짜리에서 먼지같이 미세한 것들이다. 이것들은 수술 않고 두고 봐도 모두 재발하는 것은 아니다. 그래서 안 보이면 지켜봐도 된다. 재발되면 그때 가서 고쳐도 된다는 얘기다.

그러나 일본 의사들은 안 보여도 미리 제거하기도 한다. (예방적 옆목 림프절 청소술) 수술 전 초음파검사와 CT스캔 등 복잡하게 여러 가지 검사를 하는 이유가 이해되었는지 모르겠다. 옆목 림프절 전이가 영상 진단에서 보이지 않는다면 일단 수술은 중앙부 목에만 해도 되고, 쓸데없이 처음부터 옆목까지 절개선을 크게 넣지 않아도 되는 결정을 할 수 있기 때문에 얼마나 중요한 진단 과정들인가.

"옆목 림프절에 전이가 안 보입니다."
필자는 이 옆목 림프절 검사 결과를 집으로 통보해준다. 일단은 옆목 림프절 청소술이라는 대수술은 피할 수 있다는 반가운 정보가 되기 때문이다. 그런데 이런 내용을 모르는 환자 입장에서는 의사들이 쓸데없이 과잉 진료를 하는 것처럼 비추어질 수도 있다. 검사를 하지 않아서 림프절 전이가 있는 줄도 모르고 그냥 수술했을 때, 나중에 또 수술실로 가야 하는 사태는 어쩌나?

30대의 젊은 여성 환자의 문제가 아니라 여러 이유 때문에 이 검사들이 필요하다는 것을 이해시키지 못 하는 의료진들에게 문제가 있다는 얘기다.

'근데 우짜노. 이런 자세한 얘기를 다 하자면 시간이 도저히 안되는 기라…'

"또 초음파 사진 찍으라고요?" 궁금해서 물어보고 싶으면 물어보시라. 대신에 엔도르핀을 서로 교환하는 분위기 속에서 말이다.

※사족 : (1) 초음파검사도 이제는 의료보험 혜택을 받게 되었다.
　　　　(2) 일본도 이제는 예방적 옆목 림프절 청소술을 하지 않는 쪽으로 방침이 변하고 있다.

갑상선암 환자는 생각과 행동이 연령에 따라 다르다?

　외래 환자는 얼른 보면 다 똑같은 환자로 보일지 모르지만 환자 한 분 한 분을 보면 각자 의료진을 대하는 태도가 다르다. 오늘 얘기는 암이라고 진단되었을 때 이에 대응하는 환자의 생각과 행동이 연령에 따라 다소간의 차이가 있더라는 얘기다. (필자의 눈에 그렇게 보이더라는 것이지 일반화된 얘기는 아니다) 필자의 환자는 갑상선 병, 특히 갑상선암이라는 공통의 배경을 가지고 있다. 그러니까 '다 똑같겠지 뭐, 다르긴 뭐가 달라' 할지도 모르겠다. 그런데 다르다. 우선 크게 수술 전 환자와 수술 후 환자로 나눌 때, 수술 후보다 수술 전 환자들에게서 차이가 두드러진다.

　수술 전 환자들은 타 병원에서 진단받고 암인지 아닌지 최종 확인받은 후 수술받을 것인지 안 받을 것인지 결정하려고 오는 환자가 대부분이다. 이분들은 모두 정서적으로 불안정한 상태에 있다. 이미 다른 병원에서 본인의 병에 대하여 어느 정도 들어 알고 있고 어떤 분들은 인터넷, 책, 기타 매스컴을 통해 오만 가지 잡지식을 폭풍 흡입했기 때문에 머릿속이 폭발 직전에 있기도 하다. 가장 불안하게 하는 것은 오지랖 넓은 지인들의 개똥 정보다. 근데 이 개똥 정보가 사람을 우왕좌왕하게 만든다. 어쨌든 이 시기의 환자들은 정서적으로 불안하다.
　가장 심한 연령대가 30대 젊은 여성이다. 그도 그럴 것이다. 30대라면 이제 생활인으로 굳건히 독립해서 행복을 찾아야 할 인생에서 가장 중요한 시기가 아니던가. 아직 안정기에 들어간 것도 아니고 한창 세상과 도전해야 할 이 나이에….

"세상에, 내가 암이라니. 내가 무슨 죄를 지었나요? 착하게 산 죄 밖에 없는데…."

하늘에다 대고 저주라도 퍼붓고 싶을 것이다. 아직 결혼하지 않은 골드미스라면 더욱더 그렇다. 암이라는 걸 인정하고 싶지 않아 이 병원 저 병원 명의라고 소문난 의사들을 섭렵하고 나니 더 헷갈린다. 전절제를 해야 된다고 하기도 하고 반절제만 해도 된다고 하기도 하고, 아예 수술하지 말고 지켜보자는 달콤한 말이 있기도 하고…. 내시경, 로봇수술, 전통절개술 중 어떤 것을 선택해야 할지 갈피를 못잡겠는데 어떤 의사는 환자 본인이 선택하라고도 한다.

'누구 말을 따라야 해? 의사마다 스타일이 그렇게 달라? 영 밥맛인 의사도 있고, 실력이 있는 것 같기도 하고 없는 것 같기도 하고 의사들 내공도 다 다른 것 같고. 실력은 있는 것 같은데 영 인간미가 없는 의사도 있고 이름난 의사들의 공통점은 도대체 설명을 싫어하고…'

이 시기의 환자들 중 30대 여성 환자들은 가장 정보 수집에 적극적이고 수집된 정보를 나름대로 해석하고 의사결정을 내리려 한다. 의사표현이 분명하다. 그냥 순순히 의사가 하자는 대로 따르지 않는다. 자아의식이 가장 강하고 역동적이다. 그래서 의료진과 가끔 충돌이 생기기도 한다. 하지만 의료진에 대한 신뢰가 생기면 가장 친밀하게 다가오기도 한다. (필자의 대부분 환자는 여기에 속한다. 귀여운 환자들이다.)

40대 여성 환자들은 말과 행동이 30대와 비슷한 것 같은 데 약간 다르다. 대체로 조금 더 안정적이다. 세상살이 맛도 어느 정도 아는 세대다. 그리고 이미 마음의 결정이 어느 정도 되어 찾아오는 경우가 많기에 그렇게 까다롭지 않는 세대다. 의료진과 비교적 잘 통한다. 양보도 할 줄 안다. 상대의 상황을 이해하고 협조를 하려는 태도도 보인다. 경우가 바르다. 하지만 그 이상은 아니다. 마음을 있는 대로 열지 않는다. 자신의 성이 구축되어 있다는 얘기다. 마음에 맞지 않거나 상황이 자기와 맞지 않는다고 생각되면 미련 없이 사라진다.

50대 여성 환자는 의료진에게 억지를 부려 보기도 하는 세대다. 자력에 의한 정보력은 약해 주로 자녀들이나 개똥 정보에 의지하는 경우가 많다. 의사 결정에 있어서 본인의 의지보다 가족들의 의견이 더 중요한 영향을 미친다. 딸이 있으면 딸이 중요한 역할을 한다. 그러면서도 마음에 들지 않은 의료진이 있으면 비판도 한다. 초음파 검사하는 의사의 태도가 불친절하더라, 너무 성의가 없더라, 너무 대충대충 보는 것 같더라, 제대로 봤는지 모르겠다 등 물어보고 싶은 것이 있으면 끈질기게 물어본다. 알고 있는 정보가 이치에 맞지 않는 개똥 정보라도 중요하게 생각하고 이를 의료진에게 확인하려는 경향이 있다. 수술을 빨리빨리 해달라고 억지를 부려 보기도 하고 말이다. 그래도 인간미가 엿보이는 연령대다.

60~70대쯤 되면 환자 본인의 의사보다 모든 걸 가족들에 의지한다. 남편이 있으면 남편이 가장 중요한 보호자가 되고 대변인이 된다. 딸이 있으면 좋으련만, 때로는 착한 며느리도 있다. 이들 자녀들이 있으면 든든한 배후가 될 터이지만 대체로 이 연령대에 이르면 자녀들 보다 남편이 그림자처럼 마나님을 조용히 더 돌본다. 늙으면 누가 마누라를 더 위해 주겠나. 자식들은 지네들 살기에 바쁘니까 말이다. 이 연령대는 자녀보다는 남편이 더 중요하게 보인다. 또 해당 연령대 여성 환자들에게 '할머니, 어쩌구~ 어쩌구~' 하면 안 된다. 반드시 '아주머니'라고 불러

야 한다. 하긴 요즘은 옛날에 비해 10년 정도 젊게 보인다. 하지만 이 연령대의 환자가 의료진을 압박하는 말이 있다.

"박사님, 저희가 뭘 알간디… 박사님이 다 알아서 해 주셔."

필자는 이 말이 제일 무섭다. 자녀들에게 수술에 따른 문제점을 따로 설명해야 된다.

20대를 빠트릴 뻔했다. 20대 아가씨 환자가 오면 우선 안쓰럽다. '하나님도 무심하시지, 아직 피지도 않은 꽃 같은 나이인데.' 이 연령대의 환자를 만나면 부담 100배다. 근데 본인의 강한 의사 표현은 없고, 어른들의 결정에 따르겠다는 태도를 보인다. 또 의료진의 결정에 잘 순응하며 토를 달지 않는다. 의외로 침착하고 늠름하다. (속은 많이 울고 있을지 모르지만) 오히려 주위 어른들이 더 마음 아파하고 안타까워한다. 필자도 마음이 많이 쓰이는 연령대다. '살아야 할 앞길이 먼 데 우짜든동, 암도 철저히 몰아내고 티 안 나게 예쁘게 해줘야지'라고 다시 다짐한다.

남자 환자는 어떠냐고? 우선 그동안 남자 환자는 여자에 비하여 5:1 또는 6:1 정도로 적었는데 요즘은 점차 증가하여 4:1로 되었다. 남자는 처음부터 여자보다 암이 많이 진행되어 온다. 그리고 경과도 여자에 비하여 나쁘다. 그래서 갑상선암에 있어 남자는 '불쌍하다.' 남자는 잘 웃지도 않는다. 늠름하지만 항상 우울한 얼굴을 하고 있다. 20대는 엄마가 대변자가 되고 조력자가 된다. 여자 20대와 마찬가지로 본인의 의사 표현은 적다. 30대 미혼이면 여자 30대 미혼과 막상막하다. 30대 기혼이면 와이프도 가세해서 적극적으로 나선다. (수술 후 와이프가 남편을 큰아들 다루듯이 돌보는 걸 보면 참 귀엽고 보기 좋다) 질문도 와이프가 대신하는 경우가 많고 수술 결정에도 와이프의 의견이 많이 반영된다.

40대가 되면 본인의 의견 피력이 있기도 한데 역시 와이프의 의견이 많은 영향을 미친다. 그리고 남자 50대… 꼬치꼬치 묻고 까다로우며 꼼꼼하다. 여기저기에서 조사한 지식도 많다. 여자 30대와 비슷하나 의료진의 작은 실수라도 용납하지 않겠다는 의지가 강하다. 마누라는 뒷전이다. (물론 이런 환자 수는 적다) 의료진이 피곤해하는 세대다. 60~70대 환자는 같은 연령대의 여성 환자와 비슷한 태도를 보인다. 자녀들보다 역시 마나님이 가장 중요한 조력자다.

"박사님이 알아서 잘 해 주시겠지." 하는 태도를 보이는데 때로는 딸이 적극적으로 나서서 의견을 피력하며 환자를 돌보기도 한다. (딸 없는 사람은 나중에 어떡하면 좋나 싶다)

연령대에 따라 의료진에게 환자의 생각과 행동이 다르게 보이기는 하지만 속마음은 불안하고 정서적으로 불안정하기는 어느 연령대나 똑같다. 하나같이 속으로 눈물을 삼키고 있을 것이다. 그래서 의료진이 어느 연령대를 막론하고 따뜻한 시각으로 이들 환자를 돌보아야 하는 이유가 여기에 있다. 암 환자가 된 것이 무슨 죄를 지은 것은 아니지 않은가.

오늘 외래는 왜 이렇노, 지치네 지쳐

필자가 외래 환자를 보는 날은 매주 화요일과 목요일이다. 외래는 하루 종일 본다. 환자가 장난 아니게 많기 때문이다. 아침에 출근해서 7시 30분부터 그 다음날 수술할 환자들의 모든 데이터를 다시 체크하고, 보충할 검사가 있으면 다시 하도록 한다. 환자 개개인의 암 진행 정도에 따라 수술계획을 세우고 입원 환자 회진을 돌고 나면 오전 9시 전후다. 외래 환자는 1~2주 전에 수술했던 환자들을 치료실에서 먼저 보고 그 다음에 그날 새로 오는 환자와 정기추적검사와 처방받으러 오는 환자들을 순서대로 본다. 지방에서 올라오는 환자는 주로 오후에 모아서 본다. 하루 종일 쉴 틈이 없다.

환자가 필자를 만날 때는 퇴원할 때 처방한 신지로이드의 용량이 환자에게 맞는지, 기타 혈액 수치가 어떠한지를 알아보기 위해 미리 검사를 한다. 갑상선 호르몬(thyroid hormone), 부갑상선 호르몬(parathyroid hormone), 혈청 칼슘(calcium), 혈청 인(phosphate), 갑상글로부린(thyroglobulin) 등이 그런 것이다. 이걸 알아야 다음 용량의 약을 처방할 수 있기 때문이다. 보통 결과가 나오려면 2시간 내외 시간이 걸린다. 당연히 환자는 검사 후에 두어 시간을 기다려야 한다.

필자를 포함해서 우리 한국 환자는 기다리는 것에 익숙하지 못하다. 자판기에 돈을 넣고 버튼을 누르면 원하는 것이 툭 하고 나오듯 병원의 모든 일이 환자가 도착하자마자 착착 맞아떨어지기를 기대한다. 이 바쁜 세상에 '아기다리 고기다리'라니 열 받치는 것이다. 그래도 어쩌겠는가. 참아야 한다. 오죽하면 환자를 영어로 참아야 한다는 뜻의 'patient'라고 표현할까. 그럼에도 가끔 외래 진료실 밖에서 큰소리로 아드레날린을 마구 뿌리는 환자가 있다.

병원에 따라 기다리는 문제를 해결하기 위해 별별 묘안을 짜내기는 하는 모양인데, 필자가 보기는 다 헛것이다. 갑상선암을 치료하는 서울의 대학병원급 대형 병원의 실태를 보면 우리나라 갑상선암 환자들, 참 고생이 많다. 환자가 의사의 진찰을 받기 위해 예약하고 초진까지 기다리는 시간이 병원마다 천태만상이다. 그날 신청해서 그날 당장 볼 수 있는 병원이 있는가 하면 조금 이름 있는 명의 의사를 보려면 보통 몇 개월을 기다리는 것은 기본이다. 같은 병원 안에서도 진료의사에 따라 많이 다르기도 하다.

또 초진 받고 검사 신청하고 검사날까지 1~2주 걸리고 검사결과를 보려면 또 그 정도 걸린다. 의사 만나 수술결정하고 수술예약 하려면 또 기다려야 하고…. 이거 성질 급한 환자는 제풀에 죽을지도 모른다. 그렇다고 해서 내 목을 아무 의사한테 맡길 수는 없다. 의사는 많은데 어디 믿을 의사가 있어야 말이다. 수술이 빨리 된다는 병원일수록 실력이 달려 환자 수가 적다는 말도 있고, 마치 손님 없는 식당 음식이 맛없는 것과 같다.

의사들의 실력이 다 평준화되어 있다면 공항에서 티켓팅을 할 때처럼 의사들을 1, 2, 3, 4, 5, 6, 7, 8, 9, 10번 방에 배치해 놓고 진료가 끝난 방 순서대로 보게 하면 얼마나 좋겠는가. 절대로 가능한 이야기가 아니지만, 그냥 공상 한 번 해봤다.

필자한테도 초진 받으려면 최소 2~3개월 이상은 기다리는 모양이다.

그래서 별별 유력 인사들한테서 연락이 온다. 거절 못하니 환자는 쌓이고 쌓이고, 따라서 기다리는 시간도 길어지고 길어지고…. 환자들 속은 천불이 난다. 필자를 만나 궁금한 것들을 물어보려 하니 진료시간이 말이 아니게 후딱 지나가 허무하기 짝이 없고, 멀리 지방에서 올라왔는데 짜증 가득하다. 몇 번이나 서울에 올라오고 내려가고… 얼마나 고생인가.

그래서 필자는 처음 온 환자는 그날 검사하고 그날 결과를 알고 그날 수술날짜까지 예약하도록 한다. 이렇게 해서 병원에 오는 횟수를 줄이려고 한다. 당일 결과가 안 나오는 것은 전화로 알려주는 식으로 한다. 그런데 이렇게 해도 불만 있는 환자가 있다.

어느 날, 처음 온 환자들이 하나같이 까다롭고 질문이 많았다. 했던 질문 또 하고 또 하고…. 필자에게 오는 초진 환자는 말이 초진이지 이미 다른 병원에서 진단받고 수술받기 위해서 오거나 어떻게 치료받는 것이 옳은 것인지 확인하러 오는 환자가 대부분이다. 그래서 생짜배기 초짜 환자는 아니다. 이미 여러 통로를 통해 알 만큼 알고 오는 환자들이다.

이런 환자들이지만 필자는 초진 환자들에게 비교적 설명을 잘 해주려고 노력한다. 나름대로 알아듣기 쉽게 그림도 그리고 모형도 동원한다. 이렇게 하면 대개 환자는 알아듣고 만족하는데 그날 내원한 몇몇 환자는 정말로 사람을 피곤하게 했다. 일부러 뭐라고 대답하나 시험하기 위해 질문하는 것 같았다. 환자 입장에서는 어렵게 필자를 만났으니 그동안 궁금했던 것을 꼬치꼬치 다 물어보고 싶은 건 이해가 가는데 이전에 본 의사와 의견이 왜 다르냐고 따지듯이 물으면 정말 어떻게 하라는 것인지 필자도 열 받는다. 기다리는 다른 환자들도 많은데 시간은 없고…. 이 나이의 필자도 수양이 모자라서 그런지 이때는 정말 미치겠고, 혈압이 오른다.

그날따라 암이 진행되어 폐까지 퍼진 환자들이 왜 이렇게 많은지. 또 10년 전, 21살 때 1.0cm도 안 되는 작은 유두암으로 필자에게서 반절제를 받은 젊은 새댁은 최근에 양쪽 폐에 전이가 발견되었다. 남겨둔 갑상선을 다 떼는 완결 절제술을 하고 고용량 방사성 요드 치료를 해야 한다. 임신은 뒤로 미루고. 이런 환자들을 보면 그렇게 많은 환자들을 보아 온 필자도 환자에게 미안하고 우울해진다. 무슨 죄를 지은 것 같다. 기분이 다운되고 급 피로가 밀려온다.

이런 환자들을 볼 때마다 작은 암은 치료하지 않고 지켜봐도 된다는 말을 하는 철없는 의사들에게 분노를 느낀다. 갑상선암은 착한 암이라고? 착하다는 말은 우리에게 이로울 때 쓰는 말인데 이로운 암이 세상에 어디 있나. 늦게 퍼지니까 거북이나 순한 암이라는 말은 맞을지 모르지만 그것도 모든 갑상선암에 해당되지 않는다. 초진으로 온 환자 중 한 분은 수술이 필요하다고 하니 수술을 안 해도 된다는 의사도 있는데 누구 말을 믿어야 하냐고 하소연한다.

오후 진료가 끝나려고 하는 시각(이때쯤이면 피로가 가득이다), 이상한 아주머니 환자가 무조건 밀고 들어온다. 멀리 지방에서 온 환자다.

"아주머니 며칠 전에 왔다 가셨잖아요?"

건강 검진을 했더니 교수님 신지로이드 처방의 용량이 많아 기능항진증이 되어 심장이 두근거려 왔단다. 보통은 용량을 약간 높여 TSH(갑상선자극 호르몬)가 낮은 쪽으로 유지시켜 재발을 억제하고자 하는데, 환자가 못 견뎌하면 신지로이드 양을 줄여 유지시켜 준다.

"그럼 신지로이드 양을 쪼금 감량해서 복용해 봐요."

내가 말하니 아주머니 환자는 처음에 그렇게 하겠다고 했다가 곧 마음을 바꿔, 그러면 재발은 안 되니까 심장이 두근거리더라도 그냥 그대로 복용하겠다고 한다.

"그럼 아주머니 좋은 대로 하세요."

그러자 아주머니 환자는 또 마음을 바꾸어 양을 줄이겠다고 한다. 이러기를 몇 번 되풀이하고 나니 결국 필자도 지쳤다.

"아무 생각 말고 처음 복용하던 대로 하세요."

반쯤 화난 표정으로 필자가 말하니 아주머니 환자는 떨떠름한 얼굴로 '또 심장 두근거리면 어떡하라고?'라고 되묻는다. 양면감정(ambivalence)이 심해도 너무 심하다. 환자 입장에서 생각하면 그럴 수 있겠다고 생각이 들지만, 필자 마음속으로는 '아줌마, 그라믄 우짜라고?'라고 하고 싶다.

"아이고 머리야~~ 아, 오늘 외래는 왜 이렇노? 지치네 지쳐…."

점점 두통이 생긴다. 이제 정말 환자 수를 줄여야 되나 보다. 나도 여기서 하소연을 조금 해본다.

환자도 답답, 의사도 답답, 어쩌면 좋을지

진료를 하다보면 가끔 환자도 답답하고 의사도 답답한 경우가 있다. 알다시피 필자는 갑상선암 환자들을 주로 본다. 우리나라에서는 여러 갑상선암 중 유두암이 95%로 압도적으로 많기 때문에 갑상선암 환자라면 유두암을 가장 먼저 떠올리게 된다. 가장 많기는 해도 치료성적이 좋기 때문에 그나마 다행이라 생각된다. 나머지 소수에서 여포암, 수질암, 미분화암, 악성 림프종, 기타 희귀종 순으로 볼 수 있는데, 대체로 유두암보다는 예후가 나쁘다. 갑상선암은 여포암을 제외하고 대개 수술 전에 세침세포검사로 어느 정도 진단이 가능하다.

여포암은 세침검사로 수술 전 진단이 정말 어렵다. 세침세포검사를 해보면 양성(여포선종)이나 암(여포암)이나 세포 모양이 똑같기 때문이다. 도저히 구분이 안 된다. 그래서 세침세포 검사결과는 여포종양(follicular neoplasm)이라고만 진단한다. 양성, 악성이 다 포함되는 표현이다. 이런 결과가 나오면 난처해진다.

'아이쿠, 또 환자와 입씨름 좀 하게 되었네.'

최종 감별은 종양을 포함해서 그쪽 갑상선을 다 떼어서 종양세포가 종양의 피막을 침범했는가, 혈관이나 림프관을 침범했는가를 영구조직표본(permanent section)을 만들어 현미경으로 침범 여부를 확인해봐야 한다. 침범했으면 암이고 안 했으면 양성이다. 이 결과가 나오는데 며칠이 걸린다. 수술 중에 하는 긴급동결검사에서도 구별을 못한다. 할 수 없이 영구조직표본으로 봐야 한다. 최종 결과가 여포암으로 나오면, 다시 수술실로 가서 남겨둔 반대쪽 갑상선을 다 떼어주는 완결 갑상선 절제술을 하고, 수술 후 방사선 요드 치료를 추가로 해주어야 한다. 여포암은 혈류를 따라 폐, 뼈 등 멀리 있는 장기로 전이가 일어날 수 있기 때문이다. 물론 양성이면 그쪽 갑상선만 떼는 것으로 충분하다. 이런 번잡한 과정을 피하기 위해 유전자 변이검사를 해보기는 하나 아직 100% 신뢰하기는 어렵다. 유전자 변이가 있으면 진단에 분명 도움 된다. 그러나 변이가 안 보이는 암도 있으니 문제다.

환자 입장이 되어 보면 기가 찰 노릇이다.
'왜 한 번에 해결 안 해주고 번거롭게 두 번씩이나…?'
재수 좋으면 첫 수술 중일 때 진단이 되어 한 번에 갑상선을 다 떼는 전절제술을 받을 수도 있다. 암이 진행되어 주위로 침범된 것이 확연히 보이면 그렇게 될 수도 있다. 어떤 환자는 최종 검사에서 암이 아니고 여포선종으로 진단되면 쓸데없는 수술을 받는 것이 아니냐고 항의하는 수도 있다. 절대로 쓸데없는 수술이 아니다. 여포선종이 시간이 지나면 여포암으로 변할 수 있는데(malignant potential) 미리 수술해서 고쳤다고 생각하고 오히려 재수 좋다고 생각해야 한다.

얼마 전 필자가 외래에서 몹시 지친 날이 있었다. 그날은 어쩐 일인지 여포 종양 환자가 많았다. 여포 종양 환자는 두 번의 수술 가능성이 있다고 설명하는데, 환자들은 도저히 납득을 못한다. 했던 질문 또 하고 또 한다. 환자 본인한테 설명이 끝나면 이번에는 와이프되는 분이 또 똑같은 질문을 한다. 다른 병원에서도 비슷한 설명을 듣고 왔는데도 말이다. 여하튼 여포종양은 환자도 의사도 답답하기 짝이 없는 종양이다.

"꼭 두 번 수술을 해야 하나요? 한 번에 하면 왜 안 되나요?"

환자 생각대로 된다면 얼마나 좋겠나. 하지만 현재의 수준으로는 별 뾰족한 수가 없다.

"한 번 만에 전절제 해서 암으로 안 나오면 억울하지 않겠습니까? 귀찮지만 두 번 수술을 하셔야 합니다."

이렇게 설명해도 막무가내다.

하기야 미국에서는 여포종양이 크기가 4.0cm 이상 되면 처음부터 전절제를 한다. 이때는 50% 이상이 여포암으로 나오니까. 그러면 암이 아닌 나머지 50% 환자는 억울하지 않겠느냐 하는 것이 필자의 생각이다. 그리고 휘틀세포 종양(Hurthle cell neoplasm)은 여포종양의 사촌쯤 되는 놈인데 이것도 수술 전 진단이 잘 안 된다. 암으로 변한 것이면 예후는 더 나쁘다. 다행히도 이 종양은 우리나라에서 흔치 않다.

그런데 이런 여포 종양이 아니고, 아직 암이라는 진단도 안 된 경우인데 신경을 써서 봐야 할 환자도 많다. 암으로 진단된 환자 보기도 바쁜데…. 그런 경우는 바로 세침세포검사에서 비정형세포(atypia)세포가 나올 때다. 암이라고 하기에는 아직 증거가 모자라고 암이 아니라고 하기도 곤란한 상태다. 3~6개월 간격으로 재검해서 2~3번 이상 이렇게 나오면 수술을 권유한다. 암이라서 수술하는 것이 아니라 진단을 정확히 하기 위해서다. (diagnostic lobectomy) 진단 결과에 따라 수술이 더 확대될 수도 있고 안 될 때도 있다. 환자 입장에서는 답답하기 짝이 없다. 그건 의사 입장도 마찬가지다. 암이라고 진단된 경우는 아니지만 수술을 고려해야 할 경우들도 있다.

> (1) 기도나 식도가 눌러질 정도로 결절이 커진 경우
> (2) 결절이 종격동까지 자라 내려 간 경우
> (3) 너무 커서 목 앞으로 튀어나와 미용적으로 문제가 될 경우
> (4) 환자가 결절 때문에 불안해서 견디지 못할 경우
> (5) 암으로 확진이 안 돼도 결절이 자라는 속도가 빠른 경우 등

다섯 가지 중 어느 경우라도 암이 공존하고 있을 가능성은 배제할 수 없다. 여기에 해당되지 않더라도, 의학 문헌에 암으로 진단이 안 된 경우라도 크기가 4cm 이상 되면 수술을 권유하라고 되어 있다. 4cm 이상 되면 환자가 불편해지고 세침세포검사에서 암이라는 증거를 못 잡아도 수술해서 정밀 검사를 해보면 암으로 진단되는 수가 30~40%가 되기 때문이다. 수술결정에 이르기까지 환자도 답답하고 의사도 답답하다.

또 있다. 여러 개의 큰 결절들이 양쪽 갑상선에 있는 경우도 수술을 권유하라고 되어 있다. 결절이 커서 문제를 일으키기도 하지만 큰 결절 사이사이에 생각지도 않은 작은 암들이 생겨 있는 경우가 있기 때문이다. 약 15% 정도 된다. 미국, 일본, 오스트레일리아 등 여러 나라에서는 암이 아니더라도 위에 나열한 이유 때문에 수술이 시행되는 경우가 많다. 우리나라 특히 필자의 경우는 전체 갑상선 수술의 10% 미만쯤 된다. 우리나라는 수술 결정을 할 때 신중에 신중을 기하기 때문에 수술률이 낮은 것으로 생각된다.

"수술을 하느냐, 안 하고 지켜보느냐"

너무 신중을 기하다 보면 암을 놓치는 수도 있기 때문에 사실 암으로 진단된 환자보다 더 신경이 쓰인다. 같은 상황을 가지고 어떤 의사는 수술을 받아라 하기도 하고 또 다른 의사는 조금 더 지켜보자고 하기도 한다. 어느 경우라도 의사의 속마음은 개운치 않다. 환자는 더 답답하다.

그래서 불만을 품고 이 병원 저 병원 쇼핑하게 된다. 수술을 했는데 암이 아니고 양성 결절로 나오면 환자는 좋아해야 되는데 한국 환자는 억울해하는 경우가 많다. 보험금을 못 타게 되니 그렇단다. 반대로 암으로 나오면? 그래도 억울해한다. 그동안 진단이 안 되어 암이 더 퍼지지 않았나 걱정이 되기 때문이다.

얼마 전 다른 병원에서 지난 몇 년 동안 초음파나 세침검사에서 암이라는 증거를 못 잡아 그냥 지켜보다가 종양이 6cm 이상 되어 필자에게 수술받은 30대 여자 환자가 있다. 일견 봐서는 양성 종양인 것처럼 얌전해 보였다. 하지만 종양이 너무 컸다. 증거는 없지만 여포 종양이거나 유두암의 여포변종일 가능성을 배제할 수 없어 수술했는데 역시 유두암의 여포변종으로 확인되었다. 환자는 엄청 황당해했다.

전에는 60대 후반 남자 환자로 양측 갑상선에 다발성 결절이 있고 우측의 거대 결절은 종격동까지 내려가 있었지만 암이란 증거는 없었다. 하지만 양측갑상선을 다 떼는 수술을 했다. 수술결과 큰 결절은 양성혹이었으나 결절 사이사이에 여러 개의 유두암이 발견되었다. 두 환자 모두 수술 전 검사에서는 암이라고 진단이 안 되었지만 수술 후에 암이 진단된 경우다. 환자 입장에서는 불만스럽기 짝이 없다. 어떻게 수술 전에 확실한 진단을 못 붙이냐 말이다. 이렇게 발전된 현대의학에서. 아직은 환자들의 바람과는 달리 수술 전 진단 정확도가 여기까지밖에 안 되는 것이다.

그러니 당분간은 환자도 답답, 의사도 답답한 경우가 어쩔 수 없이 있을 수 있다. 이것이 필자의 솔직한 고백이다. 어떻게 하면 좋을지, 계속 고민하는 도리밖에 없다. 획기적인 진단법이 개발될 때까지는 말이다.

의사는 환자와 더불어 행복해야 된다

화요일은 외래 환자를 보는 날이다. 솔직히 요즘 와서 외래 환자 보기가 좀 부담스럽다. 조금 느긋하게 여유를 가지고 가끔 환자랑 농담도 해가면서 즐거운 시간을 보내야 환자도 필자도 기분 좋은 하루가 될 텐데, 이거 뭐 돌봐야 될 환자가 너무 많으니 기분 좋은 것은 고사하고 짜증만 나지 않으면 다행이다.

'이러면 안 되지, 안 되지. 그래, 내 마음부터 다스려야지. 환자가 행복해야 내가 행복해지지. 순간순간 기분 좋은 일을 찾아야지….'

아침 7시 반, 필자를 포함한 갑상선암 팀이 다음 날 수술할 환자들의 영상자료와 수술에 필요한 여러 데이터들을 점검한 후 입원 환자 아침 회진을 돈다. 전날 수술한 환자들과 이전에 수술한 환자들 다 문제없다. 그런 날의 아침은 참 전조가 좋다. 회진 후에는 외래 치료실에서 1~2주 전에 수술받고 첫 외래를 방문하는 20여 명의 환자들을 만나야 한다. 근데 어느 날에는 대구 학회 때문에 수술한 환자 수가 적어 입원환자 회진이 빨리 끝났다. 시간이 약간 빈 것이다. 이 황금 같은 시간에 기분 up시키자 싶었다.

"한나야, 그럼 매봉산 산책이라도 나가봐? 오랜만에 15분 여유가 생겼으니까."

"좋아요, 좋아요, 교수님."

우선 별관 병동 입구에 있는 커피숍에 들렸다. 필자는 캐러멜마키아토, 김유나와 한나는 아메리카노다. 이 커피숍은 장사가 너무 잘 된다.

"한나야, 수술 때려치우고 이 커피숍 인수해서 커피 장사나 할까 보다."

"좋아요. 교수님, 그럼 저는 영업부장 시켜 주세요!"

"그럴까?"

그런데 언제 왔는지 옆에 있던 환자분이 끼어든다.

"안되죠, 교수님. 교수님 바라보고 있는 환자가 얼마나 많은데요. 교수님은 환자만 봐야 해요."

다른 생각하다가는 이렇게 환자에게 혼나겠다.

커피를 들고 별관 병동 바로 옆에 있는 매봉산 쉼터로 갔다. 벚꽃이 아직 꽃봉오리 상태로 예뻤다. 그때 한나가 말한다.

"활짝 핀 것보다 이때가 더 예뻐요, 교수님."

"맞다, 여자도 마찬가지인기라."

매봉산 나무들이 잎새들을 내지 않고 봄 물기만 머금고 있어 아직 봄의 향연이라 하기에는 엉성한 풍경이었다. 그래도 봄 내음은 풍기고 있었다. 나무 사이사이에 진달래, 개나리가 활짝 피어 있고, 가지런히 정렬된 화분에는 펜지 꽃들이 팔랑거리는 여인의 원피스처럼 자태를 뽐내고 있었다. 문득 요것들을 찍어 우리 거북이 가족들에게 보여 주고 싶었다. 여기저기에서 스마트폰 카메라 샷을 누렀다. 원거리에서 보면 아직 봄의 풍성한 느낌이 안들 것 같아 근접 포커스로 찍어 본다. 사진이 괜찮게 나온 것 같아 바라보다가 깨달았다.

"어이쿠 시간 되었다. 빨리 외래 환자 보러 가야지. 토순아, 이거 카페에 올려라잉? 토순이 이름으로."

"네!"

외래 치료실에는 이미 환자들이 대기하고 있다. 상처 체크하고 신지로이드 용량 조절하고 방사성 요드치료를 할지 안 할지 결정하고, 환자들은 긴장한다. 요즘은 암이 피막침범이나 림프절 전이가 없고, 크기가 작으면 방사성 요드치료를 생략한다. 요드치료를 하든 안 하든 치료 성적에 차이가 없기 때문이다.

"OOO 씨는 요드치료 안 해도 되겠는데요?"

이렇게 말하면 환자는 뛸 듯이 기뻐한다. 예전에는 진짜로 가수 싸이의 말춤을 흉내 내는 환자도 있었다. 덩달아 필자도 기분이 좋았다. 오늘은 지난주에 수술한 거북이 가족 한 분이 '강정'을 손수 만들어 선물로 풀어 놓았다. 수술 후 저칼슘혈증이 와서 고생 좀 한 환자다. 그래도 항상 얼굴이 밝고 상대를 편안하게 하는 후덕한 분이다. 고생했는데 선물까지 주시다니 참 고맙다. 이런 분들을 보면 정말로 환자 한 분 한 분에게 더 잘해주어야지 하는 마음이 생긴다. 이분의 파라공주님들은 분명히 제자리에 모셔 두었으니 시간이 지나면 좋아질 것이다. 벌써 많이 호전되었다. 토끼 귀같이 강정을 머리에 올리고 인증샷을 찍는 것으로 고마운 마음을 대신한다. 우리 갑상선암 센터 팀원 모두가 행복해한다.

외래 환자는 만만치 않다. 다른 병원에서 복잡하게 생각되던 환자들이 많다. 이런 환자들일수록 설명을 잘 해주어야 하는데 역시 시간이 문제다. 그림과 모형을 동원해서 요약 설명으로 시간을 절약하려고 하는데도 환자들의 예약 시간은 훌쩍 넘는다. 아드레날린을 뿌리는 환자가 생길까 봐 조마조마한데 희한하게도 어느 날의 환자들은 모두 마음이 좋다. 신경을 곤두세우고 들어오는 환자가 없다. 오히려 필자를 걱정해 준다.

"점심도 못하고 피곤하시겠다. 건강 챙기셔야겠네요."

이런 말들로 격려해준다. 어떤 분은 홍삼진액을 선물로 내놓는다. 그

릴수록 신나서 더 친절하게 설명하려고 노력하다 보니 진료시간은 더 지연된다. 몸은 피곤해지고 슬슬 짜증이 나려고 한다.

'그래도 안 되지, 짜증은 금물이지!'

그럴 때는 화장실을 핑계로 2~3분이라도 진료실을 탈출해야 한다. 화장실 갔다 오면서 코디네이터실 토순이에게 물어본다.

"아까 사진 올렸어?"

"네. 올렸어요. 벌써 댓글이 붙었는데요?"

"그래?"

순간 짜증이 풀리고 피로가 물러난다.

어느 때는 밴쿠버, 타이베이, 베네수엘라에서 온 환자들이 있다. 이분들은 빨리 수술받고 돌아가야 한다는데 큰일 났다. 이미 있는 스케줄에 더 보태서 수술해야 되니 힘은 더 들 것이다. 그래도 어쩌나. 해결하긴 해야지. 그래도 기분은 좋다. 멀리서 일부러 필자를 찾아와 주니 행복하지 아니한가.

저녁 회진은 다음날 수술할 환자 위주로 돈다. 그날 저녁, 다음 날 수술할 환자는 다섯 명이었다. 다섯 명쯤이야 문제없다. 그런데 그중 체중이 엄청 많이 나가는 30대 남자가 심장 부위가 가끔 아팠다는 병력이 마음에 걸렸다. 그래도 트레드밀 검사에서 괜찮다니까 그대로 수술을 진행하기로 했다. 또 한 명 마음에 걸리는 환자는 24세 꽃같이 예쁜 아가씨 환자다. 암이 조금 심하게 퍼졌다. 옆목 림프절 청소술까지 해야 될지도 모르겠다. 안쓰러운 마음에 한 마디 위로의 말을 건넸다. "염려 하지 마레이. 고쳐 줄게, 그리고 최대한 예쁘게 해줄게."

돌아서 나오려는데 이 아가씨 환자, 수줍은 듯 '교수님 이거…' 하고 예쁜 토끼가 그려진 과자봉지에 담은 쿠키를 건넨다.

"어? 어어…. 고맙다! 김유나 선생하고 한나랑 나눠 먹어야지."

역시 의사는 환자와 더불어 행복해야 되는 것이다.

■■ BRAF 유전자 돌연변이를 아시나요?

지난 금요일(4월 19일) 오후 아주대 의료원을 다녀왔다. 금요일은 필자가 수술을 하는 날이다. 수술을 취소하고 수원 나들이를 할 정도면 매우 중요한 일이 있기 때문일 것이다. 적어도 필자에게는 그렇다. 무슨 일이냐고? 갑상선암의 진단과 치료, 예후 예측에 새로운 지평을 연 BRAF 유전자 돌연 변이를 발견한 미국 존스 홉킨스 대학(Johns Hopkins University) Xing (Michael Mingzhao Xing) 교수의 특강이 있기 때문이다. 황송하게도 이 특강의 사회와 토론을 맡아달라는 아주대 측의 요청이 있었다. 얼씨구나 좋다 하고 만사 제치고 가는 것이었다. 요청이 없었더라도 아주 흥미있는 주제이기 때문에 아마도 그냥 갔을 것이다. 완전히 수술을 안 하기에는 손이 근질근질해서 오전에 3명, 간단한 갑상선암 수술을 하고 12시경 수원으로 향했다. 오후 1시 30분부터 세미나가 시작됐다.

이름에서 짐작했듯이 Xing 교수는 중국계 미국인이다. 상하이에서 대학을 나온 후 25년 전 미국으로 건너가 존스 홉킨스에서 계속 연구생활을 해온 분이다. 정식 직함은 내과 종양학 교수이며, 갑상선 센터장이다. 필자는 이전에 이 분을 한 번도 직접 대면한 적이 없다. 하지만 아주 오래전부터 알아온 사람인 것처럼 친근감을 느꼈다. 거의 매일 그의 논문을 대하기 때문일 것이다.

세포는 여러 유전자 변화에 의해 암세포가 된다. 유전자 변화로는 증폭(amplication), 결손(deletion), 전위(translocation), 돌연변이(mutation) 등이 있다. BRAF 유전자라는 것이 있는데 이것이 갑상선 세포(MAPK pathway)에서 미쳐버리면(돌연변이) 유두암 세포로 변한다. 이걸 처음 발견 한 사람이 바로 Xing 교수다. 2003년도에 처음 발표되었다. (J Natl Cancer Inst 95:625-627,2003) 전체 갑상선 유두암 환자의 45% 정도가 이 BRAF 유전자의 돌연변이 때문이라고 보고 있다. 그럼 나머지 55%는 어떤 유전자의 돌연변이 때문일까? 현재까지 알려진 것들로는 MEK1, ERK2, RET/PTC, PAX8-PPARv, RAS 유전자 돌연변이들이 거론되고 있다. 이외에도 여러 유전자들의 변이가 암 발생에 관여하리라고 생각된다.

우리나라는 특이하게도 전체 갑상선 유두암 환자의 70~80% 정도에서 BRAF 유전자 변이가 발견된다. Xing 교수에게 그 이유를 설명할 수 있겠느냐고 물어봐도 모르겠단다. 아마도 김, 미역, 다시마 같은 요드 함유가 높은 식이습관과 연관이 있을지 의문은 들지만 연구한 것은 없단다. 어쨌든 세침세포검사에서 진단이 애매모호(indeterminate) 할 때 BRAF 돌연 변이가 발견되면 유두암을 강력히 의심할 수 있다. 특히 비정형세포(atypia)를 보이는 환자에서 BRAF 돌연변이가 있으면 유두암으로 진단된단다. 필자가 질문한다.

"지난주에 세포검사에서는 암인 증거가 없었지만, BRAF 검사에서는 돌연변이가 있는 것으로 나와 진단을 확실히 하기 위해 한쪽 갑상선엽을 떼었다. 결과는 암이 아닌 것으로 나왔다. 이런 경우는 어떻게 해석해야 하나? 암이 되기 직전 단계인가?"

"그렇게 생각하기보다는 BRAF 돌연변이가 확실하다면 암이 시작된 걸로 해석해야 될 것이다. 아마도 유두암 중 여포변종(follicular variant)이 아닐까 하는 생각도 드는데 확실치는 않다. 더 지켜봐야 할 것이다."

어쨌든 BRAF 돌연변이 검사가 유두암 진단에서 매우 중요한 역할을 한다는 것은 틀림없다.

그리고 BRAF 유전자 돌연변이가 있는 갑상선 유두암은 그렇지 않은 경우보다 암의 경과가 빠르고 예후가 나쁘다.

최근 미국의 보고에 의하면 유두암 환자를 평균 33개월 추적한 결과 BRAF 돌연변이가 있으면 5.5%, 변이가 없으면 1.1% 사망률을 보여 BRAF 유전자 돌연변이가 유두암 예후에 많은 영향을 미친다고 하였다. 말하자면 BRAF 유전자 돌연변이 유무로 유두암 환자의 예후를 예측할 수 있다는 것이다. (JAMA 2013;309:1493-501) 대규모의 유두암 환자 분석에서 BRAF 돌연변이가 있으면 림프절 전이, 갑상선피막 침범, 원격 전이율이 높아 재발률도 높더라 것이다. 당연한 얘기다.

BRAF 돌연변이가 있는 유두암은 방사성요드 치료 효과도 떨어진다. 어쨌든 BRAF 돌연변이는 반갑지 않은 손님인 것만은 틀림없다. 최근에는 정상세포에서 BRAF 유전자 변이가 일어나는 장소를 타깃-차단해서 암세포가 활동하지 못하도록 하는 타깃 치료(targeted therapy)법이 소개되고 있다. 그러나 아직 이 치료법이 일반화되기에는 더 많은 시간이 필요할 것 같다.

우리나라는 유두암 환자의 70-80%에서 BRAF 돌연변이가 발견된다. 그러나 예후가 그리 나쁘지 않은 것 같은데, 그건 어떻게 설명되나고 Xing 교수에게 질문했더니 아마도 1.0cm 미만의 작은 암이 많아서 그럴 것 같다고 한다. 1.0cm 이하라도 림프절 전이, 피막 침범, 45세 이상 등 고위험 요소가 동반되면 미국처럼 나쁜 예후를 보이지 않겠냐고 한다. 작을 때 위험 요소가 동반되기 전에 치료하면 좋다는 말이 되는 것이다. Xing 교수의 강의는 예정 시간을 훨씬 넘었지만 어느 누구 한 사람 자리를 떠나지 않았다. 그만큼 BRAF 돌연변이가 갑상선 유두암에서 차지하는 비중이 크다는 것을 반증하는 것이다.

하지만 우리나라에서는 BRAF 유전자 돌연변이 검사를 의사가 하고 싶다고 해서 마음대로 할 수 없다. 환자의 동의서를 얻어야 한다. 검사도 세침검사로 뽑아낸 세포에서 간단히 할 수 있고 더 위험한 것도 아닌데 말이다. 단지 비용이 더 든다는 것이 조금 그렇다. 또 우리나라 환자는 유전되는 병을 검사하는 줄 알고 검사를 꺼린다. 또 의사들이 연구목적으로 하지 않느냐고 의심하기도 한다.

BRAF 돌연변이 검사가 진단에 도움 주고 예후를 예측하는데 도움 주고, 치료를 더 적극적으로 해야 할지 그러지 않아도 될지를 결정하는데 정말로 도움을 주는 중요한 검사인데, 이걸 맘대로 할 수 없다니 한심하기 짝이 없다. 의사의 손발을 묶어 놓고 어떻게 최선의 치료 효과를 얻을 수 있겠는가?

※Xing 교수와의 토론 후 BRAF 돌연변이가 있었는데도 수술 후 영구 조직 표본에서 양성이라고 나왔던 환자의 조직표본을 다시 면밀히 검사한 결과, 처음에 양성종양이라고 했던 것이 결국 초기 중의 초기 유두암이 있는 것으로 결론지어졌다. 역시 BRAF 돌연변이가 있으면 유두암을 의심해야 된다는 것이다.

왜 이렇게 어려워지지?

아마도 대한민국에서 필자만큼 현역으로 갑상선암 환자를 많이 보고 많이 수술하는 갑상선 전문 외과의사는 없을 것이다. 아니, 전 세계를 통틀어 봐도 수술 숫자로 필자를 능가하는 갑상선 전문외과 의사는 없다. 갑상선암에 관한 필자의 경험이 가장 많다는 얘기다. 근데 요즘 와서는 자주는 아니지만 '왜 이래 환자가 어려워져 가노?'라는 걸 느낀다.

신체적으로 피곤해서? 아니다. 실력이 별로라서? 절대로 아니다. 최소한 갑상선암에 대한 최신 지식 흡수가 필자보다 나은 사람 있으면 나와 보라지.

"그럼 뭐가 그렇게 어려운데?"

바로 환자들 때문이다. 환자들 중에는 필자가 감당하기 벅찬 환자들이 있다는 것이다. 그전에도 가끔 필자의 마음을 불편하게 하는 환자가 없었던 것은 아닌데 최근에 와서는 그 숫자가 늘어가는 추세라 왜 이럴까 의아하게 생각하고 있다.

필자가 보는 환자는 대부분 타 병원에서 갑상선암이라고 진단되어 수술을 받으러 오는 분들이다. 물론 일부의 환자는 암인지 아닌지 불확실하여 오기도 하지만. 워낙 환자가 많다 보니 환자 한 분 한 분에게 충분한 시간을 할애하지 못해 항상 미안한 마음으로 지낸다. 옛날부터 다니는 환자분들은 필자의 사정을 알고는 검사결과가 좋다는 말만 나오면 얼른 일어서 나간다. 필자를 배려해 주는 마음에서다. 근데 처음 오는 환자는 시간이 좀 걸린다. 새로 오는 환자들은 궁금한 것이 많기 때문이다. 짧은 시간 안에 환자들이 궁금해하는 것들을 조목조목 상세하게 설명해야 하지만 그렇게 못한다. 기다리는 다음 환자 때문에…. 그래서 필자는 새로 온 환자분에게는 문제의 핵심에 대해서 주로 설명한다.

문제의 핵심이란 뭔가? 우선 '타 병원의 진단이 맞는가? 암이라면 어디까지 퍼졌나? 수술을 한다면 그 범위가 어디까지가 될 것인가? 그리고 예후는?' 정도다. 그래시 진료할 때 여기에 맞춰서 먼저 설명히고 횐자가 궁금해 하는 것은 필자의 설명이 끝나고 난 다음에 질문하도록 한다. 그래야 짧은 시간 안에 문제가 해결된다. 이외의 문제는 수술받고 치료받으면서 차츰 해결해도 된다. 그런데 성질 급한 환자는 필자가 설명하는 도중에 말을 끊고 들어와 자기의 의견을 말한다. 그러면 문제의 초점이 흐려지고 문제의 핵심과 동떨어진 여러 가지 궁금증이 나와 진료가 지연된다. 물론 시간이 많이 허락되는 진료환경에서 이 얘기, 저 얘기할 수 있으면 얼마나 좋냐만…. 환자들의 궁금증은 끝도 한도 없다.

자기는 착하게 산 죄밖에 없는데 왜 암인가? 언제부터 생겼나? 스트레스가 원인인가? 먹는 음식이 문제였나? 그동안 자신에게 일어난 모든 문제가 다 갑상선암 때문에 그랬던 것인가? (대부분은 관계가 없다) 꼭 수술해야 되나? 다른 치료방법은 없나? 갑상선도 신체의 일부인데 암 덩어리만 떼고 조금이라도 남겨 놓으면 안 되나? 수술 전에 100% 암이라고 진단이 안 되었는데 왜 수술하나? 림프절 전이는 몇 개나 되었나? 여러 가지 검사를 했는데 왜 정확하게 얘기를 못해주나?

환자가 되어 보면 정도의 차이는 있겠지만 거의 모든 환자는 이런 궁금증과 의문을 가진다. 이것이 심해지면 불안증 환자가 된다. 불안증이 밀려오면 세상 모든 것이 못마땅하다. 특히 의료진의 대응이 마음에 안 든다. 따라서 의료진에 대하여 불평이 많아지거나 공격적으로 변한다. 공격을 받는 의료진도 인간이니, 이런 환자는 피하고 싶다. 갑상선암은 평생을 관리 받아야 하는데 이렇게 되면 본인의 정신 건강을 위해서나 의료진을 위해서나 좋을 것이 하나도 없다. 필자는 환자들과 정말 좋은 관계를 갖고 싶어 한다. 정규 진료시간이 제한되어 있으니 온라인 카페를 통해서라도 좋은 관계를 유지하려고 한다. 환자가 행복해야 필자도 행복해진다는 것을 믿고 있으니까 말이다.

어떤 원인이든 갑상선암이 생기면 수술로 제거해야 한다. 다행히도 우리나라 갑상선암은 진행이 느린 유두암이 대부분이다. 유두암은 초기에 치료하면 거의 자연수명을 누릴 수 있다. 유두암은 유방암이나 위암 등 다른 암과는 달리 젊은 연령층일수록 순한 암이 많고 치료결과도 좋다. 순한 암이라 몇 년 동안 치료를 하지 않고 방치하면 조금 더 나쁜 성질의 암으로 변해서 나중에 '아이쿠, 큰일 났구나!' 하는 일이 벌어진다. 그렇다고 진단받고 곧장 수술해야 되는 급한 암도 아니다. 수술 시기는 의료진이 하자는 대로 하면 된다.

유두암이 퍼지는 순서를 보면 우선 갑상선 안에서 림프관을 따라 여기 저기 퍼지고, 다음에 갑상선 주위 림프절로 퍼지고, 그다음에 옆목 림프절이나 종격동 림프절로 퍼진다. 더 심해지면 폐, 뼈, 뇌 등 멀리 있는 장기로 퍼진다. 퍼지는 정도는 예외가 있겠지만 갑상선암 크기가 클수록, 여러 개가 있을수록, 갑상선 피막 침범이 심할수록, 가족성이거나 BRAF 등 유전자 돌연변이가 있을수록 더 잘 퍼지는 경향이 있다. 작을 때 수술할수록 유리하다는 것이다. 어쨌든 갑상선암으로 진단되면 수술하기 전에 암이 어디까지 퍼져 있나를 파악해야 한다. 이걸 알기 위해 수술 전 외래에서 여러 가지 영상검사를 하는데, 환자들은 영상검사를 하면 모든 전이가 일목요연하게 보일 것이라고 생각한다. 그렇게 되면 얼마나 좋겠냐만 영상이라는 것은 어디까지나 암이 만든 그림자를 보고 판단하는 것이라 100% 정확하게 맞히기 어렵다. 수술 전에 '림프절 전이가 있나 없나'는 갑상선 주위 중앙 림프절은 30%, 옆목 림프절은 70~80% 정도 밖에 못 맞춘다. 확실한 것은 수술을 해뵈야 알 수 있다.

옆목 림프절 전이가 영상진단에서 의심되면 소위 '옆목 림프절청소술(측경부 청소술 또는 곽청술)', 옆목 내경정맥과 부신경을 따라 줄을 서 있는 림프절들을 청소하듯이 싹 쓸어내야 한다. 옆목 림프절에 한 개라도 전이가 발견되면 육안으로 멀쩡하게 보이는 림프절들까지 다 제거해야 한다. 이렇게 해야 재발이 덜 된다. 이는 림프절들이 림프관으로 서로 연결되어있기 때문이다. 때문에 수술 전 영상진단에서 옆목림프절에 전이가 있나 없나를 알아보는 것이 중요하지, 몇 개가 전이되었는지 알아보는 것은 중요하지 않다. 몇 개가 전이되었는지는 수술로써 제거하고, 현미경으로 들여다봐야 정확하게 알 수가 있다.

필자는 옆목 림프절 전이에 대한 영상검사결과를 집으로 연락해 전달한다. 이 결과를 알기 위해 다시 병원에 오게 하는 것은 낭비라고 생각하기 때문이다. 옆목 림프절에 전이가 있으면 수술이 커지고, 없으면 수술을 옆목까지 확대하지 않아도 된다. 환자에게는 중요한 정보다. 환자의 궁금증을 다소라도 덜어주기 위해 서비스 차원에서 이렇게 한다. 그러나 전화에서 공격적인 폭풍질문을 하고 불평을 늘어놓는 불안증 환자 때문에 필자 밑의 젊은 의사들이 곤란을 겪기도 한다. 전화로 그냥 간단히 전이가 있다 없다 정도의 정보를 알려주려 했을 뿐인데…. 어차피 자세한 설명은 수술하러 입원하면 필자가 하게 되니까….

"아, 우찌 하면 좋을꼬…. 아, 정말 어렵네… 왜 이래 어려워져 가지?"

필자는 환자와 의사 사이에는 인간적인 교감이 중요하다고 믿는다. 환자와 의사 사이가 불편해져서야 어떻게 공동의 적인 질병을 물리칠 수 있단 말인가. 갑상선암은 더욱 그렇다. 치료 후에도 평생을 관리하고 관리를 받아야 할 관계가 아닌가. 만날 때마다 따뜻한 정이 오고 가야 서로가 행복해 지지 않겠는가? 서로 서로 엔도르핀을 올려주는 힐링터치가 이루어져야 '환자도 좋고 의사도 좋고'가 되지 않을까? 모르겠다. 이 나이가 되어도 환자와 의사 사이의 라포(rapport) 문제 때문에 고민을 해야 되다니. 힐링캠프라도 열어야 할까 보다.

갑상선암 세포진단은 다수결 투표로 하는 것이 아니다

몇 개월 전 30대 초반 남자 환자가 필자의 진료실을 찾아왔다. 이 젊은 친구, 약 1년 전부터 갑상선 결절로 이 병원 저 병원 순례를 하고 다녔는데 아직도 병원 진단을 못 믿겠으니 이번에는 교수님이 확실하게 이야기를 해주었으면 좋겠다고 하소연한다. 말이 하소연이지 병원 의사들에 대한 불신으로 화가 난 표정이다.

필자를 찾기 1년 전 지방의 작은 병원에서 0.7cm 크기의 갑상선 결절이 발견되어 세침 흡입 검사를 했는데 갑상선암 의심으로 나왔단다. 작은 병원의 결과라 아무래도 믿기지 않아 그 지역 대학병원에 가서 다시 세침검사를 했더니 이번에는 암이 아니고 '비정형 세포(atypia)결절'이라고 했단다. 그래서 안심하고 지냈는데 지난봄 정기 신체검사에서 그 결절이 0.9cm로 커졌다고 한다. 서둘러 세침검사를 하니, 이번에는 세포가 적게 나와서 양성인지 암인지 구별을 못하겠다고 하더란다. 이번에도 못 미더워서 1개월 만에 서울 모 대학병원에서 다시 세침검사를 받았는데, 이번에도 '비정형 세포'만 나오더란다. 그런데 이번 대학병원 의사는 수술을 해보자고 하더란다. 그동안 네 번 검사해서 세 번은 암이 아니고, 한 번만 암 의심이라 했는데 어떻게 수술을 받을 수 있겠냐고 한다. 그것도 작은 병원 결과를 어떻게 믿느냐고 하면서….

필자는 이런 환자를 심심치 않게 본다. 어떤 환자는 여섯 번 검사했는데 한 번만 암 의심이고 5번은 암이 아니라고 했으니까 암은 아닐 것이라고 믿고 있단다. 결론부터 말하자. 여러 차례 검사에서 한 번이라도 암 또는 암 의심이라고 나오면 암으로 생각하고 일을 진행시켜야 하는 것이 정답이다. 다수결의 위력은 통하지 않는다는 얘기다. 왜냐고? 갑상선 결절이 발견됐을 때 가장 기본적인 검사가 초음파검사와 세침흡입세포검사라는 것은 이제 알 만한 사람은 다 안다.

세침흡입세포검사로 암이라고 진단하기 위해서는 가느다란 주사기로 뽑아낸 흡입세포에서 현미경으로 암세포의 특성을 증명해내야 한다. 하지만 이게 말이 쉽지, 실제로는 만만치 않다. 여러 가지 조건이 맞아 떨어져야 한다. 우선 결절 속에 암세포가 꽉 들어차 있으면 뽑아낸 흡입검체에서 암세포가 와글와글 많이 발견되어 진단이 어렵지 않다. 결절 속에 물이 차 있다거나 석회화 현상(calcification)이 심하면 설령 그 결절이 암이라 해도 암세포가 잘 뽑혀 나오지 않는다. 또 결절 속의 암세포가 엉기성기 밀도가 낮으면 뽑아낸 물질에 암세포가 있는 것 같기도 하고, 없는 것 같기도 하다. 그래서 암이라 하기도 곤란하고 아니라 하기도 곤란하다. 뽑아내는 의사의 경험과 기술에 따라서도 결과가 이랬다저랬다 할 수 있다. 아무리 큰 대학병원이라도 경험이 부족하거나 실력이 별로거나 기술이 신통치 않은 의사라면 암세포를 정확히 뽑아내지 못할 수도 있다. 반대로 작은 병원의 의사라도 세침흡입 경험이 많은 의사라면 제대로 뽑아낼 수 있다.

대체로 결절의 크기가 작을수록 정확하게 히트해서 뽑아내기 어려워진다. 또 뽑아낸 흡입검체에서 암세포가 있나 없나 판독하는 병리의사에 따라서도 진단이 오락가락하는 수도 있다. 명확하게 암세포가 많으면 진단에 문제가 없는데(암 예측률 97~99%), 뽑아낸 검체에서 암이라고 진단하기에는 뭔가 좀 부족하고 암이 아니라고 하기에도 뭔가 부족하고…. 이때는 암 대신 소위 비정형세포(atypia)라고 보고가 되는 것이다 (암 예측률 5~15%). 참 애매한 진단이다. 할 수 없이 3개월 후에 또 세침검사를 해야 한다. 이때는 BRAF유전자 돌연변이나 Galectin-3 단백질 검사를 추가로 해서 진단에 도움을 받기도 한다. 세포모양이 암일 가능성이 있기는 한데. 아직 확신이 안 서면 암 의심(suspicious, 암 예측률 60~75%)으로 진단되고 이때는 수술이 권유된다. 따라서 세포진 검사라는 것은 어렵다.

그러니까 여러 번 검사해도 암세포가 제대로 안 뽑혀 나오면 암이라고 진단을 못 내리는데 열 번 뽑아서 한 번이라도 암세포가 나오면 암 의심 또는 암이라고 진단을 내릴 수 있다. 뽑아낸 검체에서 암세포가 안 나온 것보다 한 번이라도 나왔다면 그걸 더 믿어야 한다. 작은 병원에서 검사한 것이라고 못 믿겠다면 그 병원에서 뽑아낸 검체물을 큰 대학병원 병리의사가 재판독하면 된다. 만약 재판독해서 결과가 달리 나오면 재검사를 해야 되겠지만, 쓸데없이 암세포를 다시 건드리는 세침흡입검사를 하는 것은 시간과 돈의 낭비다. 또 재검은 지난 검사 후 3개월이 지나야 할 수 있다. 그 안에 하면 지난 검사로 세포가 손상을 입어 병이 없어도 있는 것처럼 오진할 수도 있기 때문이다.

일반적으로 필자는 암이라고 진단한 병원의 병리슬라이드를 가져오게 해서 우리 병리교수의 진단이 그쪽 병원과 일치하면 재검 없이 바로 수술을 권유한다. 특히 지방에서 올라온 환자라면 가지고 온 영상진단과 보고서를 참작하여 암일 가능성이 높다고 판정되면 곧 수술에 필요한 과정을 밟도록 한다. 오르락내리락 시간 낭비, 돈 낭비하는 것을 막기 위해서다. 슬라이드 판독이 달리 나오면 그때 재검하도록 하면 되니까 말이다. 만약 타 병원에서 가져온 자료가 영 신통치 않으면 당장 세침검사를 하게 하고, 그 결과를 일주일 전후에 통보해준다. 지방 환자의 서울 나들이를 한 번이라도 줄여주지 위해서다. 하지만 어떤 환자는 이런 진료 시스템에 불만을 표하기도 한다. 아마도 환자가 되어 가장 불안한 시기가 바로 이때이기 때문이리라.

다시 처음으로 돌아가서 필자의 30대 초반 그 남자 환자는 어떻게 되었을까? 환자가 가지고 온 초음파영상을 보니, 바로 유두암의 전형적인 모양을 보이고 있다. 저음영이면서 불규칙한 경계, 작은 석회화 현상, 송충이 세워 놓은 것처럼 키가 큰 결절 모양…. 이런 소견들은 세포검사 결과를 안 봐도 갑상선 유두암이다. 그런데 슬라이드 재판독은 비정형세포로 나왔다. 어떻게 할 것인가? 또 검사를 할 것인가? 필자는 환자에게 이렇게 말했다.

"비정형세포가 두 번 이상 나오고, 초음파 영상을 보니 유두암의 가능성이 높으니까 더 이상 고민하지 말고 수술받는 게 좋겠습니다."

이렇게 설명했더니 환자는 순순히 응했다. 최종 결과는 9mm 크기의 갑상선 유두암에다 중앙림프절 전이까지 된 것으로 나왔다. 자, 이제 독자들은 눈치를 챘을 것이다. '갑상선암 세포진단은 다수결 투표로 하는 것이 아니다'라는 것을.

이거 과잉 진료 아니오?

며칠 전 환자의 편의를 위해 일하는 오 코디네이터가 좀 속상한 듯이 말한다.

"교수님, 얼마 전 환자 한 분에게 수술 전에 심장초음파 검사를 해야 된다고 했더니 '당신들 이거 과잉진료 하는 것 아니오?' 하면서 따지시더라고요."

"그런 말하는 사람은 대게 50대 남자 환자들이지?"

"맞아요. 이 환자뿐 아니라 교수님 앞에서는 불평을 못하다가 저한테 와서는 마구 말하는 환자들이 좀 있어요. 제가 만만해서 그러는 모양이에요."

"왜, 설명을 잘 해드리지 그래?"

"설명해드리죠. 하지만 아무리 설명해도 안 통하는 사람들이 있어 문제죠."

코디네이터(co-ordinator)란 직책은 패션 업계에서는 스타일의 조화, 연출을 담당하는 스타일리스트를 말하고, 방송계에서는 연출내용에 관여하지 않지만 연출자와 협력해서 프로그램이 차질 없이 방송되도록 하는 운영 요원을 말한다. 병원에도 병원 코디네이터가 있다. 보통은 줄여서 코디라고 부른다. 환자들의 의료서비스 욕구가 강해지자 이를 충족시키기 위해 코디 시스템을 도입, 운영하고 있는 것이다. 원래는 리셉션 코디, 상담 코디, 서비스 코디, 기획 코디 등 전문분야별로 나누고 있으나 필자 병원의 코디는 이런저런 것을 다 포함하는 일 외에 의사나 간호사가 빠뜨린 진료과정이 있으면 이를 챙겨 진료가 제대로 돌아가게 하는 일을 한다. 수술 스케줄 조절, 마취와 수술에 필요한 사전 검사 챙기기, 타과와의 진료협력 조절, 검사가 빨리 진행되도록 검사실과 협력하는 일, 의사가 해준 설명에 궁금증이 있는 환자에게 보충설명 해주기 등의 일을 하는 것이다. 이 밖에도 진료과정에서 누가 처리해야 할지 모를 애매모호한 일이 있으면 이런 것까지 맡아서 하는 해결사 역할도 맡는다.

환자가 외래에서 진찰이 끝나고 수술이 필요하다는 진단이 나오면 이때부터는 '수술 전 검사'라는 과정이 기다리고 있다. 첫 번째로 해야 하는 일은 암이 어디까지 퍼져있나를 알기 위한 정밀 검사를 하는 것이다. 갑상선암이 잘 퍼지는 순서는 갑상선 주위 중앙경부, 측경부, 상부 종격동 림프절이고, 그다음으로 폐, 뼈, 뇌 등으로 퍼진다. 림프절 전이 외에 갑상선 주위에 있는 기도, 식도, 성대 신경, 후두 등으로 직접 침범해 들어가기도 한다. 이들의 전이 여부를 수술 전에 정확히 파악하여 수술 디자인을 잘 해야 성공적인 수술을 기대할 수 있는 것이다. 암이 퍼진 정도에 따라 이미 했던 검사 외에 추가적으로 초음파, 컴퓨터 사진, 자기공명 사진(MRI) 등이 필요하게 되는 수도 있다. 예를 들면 초음파나 컴퓨터 사진에서 기도, 식도, 혈관 등 연조직이 침범 당한 것처럼 보이면 MRI를 찍어 침범이 어느 정도 되었는지를 파악해야 하는 것이다. 어느 한 가지 검사로 모든 정보를 다 알 수 있으면 좋겠지만 현실은 그렇지 못하다는 것이 문제다.

또 있다. 외과 의사에게 가장 무서운 것은 환자가 수술 중에 갑자기 심장마비가 생기는 것이다. 수술이 출혈 없이 아무리 깨끗이 되고 있어도, 드물지만 심장마비 사고가 날 수도 있다. 갑상선 수술은 대부분 수혈이 필요 없는 무수혈 수술이기 때문에 수술 중 출혈로 사고가 날일은 거의 없다. 수술 전 기존에 알고 있던 심장병이 있는 환자도 심장과, 마취과, 외과 전문의가 합동작전을 펴면 큰 사고로 이어지지는 않는다. 하지만 수술 전에는 전혀 몰랐던 심장이나 폐(폐기능 부전증)에 문제가 있는 환자는 사전 준비 없이 마취와 수술이 진행되면 수술 중 또는 수술 후에 위험에 빠지게 되는 수도 있다. 그래서 외과와 마취과 의사는 수술 전에 심장이나 폐에 조그만 이상이 의심되어도 정밀검사를 하자고 난리를 띠는 것이다.

특히 나이가 있는 환자는 평소에 증세가 없더라도 숨어 있던 허혈성 심장병(관상동맥 폐쇄증)이나 폐기능 부전증이 있는지 꼭 알아보려고 한다. 심전도에 조그만 이상소견이 보여도, 혈압이 정상을 조금만 벗어나도 심장과 전문의의 오케이 사인이 떨어져야 마취를 할 수 있다. 검사가 미비한 채로 수술을 했다가는 무슨 일이 생겨 법정에 서게 되는 신세가 될 수도 있다. 그때 '왜 필요한 검사를 안 했는가?', '왜 수술에 따른 위험성에 대하여 사전 설명이 부족했느냐?'고 의사에게 책임을 묻는다. 때문에 괜찮을 가능성이 있는 환자도 검사를 진행하여 기록을 남겨두려고 하는 것이다. 법원이 의료진을 이렇게 하도록 만드는 것이다.

수술 전 외과나 마취과 의사의 신경이 날카로워지는 이유는 간이나 신장 기능이 나쁜 환자들 때문도 있다. 간 기능이 나쁘면 마취 회복에 문제가 생길 수도 있고, 신장 기능이 나쁘면 혈액 속 칼륨 이온(K) 상승으로 심장마비가 일어 날 수도 있기 때문이다. 그래서 수술 전 전해질 검사에서 칼륨(K) 수치가 정상을 벗어나 있으면 신장 전문의의 자문을 받아야만 마취과 의사의 오케이 사인을 받을 수가 있다. 그래서 추가 검사가 필요하다고 하면 어떤 환자는 '그냥 수술하면 됐지, 무슨 검사를 이렇게 많이 하느냐? 돈벌이 목적이 아니냐?' 하고 화를 내기도 한다. 여러 가지 검사 후에 이상 소견이 발견되면 우리의 코디는 발바닥에 땀이 나도록 이리 뛰고 저리 뛰고 해야 한다. 특히 지방에서 온 환자들이 검사나 협진 때문에 몇 번이나 서울을 왔다 갔다 하는 것을 줄여주기 위해 할 수 있는 노력을 다 한다. 타과와 협진시간이 맞지 않거나 타과 의사(특히 심장과, 신장과)가 까칠하게 굴면 정말 마음고생을 많이 한다.

그뿐이랴. 여기저기서 수술 날짜를 당겨달라고 별별 부탁이 다 들어온다. 병원 내에 힘 있는 교수들의 압력 전화까지 포함해서 말이다. 또 예고 없이 수술 하루 전날에 수술을 취소하겠다는 환자의 전화가 오면 맥이 다 풀어진다. 진작 연락을 해주면 목이 빠져라 수술을 기다리는 다른 환자로 교체해줄 수도 있는데, 그걸 못하게 되니 마음이 불편하기 짝이 없을 것이다. 코디의 행복은 도움 받은 환자가 암이 나아서 행복해할 때와 코디의 어려운 업무를 이해해 줄 때다. 잘 돌아가지 않던 검사와 협진 문제가 해결되어 수술을 안전하게 되었을 때 완전 보람을 느낀다.

하지만 환자들 중에는 병원에서 돌아가는 모든 일에 대해 색안경을 쓰고 사사건건 불평을 하는 사람들이 가끔 있다. 병원에서 갑질을 하는 사람이 있다는 말이다. 이런 환자를 만난 날은 그동안의 노력이 다 허사가 되는 것 같아 몹시 허탈해진단다. 잘 풀리지 않던 협진 문제를 해결한 후 검사를 진행하려고 하면 잔뜩 불만스러운 얼굴로 '이거 과잉 진료 아니요?' 하고 비난조로 따지면 정말로 맥이 다 풀어진단다. 이럴 때 의사인 필자로서 환자들에게 하고 싶은 말이 있다.

"근본적으로 의사는 자기 환자가 행복해야 행복해지는 직업입니다. 서로 힐링터치를 해주어야 하지요. 서로 사랑을 해주어야 하는 관계이지요."

누구나 진상이 될 소지는 있다

몇 해 전부터 진상고객 또는 진상손님이라는 말이 나돌고 있다. 불량고객이라고도 하나 완전 동의어는 아니다. 주로 물건을 파는 매장, 식당, 버스, 호텔, 여객기 등 서비스 업종에서 볼 수 있다. 진상고객이 오면 이들을 응대해야 하는 업체 직원의 마음고생은 이만저만이 아니라고 한다. 오죽하면 감정노동자(emotional labor)라고 할까. 갑과 을의 관계로 보면 주로 을의 위치에 있는 사람들이 감정 피해를 당하는 쪽이 된다.

진상이란 옛날 각 지방의 벼슬아치가 국가경사일에 임금에게 그 지방의 특산물을 올려 바치는 일을 칭하는 용어다. 하지만 이 용어가 지금은 갑의 위치에서 일반적인 사회통념상 상식 수준을 벗어난 행위를 하는 고객을 칭하는 말로 변질된 것이다. 상품을 구입한 며칠 후에 특별한 사유 없이 말도 안 되는 시비를 걸고 소리를 지르고, 환불을 요구하는 고객이 이에 속한다. 이들의 특징은 다음으로 요약된다. (한국비지네스트레이닝대표 안미현)

> (1) 규정에 대한 이해심이 없다. (이해하려고 하지 않는다)
> (2) 인내심이 없거나 적다. (기다리는 것에 대한 참을 수 없는 분노를 표한다)
> (3) 갑의 위치에서 자신의 고함이나 욕설이 정당하다고 생각한다.
> (4) 자신의 잘못을 절대로 인정하지 않는다.
> (5) 목소리 큰 사람이 이긴다는 확고한 신념을 가지고 있다.
> (6) 열 번 잘하다가도 한 번 소홀하면 매장을 뒤흔드는 흥분력을 가지고 있다.

한마디로 상황 판단이 이성적이지 않다. 요즘 사회 전반에서 진상고객이 많아지고 있단다. 그래서 불특정 다수의 사람을 만나야 하는 을의 직업을 기피하는 경향이 있다고 한다. 취업이 된다 하더라도 더러워서 조기이직이 많다는 것이다. 너와 나의 관계, 인간과 인간과의 관계가 깨어지고 사회가 점점 험악해져 가고 있다. 그런데 병원에서도 진상환자가 늘고 있단다. 필자의 경험으로도 그런 것 같다. 과거에는 상상도 못한 일이 일어나고 있다. 소리소리 지르고 욕설하고 기물을 부수는 환자가 늘고 있다. 난데없이 국가기관에 민원을 넣는 것은 그래도 점잖은 편이다. 응급실에서 의료진을 폭행하는 일은 이제는 다반사가 되었단다. 작은 병원일수록 이런 현상이 더 심하다 하고…. 어쩌다가 우리 사회가 이 지경이 되었는지. 하기야 법을 집행하는 경찰까지 얻어맞는 세상이니 말이다.

병원은 일반 서비스 직종과는 완전히 다르다. 고귀한 사람의 생명을 다루는 곳이다. 의학지식과 인간애가 넘치는 성스러운 장소가 되어야 한다. 마트에서 물품 고르듯 환자가 치료법을 고를 수 있는 곳이 아니다. 병은 환자와 의료진의 공동의 적이 아니던가. 합동작전을 해도 어려운데 서로를 격려하는 인간관계 없이 어찌 좋은 결과가 나오겠는가. 병원에서는 진상이 되어야 제대로 대접받는다는 말도 나온단다. 이래가지고서야 어찌 최고의 치료효과를 얻을 수 있단 말인가. 요즘 갑상선암 수술할 때 환자에게 수술방법을 선택하라는 일부 풍조가 있단다. 환자 측과 의료진 간의 신뢰가 깨져가고 있다는 증거다. 의료진이 고민고민해서 최선의 치료방법을 찾아 가장 좋은 결과를 얻도록 하는 것이 정석일진데, 진상환자가 많아지다 보니 치료결과에 따른 말썽을 피하기 위해 이렇게 되어 간다고 한다. 왜곡되어도 한참 왜곡되었다. 최근 필자도 진상 비스무리한 환자를 경험해서 아직까지 기분이 별로다.

얼마 전 30대 후반의 여성 환자가 굳은 얼굴로 진료실로 들어왔다. 초면이 아니고 6개월 전 필자에게서 갑상선암 수술을 받은 환자다. 아무 문제없이 수술받고 퇴원해서 정기검진 차 내원했는데 뭔가 토라진 모양이다. 아마도 환자가 많아 진료가 지연되어 그런지도 모르겠다.

다행히도 검사결과는 이상이 없다고 말했다.

"좋습니다. 이제 1년 후에 오면 되겠습니다"

"근데요. 수술 후에 체중이 7kg나 늘었어요. 갑상선 수술 때문에 그런 거 아닙니까?"

"갑상선 절제 후에 체중이 증가할 수 있는데, 신지로이드약이 모자라 기능저하가 오면 체중증가가 올 수 있어요. 하지만 지금 환자분은 오히려 약간 항진증에 가깝게 되어 있어요. 항진증은 체중이 감소하는 게 보통인데 환자에 따라 공복감이 잘 느껴져 군것질을 하거나 해서 체중이 증가할 수도 있어요."

"군것질 전혀 안 하고 음식도 더 먹은 것 없는데요?"

"그러면 갑상선과는 관계가 없을 것 같습니다"

필자는 말을 마치고 옆방 진료실로 자리를 옮겨 갔다. 그런데 그 환자는 몹시 불만스러운 표정을 하고 간호사에게 뭐라, 뭐라 불평을 한 참하고 나갔다. 그리고 필자는 다른 환자를 보고 있는데, 이 환자가 다시 진료실로 들어와 필자를 보고 쏘아붙인다.

"아니 6개월 만에 왔는데 그렇게 진료해도 되는 거예요? 목 상처도 안 보고!"

"목 상처야 이쁘게 나은 거, 아까부터 보였던 거고…. 뭘 더 물어 보고 싶은데요? 옆 환자 보다가 왔으니까 빨리 말해주세요."

"됐어요. 그 태도가 뭡니까?"

아니, 기껏 생각해서 다시 응대하려 왔는데 이런 식으로 상대를 처참

하게 만들다니. 그것도 아버지뻘 되는 사람한테 말이다. 필자는 다시 입을 열었다.

"이렇게 하고 나면 다음에 어떻게 하시려고 화를 내요?"

"그러게 말이에요!"

환자는 씽하고 나가버렸다. 세상에 뭐 이런 사람이 다 있는가. 의사가 환자의 기분을 맞춰주는 기쁨조라도 되어야한단 말인가. 기본 예의는 지켜야 할 것 아닌가. 착한 환자만 많이 보아온 필자로서는 이런 진상환자를 만나면 어떻게 대처해야 할지 묘안이 안 떠오른다. 나중에 알아보니 의무기록을 복사해갔단다. 다른 병원으로 가겠다는 뜻일 것이다.

'아이구 고맙지, 내 정신건강을 안 해치게 되었으니…'

또 40대 비정형세포 환자가 있었다. 수술 중, 긴급동결검사가 양성이라 하기도 뭐하고 암이라 하기도 뭐한 여포성 종양으로 나왔다. 이렇게 나오면 일단 수술을 중지하고 정밀병리 검사 결과를 봐야 그다음 수술로 전절제를 해야 할지 안 해도 될지 결정이 된다. 이런 경우는 종종 있다. 원래 비정형세포는 정밀 병리검사에 따라 수술의 변수가 많아 병실로 올라와서 재수술 가능성에 대한 설명을 한다.

이튿날 아침, 회진 때 이 환자가 스마트폰을 넘겨주면서 받아보라고 하는 것이 아닌가. 이상한 기분이 들었지만 받아보니 남편이란다. 흥분된 목소리로 대뜸 '왜 수술 전과 말이 다르냐? 왜 전공의 말과 선생 소리가 다르냐'고 따진다. 너무 황당하고 당황스러웠다. '다시 수술한다는 게 지방 사람에게 얼마나 어려운지 아느냐' 등 막무가내로 몰아세웠다. 필자는 '이런 얘기 전화로 하면 오해하기 쉬우니까 나중에 얼굴 대면하면서 얘기해요.' 하고 전화를 끊었다. 그리고는 환자에게 비정형세포에 대한 필자의 칼럼을 건네주었다.

"서로 소통이 잘 안 돼서 오해가 있는 것 같습니다. 잘 읽어보고 오해가 풀렸으면 좋겠습니다."

환자는 멋쩍은 표정만 지었다. 의료진을 공격해서 무슨 좋은 일이 있을까. 환자가 행복해야 의료진도 행복한데 이럴 때마다 영 기분이 찜찜하다.

지난 12월 25일 크리스마스, 손녀딸 선물로 겨울 코트를 사주려 백화점에 갔다. 날이 날인지라 큰 며느리 우렁각시 부부, 작은 며느리 기쁨조 부부, 손녀딸 에너지 통통, 필자 부부, 이렇게 전 가족이 총출동했다. 이것저것 장도 볼 겸 말이다. 점심시간이 돼서 필자 가족 7명이 백화점 식당으로 가니, 사람이 아주 많았다. 첫 번째 식당은 1시간을 기다리라 하니 포기하고, 두 번째 일식점은 10분만 기다리면 된다고 해서 기다렸는데 30분 넘게 기다려서야 겨우 식당에 들어갈 수 있었다. 주문받는 직원도 바빠서인지 도통 우리 테이블에 오지를 않았다. 어찌어찌 눈이 맞아서 오더를 받으러 와서는 각자 먹고 싶은 것을 메모지에 적어 놓으라 한다. 그런데 메모지를 받으러 오는 것도 몇 번 불러야 온다. 메모지를 가져갔으니 이젠 되었다 싶었는데 웬걸, 또 오리무중이다. 30분 이상 기다려도 음식이 안 나온다. 가만히 보니 우리보다 늦게 들어온 2~3명의 소규모 손님들은 이미 음식을 먹고 있었다.

"어랍쇼, 요것들 봐라? 오더 받은 것을 잊어버렸나?"

슬슬 열이 오른다. 뚜껑이 열리려고 한다. 화장실에 가면서 매니저에게 '이거 너무 하지 않아요?' 했더니 '예, 예. 곧 나갑니다.'라고 한다.

갑자기 병원에 오는 필자의 환자들이 생각났다. 그들도 기다리면서 별별 생각을 다 하겠지, 열 받아 뚜껑이 열리는 환자도 있겠지….

거의 1시간을 기다려서야 음식이 나온다. 바쁘기는 했겠지만 미안하다는 말도 없다. 아마도 각자 음식이 다르니까 같은 시간에 나오도록 맞춘다고 그렇게 된 것인지도 모르겠다. 그래도 결국 한마디 던진다. "이 집 주인, 중국사람 아니야?" 필자도 초보 진상손님쯤이 된 것이다.

'그래, 누구나 진상이 될 소지가 있다. 그러니 어떻게 하든 진상이 되지 않도록 평소에 수양을 많이 쌓아야지 뭐.'

예쁘면 다 용서된다고?

얼마 전 한 커뮤니티 게시판에 남자가 선호하는 여성을 1위부터 10위까지 정리해 놓은 것이 공개되어 인터넷상에서 화제가 됐다.

> 1위 예쁠 때
> 2위 아무것도 아닌데도 얼굴이 예쁠 때
> 3위 밥 먹고 밥을 흘렸는데도 얼굴이 예쁠 때
> 4위 싸우고 화가 나서 토라졌는데도 얼굴이 예쁠 때
> 5위 피곤하다면서 나한테 괜히 짜증 내는데도 얼굴이 예쁠 때
> 6위 노래방에 가서 노래 부르다가 삑사리 났는데도 얼굴이 예쁠 때
> 7위 길을 가다가 넘어져서 창피한 얼굴로 날 바라보는데 얼굴이 예쁠 때
> 8위 그냥 아무 이유 없이 얼굴이 예쁠 때
> 9위 배가 고프다면서 징징거려도 얼굴이 예쁠 때
> 10위 그냥 예쁠 때

1위에서 10위까지를 한 마디로 요약하면 '여자는 예쁘면 다 용서된다'는 말이 되겠다. 이런 말은 남자들이 예쁜 여자를 좋아하는 것을 유머러스하게 꼬집는 것이라고 볼 수도 있으나 미모가 여성을 평가하는 중요한 기준의 하나가 된다는 것을 부인하기는 어렵다. 성형열풍이 이래서 일어나나 싶기도 하다.

커리어 패스(Career path)라는 말이 있다. 출세의 길 또는 성공의 길이라는 뜻이다. 뭘 잘하지는 못해도 예쁘기만 하면 결혼 잘 해서 잘 사는 커리어 패스도 있지만 골프만 잘 해도, 피아노만 잘 쳐도, 리듬체조

만 잘 해도, 공부만 잘 해도 성공하는 커리어 패스도 있다. 얼굴 외에도 중요한 것이 많다는 얘기다. 그래도 이왕이면 얼굴도 되면 금상첨화가 아니냐 하면 할 말이 없지만 예쁘면 얼굴값 한다고 성질이 더럽거나 사치병이 있거나, 바람기 있는 여자와 같이 살다 보면 골치 아픈 일이 어디 한두 가지뿐이겠는가. (물론 예쁜 여자가 다 이렇다는 말이 아니다. 오해 말기를 바란다) 러시아의 대문호 푸시킨(Aleksander Pushikin, 1799~1837)은 절세미인 아내의 염문설 때문에 결투를 하여 사망까지 하지 않았는가. 그러니까 예쁘면 다 용서된다는 말은 그야말로 말이 안 된다는 것이다.

갑상선암을 두고 얘기해보자. 우리나라는 갑상선암이라면 유두암이 95%로 대부분이고 그다음에 여포암이 있고 나머지 소수가 수질암, 미분화암, 악성 림프종 기타 등등이 있다. 유두암은 다시 여포 변종, 왈틴 변종, 투명세포 변종, 키큰 세포 변종, 미만성 석회화 변종, 고형 변종, 기둥세포 변종, 섬모양 변종, Hobnail 변종 등 여러 가지 변종으로 나누어진다. 물론 전형적인 유두암이 가장 많고, 다음이 여포변종이 많고 나머지는 도토리 키재기 순이다. 우라나라는 이상하게도 여포변종보다 미만성 석회화 변종이 많다. (Thyroid 2013,epub, March 17) 일반적으로는 여포변종, 왈틴 변종, 투명세포 변종을 제외한 변종들은 전형적인 유두암보다 대체로 성질이 나쁘다. 그리고 여포암은 유두암보다 나쁘고, 수질암은 더 나쁘고, 미분화암은 아직 희망이 없을 정도로 가장 나쁘다.

갑상선암을 진단할 때 가장 먼저 동원되는 검사는 초음파검사와 세침흡입세포검사다. 경험 많은 갑상선 전문의사는 초음파 영상을 보고 '아, 이건 암일 가능성이 높다'고 짐작하기도 한다. 특히 유두암에서 그렇다. 그리고 세침검사를 추가로 해서 암세포가 보이면 확진된다. 세침검사도 애매모호하면 소위 BRAF 유전자 돌연변이검사, Galectin-3 단백검사, RAS 유전자 돌연변이검사 등 여러 가지 분자생물학적 검사의 도움을 받기도 한다. 대부분의 유두암 결절은 초음파 영상에서 못생긴 얼굴로 보인다. 색깔이 까맣고 상하로 길쭉하고 윤곽이 울퉁불퉁, 삐쭉 삐쭉 험악하게 보인다. 어떤 것은 하얀 석회화 점들이 결절 안에 깔려 있기도 하다. 이게 전형적인 유두암의 모양이나, 때로는 표면이 삐쭉삐쭉하지 않고 둥그스름한 것도 있다.

예후는 같은 유두암이라도 모양이 못 생겼을수록 좀 더 나쁜 경향이 있다. 삐쭉삐쭉한 것일수록 좀 더 빨리 자라기 때문이다. 의사들은 결절 모양이 험악하게 생겼으면 암의 가능성을 많이 생각하지만, 예쁘게 생겼으면 암보다는 양성 결절 쪽에 무게를 두는 경향이 있다. 예쁘게 생긴 여자들은 마음도 착할 것이라고 생각하는 것과 같다. 결절의 얼굴이 작고 예쁘면 더욱 그렇게 된다. 이게 큰 오산인 것이다.

갑상선암인데도 초음파에서 결절의 얼굴 표면이 둥글둥글하고 색깔이 균질(homogenous)하게 보이는 것이 있다. 예쁘게 보이는 결절이라는 뜻이다. 여포암과 유두암의 여포변종(follicular variant of papillary thyroid carcinoma)이 그 대표적인 예다. 때로는 수질암도 그렇게 보인다. 여포암은 세침검사에서 여포종양(follicular neoplasm)으로 나오고 수술이 권유되어 최종 진단이 되는 수순을 밟아 놓지는 수가 거의 없지만, 유두암의 여포변종은 세침검사에서 양성으로 나오거나 비정형 세포(atypia)로 나와 양성으로 오인되어 장기간 방치되는 수가 많다. BRAF 돌연변이 검출률도 전형적 유두암의 반 정도 밖에 안 된다. 유두암의 여포변종은 이름 그대로 근본은 유두암 세포로 구성되어 있으나 일부는 여포암 비스름하게 행동하고(encapsulated type), 일부는 전형적인 유두암 행동을 보이기도 한다. (infiltrating type) 유전자 돌연변이도 나타나는 비율은 낮지만 여포암에서 볼 수 있는 RAS 유전자변이를 보이기도 하고 전형적인 유두암에서 보이는 BRAF 유전자 변이를 보이기도 한다. 변덕 많은 예쁜 여자의 성질과 비스름하다고 할까? 그래도 전체적인 예후는 여포암보다는 유두암 쪽을 따라가니 그나마 다행이다.

유두암의 여포변종은 만져 보아도 표면이 미끈하고 부드러워 양성종양이라고 오인하기 딱이다. 그러니 암이라고 진단이 잘 안되는 거다. 수술 전 진단이 정말로 어렵다. 몇 년 동안 수술 받지 못 하고 지나다 보니 수술받을 때는 결절의 크기가 4~5cm 이상 되어 있는 수가 많다. 수술 받을 때 암이라고 사전에 진단되어 수술받는 경우는 드물고 수술 후 암이라고 최종진단이 내려지니 환자는 매우 당황해한다. 필자는 결절의 얼굴이 예쁘고 세침검사에서 암이라는 증거를 못 내놓더라도 시간이 지남에 따라 자꾸 커져 4cm 이상 되면 수술을 권유하는 것이 옳다고 생각한다. 4cm 이상으로 커지면 절대로 작아질 리 없고 슬슬 불편해지기도 할 것이고 암일 가능성도 점점 높아져 갈 것이고…. 설사 수술 후 암이 아니라고 최종 진단이 나온다 하더라도 제거해서 걱정거리를 미리 없애는 것이 정신 건강에도 좋을 것이라 생각되기 때문이다.

최근 필자는 몇 년 동안 타 병원에서 양성종양이라고 생각되어 관찰만 해오던 20대, 30대, 젊은 여성 환자와 50대 남성 환자에게서 결절이 6.5cm, 6.3cm, 5.2cm까지 커져서 수술한 결과 유두암의 여포변종으로 최종 진단된 환자를 경험한 일이 있다. 이런 황당한 일이 생긴 것은 결절의 모양이 예쁜 여자의 얼굴처럼 얌전하고 예쁘게 생겨 의사가 속았기 때문이다.

여자의 얼굴이 예쁘면 다 용서된다고? 절대로 안 될 말이다.
갑상선 결절의 모양이 예쁘면 암이 아니라고? 절대로 안 될 말이다.

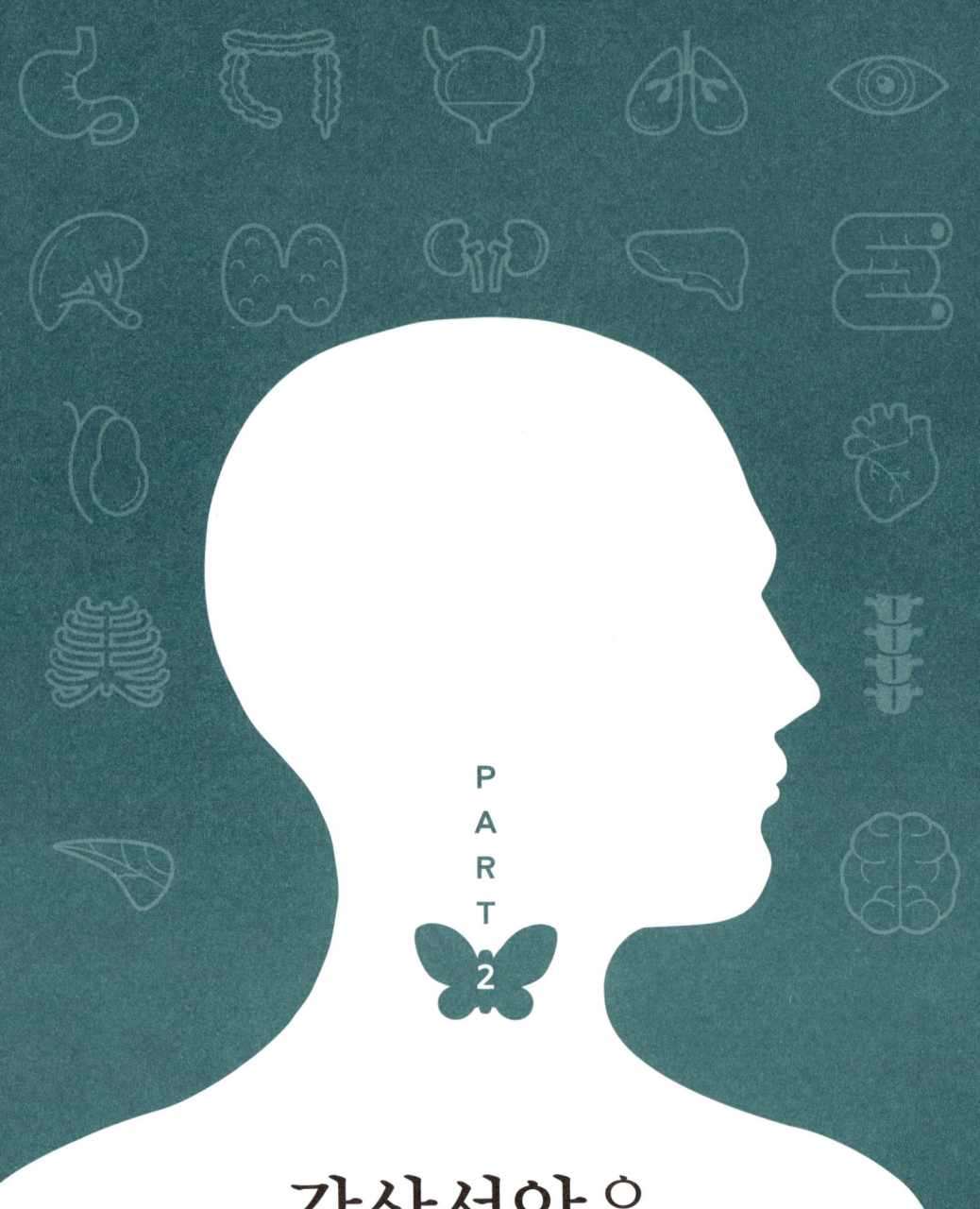

PART 2

갑상선암은
치료할 필요가 없다?

최근 갑상선암을 전공하지 않은 일부 비갑상선 전문의들이 "갑상선 암은 치료하지 않아도 살 수 있는 암이니까 증세가 없으면 진단도, 치료도 할 필요 없다"고 주장하여 사회에 물의를 일으킨 적이 있다. 이들의 주장에 대한 저자의 생각을 수필 형식으로 피력했다. 갑상선 암 진단으로 마음고생이 심한 사람들에게 도움이 될 것이다.

87	작은 암, 과연 괜찮을까
92	말기암 치료, 법으로 막아야 할까
96	"암입니다" 과잉진단이 과잉 공포를 부른다?
101	과연 과잉진단과 과잉치료인가
106	갑상선암도 조기발견-조기치료가 중요하다
110	갑상선암, 조기진단-조기치료하지 말고 어디 한 번 지켜봐?
115	갑상선암 30년은 문제없다, 증상이 있을 때 진단하고 치료해도 된다?
120	수술환자 35% 줄였다고 자랑할 일은 결코 아니다
124	이제는 의료계까지 막말이 난무하고….
128	갑상선암은 암도 아니라고?
132	'초전박살' 전법 밖에 없지 뭐
136	알게 뭐야? 될 대로 되라지!

작은 암, 과연 괜찮을까

요즘 필자는 마음이 별로 편치 못하다. 바로 작은 갑상선암 때문이다. 어느 정도 작아야 작은 암이라 정의를 내릴 수 있는가? 한동안에는 직경 1.5cm 이하면 작은 암(small thyroid cancer)이라고 했다가 이제는 1.0cm 이하면 대체로 작은 암이라고 부른다. 언제부터인가 작은 암 대신 미세암 혹은 미소암(microrcinoma)이라 부르고 있는데 필자는 이 용어에 대해 불만이 있다. 미세(micro)라고 하면 맨눈으로는 보이지 않고 현미경으로 보일 정도로 작을 때 쓰는 말인데, 이 정도 크기면 맨눈으로 보이고도 남지 않은가. 보통 1.0cm 크기면 만져지기도 하는데…. 옛날 초음파가 없는 시절에는 요드 131 이나 테크네슘 99m을 이용한 갑상선 주사(thyroid scan) 사진으로 갑상선 결절을 찾아내던 시절이 있었다. 지금 생각해보니 참 무식했던 시절이다. 크기도 정확하게 측정할 수 없거니와 결절의 모양도 잘 알 수 없다. 단지 요드나 테크네슘 흡착 유무를 보고 갑상선 호르몬 생산 기능이 있는 기능성 결절인지 아닌지 아는 정도였다. CT나 MRI에서 작은 결절은 오히려 잘 보이지 않는다. 암으로 진단된 증례에서 초음파로 발견이 잘 안되는 부위의 전이여부와 목의 전체적인 상황을 알아보는 데는 도움이 된다. PET scan은 유두암이나 여포암 같은 분화암에서는 작은 암 발견에 도움이 안 된다. 그런데 환자들은 만능인 줄 오해한다.

작은 암이 많아진 것은 갑상선 초음파검사를 이용하고 난 뒤부터다. 물론 갑상선암이 증가하는 다른 이유도 있을 것이다. 어쨌든 작은 결절과 작은 림프절 전이를 발견하는 데는 초음파 영상이 최고다. 그러나 모래나 먼지같이 작은 종양은 역시 어렵다. 또 누가 검사하느냐에 따라 진단 정확도가 달라진다는 문제를 안고 있다. 아무튼 초음파 덕에 작은 갑상선암이 많이 발견되어 각 병원마다 갑상선 수술로 바쁘다. 환자 증가에 따라 갑상선 전문수술 의사 수가 못 따라가니 좀 이름 있는 갑상선 외과 의사에게 수술 받으려면 몇 개월씩 기다려야 한다. '다행히도 작은 갑상선암은 천천히 퍼지는 거북이암이라 일부 환자를 제외하고는 급히 수술을 안 해도 된다, 심지어는 작은 암은 수술을 안 해도 된다, 수술을 해도 반절제 정도의 작은 수술을 해도 된다, 아니, 더 나아가 결절(혹)만 떼도 된다'는 말까지 나오고 있다. 말도 많고 탈도 많은 작은 갑상선암이다. 어떻게 하는 것이 좋을까? 환자 입장이 되어 보면 엄청 헷갈린다. 누구 말을 믿어?

우선 악성 종양(암)과 양성종양의 차이점을 알아보자. 악성종양은 혹이 생기면 혹이 생긴 그 자리에서 자라는 것 외에 다른 곳으로 퍼진다는 특징이 있다.

(1)혹의 주위조직을 직접 파괴하며 퍼지거나(invasion, infiltration),
(2)주위에 있는 림프절이나 림프관을 따라 퍼지거나(lymphatic metastasis),
(3)혈류를 따라 먼데 있는 폐, 뼈, 뇌 등으로 퍼지거나(blood born distant metastasis),
(4)혹이 자극되면 암세포가 떨어져 나와 딴 데로 정착되어 자라거나(seeding) 하는 방법으로 퍼진다.
양성종양은 혹이 생긴 그 자리에서만 자란다. 퍼지지 않는다는 것이 악성과 다른 점이다.

암이 무서운 것은 양성종양과는 달리 끝없이 자라고 퍼져서 우리의 생명유지에 절대로 중요한 장기를 망가뜨린다는 것이다. 갑상선암도 암이니까 퍼진다. 퍼지는 방법이 암에 따라 약간씩 차이가 있다. 유두암은 주로 (1), (2) 방법으로 퍼지고 소수에서는 (3)의 방법으로도 퍼진다. 여포암은 주로 (3)의 방법으로 퍼지고, 소수에서 (1)의 방법으로 퍼진다. 수질암은 (1), (2), (3) 방법으로, 미분화암은 모든 방법이 다 동원되어 빨리 퍼지는 특징이 있다.

갑상선암의 완치율을 높이려면 암이 퍼지기 전에 초전박살을 내면 된다. 상식적으로 암의 크기가 작을수록 퍼질 가능성은 적다. 유두암도 마찬가지다. 근데 크기가 1.0cm 이하로 작더라도 잘 퍼지는 경우들이 있으니까 문제라는 것이다. 지금까지 알려진 것으로는 갑상선 피막(껍질)을 뚫고 나갔거나, 작더라도 2개 이상 여러 개가 있거나, 혈관 근처에 있거나 하면 잘 퍼지고, 몇 가지 유두암 변종(키 큰 세포 변종, 미만성 석회화 변종, 고형 변종, 섬모양 변종, 원주변종, hobnail변종)도 잘 퍼진다. 또 BRAF나 TERT 유전자 돌연변이가 있거나 기타 나쁜 예후를 예측할 수 있는 분자생물학적 지표가 검출되면 잘 퍼지고, 초음파에서 암 표면이 나뭇가지 자라듯 삐쭉삐쭉한 것도 잘 퍼진다. 저분화암, 수질암, 미분화암은 초기부터 잘 퍼진다는 것은 모두가 잘 알고 있으니까 더 말할 필요가 없다. 이런 조건에 해당되는 갑상선암은 아무리 작다 하더라도 수술을 뒤로 미루면 안 된다. 수술은 적극적인 전절제를 해야 한다. 반절제나 혹만 떼내도 된다는 무식한 소리는 절대로 안 된다. 암의 크기만 보고 '수술을 안 해도 된다, 뒤로 미루어도 된다, 수술을 작게 해도 된다'는 것은 위험천만한 발상이라는 것이다. 2009년 미국과 한국 갑상선 학회는 "1cm보다 작은 유두암이면 갑상선 피막 침범이나 림프절 전이가 없을 때 반절제가 고려될 수 있다. 그 외에는 전절제가 권유된다"고 못 박고 있다.

최근 필자의 환자 중 21세 꽃다운 아가씨 환자가 있었다. 딱 10년 전에 1.0cm가 안되는 유두암 의심 결절이 발견되었는데 당시의 의사는 크기가 작고 나이도 어리고 하니 그냥 두고 보기로 한 것 같다. 이번에 옆목에 혹이 여러 개 자라서 검사해보니 옛날 갑상선 유두암이 엄청 커지고 옆목 림프절에 전이가 심하게 되어 있다. 다행히도 아직 폐에는 전이가 없다. 비록 전이가 심하다고 하나 10년 동안 멀쩡하게 생존하고 있는 것이다. 10년 동안 수술 안 받고 살아 있으니 작은 유두암은 수술 안 해도 된다고 할 수 있을까? 조금 더 늦게 발견되었으면 폐, 뼈 등 원격장기로 전이가 일어났을 것이다. 이 환자는 갑상선 전절제술과 광범위 좌측 옆목 림프절 곽청술을 했다. 그리고 고용량 방사성 요드치료를 여러 차례 받아야 할 것이다.

또 한 환자는 31세 신혼인 젊은 새댁이다. 밝은 성격의 미인이다. 10년 전 1cm가 안되는 유두암으로 우측 전절제와 좌측 부분 절제 그리고 중앙 경부 림프절을 필자에게서 받았다. 림프절 전이는 없었다. 경과가 너무 좋아 몇 년 동안 다른 병원에서 추적 검사하다가 최근에 폐 전이가 발견되어 필자를 다시 찾아왔다. 이 환자는 당시의 기준이든 현재의 기준이든 그 정도 수술범위면 적절하다. 그런데 이런 경우에도 폐전이가 일어난 것이다. 기가 막히는 일인 것이다. 이 환자는 옛날에 약간 남겨둔 좌측 갑상선 조직 3.5gm을 제거하는 완결 갑상선절제술을 하였다. 역시 고용량의 방사성 요드 치료를 여러 차례 해야 한다. 신혼이니까 아기를 가지고 싶어 하는데 당분간 그럴 수가 없다. 이 환자에게는 우리가 모르는 위험인자가 분명 있을 터이지만 지금 의학 수순으로는 설명이 안되는 것이다. 현재까지 알려진 잘 퍼질 수 있는 조건이 하나도 없었던 환자인데 말이다.

이렇게 작은 암이라도 장시간이 지나면 말썽이 생길 수도 있는데, 우선 경과가 좋다고 '작은 암은 수술 안 해도 된다, 하더라도 반절제만 해도 된다, 수술 후 신지로이드 같은 갑상선 호르몬을 복용 안 해도 된다' 등등 당장 듣기 좋은 말로 환자들을 현혹시키는 철없는 의사가 자꾸 늘어나니 요즘 필자는 마음이 몹시 편치 못하다. 사람 생명이 걸려 있는 문제를 그렇게 가볍게 생각하면 안 되는데 말이다.

"작은 암이라고 과연 괜찮을까? 괜찮지 않을 작은 암이라고 미리 예측할 수 있는 획기적인 진단법은 언제 개발 안 되나?"

요즘 필자의 머릿속을 맴돌고 있는 화두다.

※사족: 2015년 이전 미국 갑상선학회 가이드라인은 그동안 1.0cm 이상암이면 무조건 전절제를 권유해 왔는데, 이제는 1~4cm 크기라도 림프절 전이가 없고 피막침범이 없으면 전절제가 좋기는 하지만, 환자에 따라 주치의의 판단에 따라 반절제도 고려할 수 있다고 방침이 많이 완화되었다.

■■ 말기암 치료,
법으로 막아야 할까

　이 무슨 망발인가? 말기암 치료, 법으로 막아야 한다고? 이런 말도 안 되는 주장을 하는 사람이 있으면 아마 머리가 좀 어떻게 된 사람 취급을 받을 것이다. 2014년 3월 7일과 8일은 대한 갑상선학회 춘계학술대회가 열리는 날이었다. 대한갑상선학회는 2008년 2월에 창립된 후 현재 굉장히 빠른 속도로 성장하는 학회다. 갑상선과 관련된 모든 것을 연구, 발표, 토론하는 학술의 장이니까 참여하는 회원들의 학문적 배경이 매우 다양하다. 내분비 내과, 갑상선내분비외과, 두경부 이비인후과, 핵의학과, 병리과, 영상의학과 등이 그것이다.

　필자는 이 학회에 대하여 남다른 애정을 가지고 있다. 초대 회장이어서 그렇기도 하지만 갑상선 외과뿐 아니라 다른 과에서 갑상선을 연구하는 교수들이나 의사들을 만나 갑상선학의 최신동향에 대하여 공부도 하고 의견 교환도 할 수 있는 장이 되기 때문이다. 학회 첫날, 필자는 '이번에는 무슨 재밌는 얘기들이 나올까' 기대하면서 학회장으로 출발하려는데 마침 조선일보가 배달된다. 버릇대로 펼쳐 보니까 '건강검진 갑상선 초음파, 법으로 막아야'라는 제목의 칼럼이 눈에 확 들어오는 것이다.

　"아, 또 열받을 일 생겼네…."

내용인즉슨 '갑상선 초음파 검사를 받지 않았다면, 이들의 99%는 결절이 있는 줄도 모르고 평생을 살았을 것이다. 이들 중 목에 멍울이 만져져서 수술을 받아도 10년 생존율은 95%가 넘을 것이다. 그러니 괜히 초음파검사해서 멀쩡히 살아가는 사람을 겁주고 위협하여 암 환자로 만드는 어처구니없는 상황은 법으로 중단시켜야 한다'는 것이다. 글을 쓴 사람은 K 대학 ○○○ 교수로 되어 있다. 이 사람이 통계 숫자로 내세운 99%나 95%는 어떤 의학논문에도 없다. 어떤 근거로 그렇게 말하는 것인지 모르겠다. 적어도 대학에 적을 둔 사람이라면 연구결과와 증거를 바탕으로(evidence based) 의견을 피력해야 하지, 그냥 자신의 기분에 그럴 것이라는 짐작으로 그렇게 한다면 시정잡배와 무엇이 다른가…. 그렇지만 일반 국민들은 의사, 특히 항암제를 전문하는 대학교수가 그런 말을 하니 무슨 근거가 있겠거니 여길 것이 아닌가.

참 이상도 하다. 갑상선암을 조기 발견하는데 딴죽을 거는 사람들은 하나같이 갑상선암의 실체를 모르는 타과 사람들이라는 것이다. 간혹 의학전문 기자도 아닌 일반사회 기자도 이에 편승하여 기사를 쓰기도 한다. 이들의 논조는 '우리나라에서 갑상선암이 많은 것은 초기 갑상선암을 많이 발견하기 때문이고, 이들 갑상선암은 예후가 좋기 때문에 초기에 치료할 필요가 없다'는 것이다. 초전박살을 할 필요가 없다는 것이다. 암이 크고 퍼질 때까지 기다려도 된다는 것이다. 대명천지 21세기 과학시대에 이런 어처구니없는 말을 하다니…. 갑상선암이 퍼져 불쌍하게 된 환자들을 보고도 이런 무식한 말을 할 수 있을까. 모르면 용감하다고 갑상선암에 대한 지식이 없다 보니까 그렇게 용감한지 모르겠다. 30년 넘게 갑상선암을 연구하면서 필자가 얻은 결론은 갑상선암도 다른 암과 마찬가지로 조기진단, 조기치료가 가장 중요하다는 것이다. 초전박살이 환자 고생, 의사 고생을 덜어주고 비용 면에서도 가장 경제적이라는 걸 피부로 느끼고 있다. 물론 최근 세계의 연구결과도 필자의 생각을 뒷받침해 주고 있다.

갑상선암은 단기생존율이 워낙 좋다 보니까 적어도 10년 이상 생존율을 봐야 된다는 것이 갑상선암 학계의 일반적인 생각이지만, 2013년 미국 암협회(American Cancer Society)는 5년 생존율을 병기1과 병기2는 100%, 병기3은 93%, 병기4는 51%라고 발표한 바 있다. 말하자면 병기3이 되면 7%, 병기4가 되면 49%가 5년 내에 사망한다는 것이다. 암이 진행될수록 사망률이 높아간다는 말이다. 5년이란 세월은 금방이 아니던가. 10년이란 세월도 금방인데, 5년이나 10년만 살고 그만둘 건가? 이걸 보면 갑상선암도 조기 발견하여 조기치료를 해야 된다는 생각이 들지 않는가. 100% 생존을 추구해야 되지 않는가? 사정이 이럴진대, 뭐, 초기 갑상선암을 찾기 위한 초음파검사는 법으로 막아야 한다고? 이 세상 어느 누가 한 개인의 건강권을 제한할 수 있단 말인가. 검사를 못했기 때문에 암이 악화되고 난 뒤에 발견되어 한 사람의 생명이 위태로워진다면 누가 책임을 질 것인가.

왜 자꾸 이런 말도 안 되는 주장이 나올까? 췌장암, 폐암, 간암 등 예후가 나쁜 중대암을 다루는 의사 입장에서 보면 갑상선암 같이 하찮은 암이 의료보험예산이라는 파이 조각에서 많은 부분을 떼어가니 아마도 눈엣가시 같은 존재로 비쳐서 그런지 모르겠다. 또 초음파검사료를 의료보험에서 커버하게 된 후부터는 그 비용이 장난 아니게 많아지게 되니까 그렇게 생각하는지도 모르겠다. 또 건강검진에서 초기암이 많이 발견되니까 이를 발견 못하게 막으면 의료보험 예산이 절약되어 중대암 지원에 유리해질 것이라고 생각되어 그런지도 모르겠다.

오전 학회가 끝나고 점심을 들면서 모두들 어처구니없는 기사에 기가 차하며 이런 엉터리 주장이 먹혀들 수 있는 나라가 대한민국이니까 대비를 해야 한다고들 열을 올린다. 다혈질의 필자가 가장 열을 올렸다. 평소에 점잖은 서울아산병원의 송 00 교수가 한마디로 정리한다.

"그러면 췌장암, 간암, 폐암 등 중대암의 말기도 치료하지 말라고 법으로 막으라고 하지 뭐…. 아무리 고가의 항암제를 퍼부어도 결국은 사망하니까 말이지."

그렇다. 경제적 논리로 따진다면 숫자가 많지 않은 이들 중대암에 의료비를 퍼붓는 것보다 갑상선암과 같은 예후가 좋은 암을 조기에 많이 치료해주어 오랫동안 잘 살게 해 주는 것이 훨씬 더 합리적이지 않은가. 갑상선암 환자도 의료보험료를 부담하는 대한민국 국민이 아니던가. 왜 조기발견하여 완치의 길로 가려는 것을 막으려고 하는가?

사람의 생명은 누구에게나 고귀한 것이다. 암 치료의 원칙은 중대암이든 갑상선암이든 그 어떤 종류를 막론하고 조기진단 조기치료가 아닌가? 사람 생명을 구하는 일을 법으로 막아야 한다고 주장한다면 제정신 가지고 있는 사람이라고 볼 수 있겠는가? 그래서 제정신 가진 필자는 생각한다.

"말기암 치료, 법으로 막아야 한다고? 절대 그럴 수는 없다. 비록 희망의 불빛이 약한 말기암이라도 생명을 살리려고 하는 최선의 노력은 다 해야 한다. 생명의 최종적인 결정은 의사나 법이 아니라 우리가 모르는 그 어떤 절대자의 몫이니까 말이지…."

"암입니다"
과잉진단이 과잉 공포를 부른다?

2013년 8월 1일 자 국내 3대 일간지 중의 하나인 J 일보에 실린 기사 제목이다. 내용을 휘리릭 훑어보니 '어, 이건 아닌데?' 하는 생각이 들었지만 '또 돼지 옆 발톱 같은 친구가 하나 나타났군. 에휴….' 하고 이번에는 그냥 넘어가려고 했다. 그전 같으면 이런 말도 안 되는 기사가 뜨면 버럭 분노의 자판질을 하거나 관련 학회 사람들과 분노와 개탄을 했는데, 이제는 필자도 지쳤는지 '에이고…. 그러다가 말겠지. 시간이 지나면 다 바로 잡히겠지.' 하는 생각으로 그냥 지나치려 했다.

그런데 하룻밤 자고 나니까 생각이 바뀌었다. 잘못된 정보로 환자들이 잘못된 길로 가면 안 되지 않나. 사람 생명에 관한 일인데 말이다. 의학에 관한 문제를 의학 전문기자도 아니고 일반 기자의 눈으로 해석하고 비판하니 큰 오류가 생기는 게 아닌가. 최소한 잘못 이해하고 해석한 것을 바로잡아 줘야겠다는 사명감이 생겼다. 일반 국민들은 '큰 신문에 났으니까….' 하고 믿는 경향이 있으니까 그냥 유야무야하고 넘기면 잘못된 정보가 진짜인 것처럼 된다. 마치 촛불시위로 미국 쇠고기를 먹으면 광우병 걸린다고 호도한 것처럼. 그래서 바로잡기는 하되 갑상선과 관련된 부분만 언급하려 한다.

그럼 기사로 들어가 보자.

'27세 여성이 0.7cm 크기 갑상선암으로 갑상선 반 절제술을 받았다. 일본 같았으면 1cm 넘지 않으면 검사나 어떤 처치도 하지 않는 것을 원칙으로 한다. 1cm 미만은 수술을 않고 지켜만 봐도 생명에 전혀 지장이 없다는 이유에서다.'

과연 이 기사가 진실일까? 기사를 쓴 기자는 일본 갑상선 학계에 가서 현재 어떻게 하고 있는지 정말 알아보고 쓴 것일까? 필자는 거의 매년 일본의 갑상선 전문병원의 의사들과 대학병원 교수들을 만나고 있다. 일본에서는 대학병원보다 오랜 역사의 갑상선전문병원을 더쳐 준다. 뱃부의 노구치 갑상선 전문병원과 고베의 쿠마병원이 대표적이다. 이 두 병원과 강남 세브란스병원 갑상선암센터와는 협력병원으로 공식 체결되어 있다. 그래서 해마다 인력과 학술 교류를 해오고 있다. 일본에서 1cm 미만 갑상선암은 수술을 즉시 하지 않고 관찰만 하다가 암이 진행되는 증거가 있을 때 수술해도 되지 않을까 하는 병원이 딱 두 곳이 있다. 하나는 필자의 가까운 친구가 원장으로 있는 쿠마병원이고 하나는 도쿄에 있는 암연구소 부속병원이다.

쿠마병원의 형님뻘인 일본 최고 최대의 갑상선 전문병원인 노구치병원을 위시해서 다른 모든 병원들은 크기에 구애받지 않고 암이라고 진단받으면 수술을 해야 한다고 주장하고 있다. 병리생리학적 소견이나 유전자 돌연변이 등의 소견이 1cm 이상 되는 암과 다른 점이 없다는 것이다. 쿠마병원도 1cm 미만암이라도 갑상선 피막침범, 림프절 전이, 원격전이가 있고 암의 위치가 식도, 기도, 성대신경 근처에 있으면 처음부터 수술을 권유한다. 그러나 1993년부터 쿠마병원에서 여기에 해당되지 않는 1cm 미만 갑상선암 환자 1395명에게 (1)즉시 수술할 것인가, (2)추적 관찰만 하다가 커지면 수술할 것인가를 선택하게 했더니 1055명은 즉시 수술을, 340명은 추적 관찰을 원했다고 했단다. 추적관찰 그룹은 6~12개월 간격으로 초음파 추적검사해서 3mm 차이가 나거나 피막침범, 림프절 전이, 원격전이 등이 나타면 수술한다는 것이다. 물론 관찰 중에 환자가 나빠져도 이의제기를 안 한다는 동의서를 받고….

2010년 중간보고에서 관찰만 한 그룹 중 109명이 결국 수술을 받았고 나머지 환자는 현재 관찰 중인데 이들도 시간이 지남에 따라 수술을 받고 있단다. 이들의 중간 결론은 1cm 미만암 중 일부는 진단 즉시 수술할 필요가 없고 추적관찰을 하다가 변화가 있을 때 수술해도 된다는 것이다. 즉 수술 안 해도 된다는 말은 아닌 것이다. 이 연구는 지금까지 현재 진행되고 있다. 최종 결론은 더 기다려야 될 것이다.

일본은 그동안 갑상선암 치료에서 가이드라인이 없이 각각 병원에서 중구난방 식으로 해왔는데, 2010년 일본 역사상 처음으로 일본 내분비 외과학회(Japanese Society of Endocrine Surgery)와 일본 갑상선 외과 학회(Japanese Society of Thyroid Surgery)가 회원들의 연구결과를 모아 일본의 갑상선 종양 치료 가이드라인을 발표했다. 나라의 법을 따라야 하듯이 갑상선암 치료에 있어서는 학회의 치료 가이드라인을 따라야 한다. 우리나라도 대한갑상선학회의 가이드라인이 있다. 암 치료에 있어 어느 개인의 경험에 따른 치료보다는 오랜 기간 연구결과와 치료결과를 분석한 결과에 따른 증거를 기초로 한 치료(evidence based treament)를 해야 한다는 뜻이다. 2010년 일본 가이드라인에도 1cm 미만 갑상선암에 대한 언급이 있다. 학회의 공식 입장인 것이다.

1cm 미만암도 수술을 한다. 그러나 쿠마병원에서 연구한 것처럼 1cm 미만암 중 암이 갑상선 안에만 있는 경우는 즉시 수술하는 대신 6~12개월 간격으로 초음파검사를 해서 3mm 이상 커지거나, 림프절 전이, 피막침범, 원격전이가 나타나면 그때 가서 수술을 해도 된다는 것

이다. 1cm가 넘지 않으면 수술을 하지 않는다는 원칙은 없는 것이다.

1cm가 안 되는 암은 수술하지 않고 지켜봐도 생명에 전혀 지장이 없다는 언급에 대해서 생각해 보자. 과연 그럴까? 2009년 텍사스의 엠디 엔드슨 암센터가 주도한 미국 전국 갑상선암 치료 협동 스터디 그룹(The National Thyroid Cancer Treatment Cooperative Study Group)의 연구결과다. 1987년~2006년간 1cm 미만 갑상선암 환자 698명 중 27명은 진단이 되었을 당시 이미 암이 육안적으로 피막 밖으로 퍼졌고, 10명은 폐 등의 장기에 원격전이가 있었으며, 병기로 볼 때는 병기I: 72%, II: 17%, III: 12%였다고 했다. 32%는 다발성이고 28%는 이미 림프절 전이가 있더라는 것이다. 작은 암이라고 다 초기는 아니더란 얘기다. 평균 추적이 4년(0~18년)밖에 안 되는데도 38명(6.2%)이 재발했고, 1명은 사망했다고 했다.

재발은 암이 여러 개가 있을 때는 18%, 한 개 있을 때는 4%였다고 했다. (Thyroid 2009;10:1043-1048) 갑상선암 치료로 유명한 미국 메이요 클리닉은 평균 0.7cm 갑상선암 환자 900명의 20년 재발률은 8%고, 사망률 0.3%라 했고, 2011년 미국 전역에서 1cm 미만암18,445명을 조사했더니 이 중 92명(0.5%)이 사망하더라고 했다. 일본의 노구치 병원은 1cm미만암 2030명을 35년간 추적 조사했더니 크기 0.6~1.0cm이면 재발률 14%였고, 0.5cm이하이면 3.3%라고 했다. 결국 1cm 미만암에서 수술을 하더라도 장기적으로 보면 재발하고, 숫자는 적지만 사망하는 사람도 생기더라는 것이다.

작은 암이 많이 발견되지 않았던 시절의 치료결과를 보자. 시카고 대학의 평균 12년 추적 결과다. 암이 갑상선 안에만 있으면 0.8% 사망했고, 림프절 전이가 있으면 3.4%, 갑상선 밖으로 침범이 있으면 13.8%,

원격전이가 있으면 70%가 사망했다고 했다. 이 결과는 암이 퍼진 후에 치료하면 결과가 나쁘다는 것을 시사하는 것이다.

    자, 실제로 치료결과가 이렇게 증명되었는데 작은 암은 수술하지 않고 지켜봐도 생명에 전혀 지장이 없다고? 과잉진단이 과잉 공포를 불러온다고? 뭘 조금 더 깊이 알아보고 진실된 내용을 대중에게 알려야 될 것 아닌가. 잘못된 정보가 환자들에게 어떤 위해를 가져올 것이지 알고나 있는지…. 암은 아무리 삭아도 암인 것이나. 모든 암은 작은 임세포로 시작한다는 걸 왜 외면하려고 하는지…. 단지 1cm 미만 갑상선암은 거북이처럼 천천히 퍼지니까 급히 서둘 필요가 없다는 것이다. 그것도 세포 분화가 나쁜 암은 제외하고 말이다.

과연 과잉진단과 과잉치료인가

'"암입니다" 과잉진단이 과잉공포 불러일으켜'

2013년 8월 2일 자 국내 3대 일간지의 하나인 J일보에 난 기사제목이다. 요컨대 의사들이 쓸데없이 암이 되기 전단계인 전암 병소(precancerous lesions)까지 암으로 진단하여 환자에게 불필요한 공포심을 일으키고 과잉치료를 하고 있다는 것이다. 미국국립암연구소(NCI) 연구팀이 미국의사 협회지(JAMA)에 보고서로 그렇게 올렸단다. JAMA 최근호(JAMA 2013; July29 epub)에 게재된 것은 맞으나 연구보고서는 아니고 개인의 견해(viewpoint)를 피력하는 의견란(opinion)에 게재되어 있다. 3명의 저자 중 주 저자는 캘리포니아대학 샌프란시스코분교 Mt. Zion 병원 유방센터의 Laura Esserman 교수다. 초기암을 과잉진단(dverdiagnosis)하면 과잉 치료(overtreatment)로 가기 때문에 초기암 진단 스크리닝을 자제해야 한다고 하는 교수다. 예를 들어 유방의 상피내암(carcinoma in situ), 전립선암(high grade intraepithelial neoplsia), 폐암 중 임상적으로 큰 위해가 없는 전암병소(premalignant lesions)가 그런 경우란다.

그러나 대장암의 전단계인 대장 용종, 자궁경부암의 전암병소 제거는 암 발병률과 말기암을 줄이는데 효과적이라고 인정한다. 그리고 전암병소를 암으로 분류하는 것은 바꾸어야 하고 치료하지 않으면 진행되어 사망하는 것만 암으로 정의하자고 주장한다. 암이라고 이름은 붙었지만 양성종양에 가까운 행동을 보이는 요로상피유두종(papillary urothelial neoplasia) 같은 것은 암(cancer)이라는 용어 대신에 '상피세포 기원 느린 병변(IDLE: indolent lesions of epithelial origin)'으로 재분류해야 한다는 것이다.

J일보 기사를 다시 보자. 유방암, 전립선암, 폐암, 갑상선암의 초기단계의 병변들도 암이 아닌 'IDLE'로 재분류해야 한다는 것이다. (초기 갑상선암을 슬쩍 끼워 넣었다) 이런 의견제시 이면에는 연간 수십만 명이 불필요한 암 진단과 치료를 받고 있고, 지난 35년간 암 진단 건수가 크게 늘어났지만 암 사망률이 현격히 줄지 않은 것은 암이라고 보기 모호한 초기단계가 많이 진단되었다는 것을 의미한다고 했다. 말하자면 암 스크리닝(cancer screening test)으로 초기암이 많이 진단되었으나 말기암으로 사망하는 환자 수가 줄지 않았으니 비용이 많이 드는 초기암을 진단하는 것은 낭비라고 지적한 것이다. 필자의 생각은 완전히 반대다. 초기암이 많이 진단되었는데도 암 사망률이 줄지 않는 것은 진행된 암 환자도 많이 증가했다는 것을 의미하는 것이 아닌가. 오히려 초기암 발견을 위한 노력은 더 해야 한다고 생각되는 것이다.

또 도저히 이해가 안 되는 기사내용은 '초기 갑상선암을 암이 아닌 IDLE로 분류해서 치료를 안 해도 된다'라는 뉘앙스를 풍긴다는 것이다. 갑상선 결절이 암세포로 구성되어 있으면 암은 암이지 느리게 퍼진다고 암이 아닌 IDLE로 분류하자는 것은 말이나 되는 소리인가? IDLE로 분류되면 암이 아니니까 치료를 하면 과잉치료가 된다고 말하고 싶은 거겠지…. 갑상선병변 중에서 전암성병변(premalignant lesions)은 여포선종이나 휘틀세포선종 정도다. 처음에는 양성종양으로 출발하지만 시간이 지남에 따라 여포암이나 휘틀세포암으로 변할 소지(malignat potential)가 있는 종양이다. 그렇다고 암으로 분류되지는 않는다. 암으로 변하게 되면 유두암보다 경과가 나쁘다. 이런 결절은 암으로 변하기 전에 미리 해당 갑상선엽만 간단히 제거하면 완치가 된다. 이것이 과잉진단과 과잉치료인가?

전암성 병변은 아니지만 가족성 갑상선 수질암에서는 가족구성원 중 RET종양유전자변이가 있으면 가족성 2A형(MEN2A)은 5세 전에, 2B형(MEN2B)은 1세 전에 수술하면 완치된다. 암으로 변하기 전단계이기 때문이다. 수질암으로 되고 난 다음에는 아무리 치료가 잘 되어도 50% 이상은 재발한다. 가족성수질암의 사망률이 과거보다 확 낮아진 것은 바로 유전자검사와 예방적 갑상선 절제술 덕분인 것이다. 이것이 과잉진단과 과잉치료인가? 만성갑상선염, 요드과잉섭취 혹은 요드 결핍, 갑상선 기능저하증 또는 항진증, 과체중, 양성결절을 가진 사람한테서 갑상선암이 잘 생긴다. 그렇다 해서 이들 병변은 전암성이니 미리 암 수술을 하거나 암 치료를 하지 않는다, 그저 암이 생기는지를 추적검사 하다가 암이 생기면 그때 가서 조기에 수술한다. 이것이 과연 과잉진단과 과잉치료인가?

최근 갑상선암의 발생률이 폭발적으로 증가하는 것은 사실이다. 증가하는 이유로는 초음파 영상진단의 발달로 1cm 보다 작은 암이 많이 발견되었기 때문이라고 보는 견해가 주를 이루고 있기는 하나, 반드시 이것만 가지고는 설명이 안된다. 1cm 이상 크기도 많이 증가하고 있기 때문이다. 기사에는 한국개발연구원으로 있는 윤희숙 연구위원의 말을 인용하고 있다. '한국에 갑상선암이 많아진 것은 초음파기기가 동네의원까지 확대되면서 지나친 검사를 하기 때문이다. 외국에선 증상이 없을 경우 초음파를 하지 않는 게 일반적이다' 기가 막히는 망발이다. 검사를 많이 하기 때문에 갑상선암이 많이 생긴다니 지나가는 개도 웃겠다.

1cm 미만암이라고 모두 느리게 퍼지는 순한 암은 아니다. 미국에서는 1cm 이하 결절이면 세침검사 등의 진단과정을 생략하자는 때도 있었으나 2009년 미국갑상선학회 가이드라인 이 기준을 0.5cm 이하로 낮추어야 한다고 고쳤다. 많은 연구결과에서 1cm 이하라도 경과가 나쁜 환자가 많이 생겼기 때문이다. 0.5cm 이하라도 암의심 결절의 위치가 성대신경, 기도, 식도 등 목의 중요장기 근처에 있으면 적극적으로 진단과 치료를 해야 한다고 권유한다. 필자도 1cm 이하 암에서 옆목 림프절 전이, 폐, 뼈 등의 원격장기까지 전이되는 것을 많이 경험하고 있다. 심지어는 0.5cm 이하라도 갑상선의 최첨단부에 위치하고 있으면 바로 옆목 림프절까지 전이되는 것을 많이 보고 있다.

유두암의 여러 가지 변종들(키큰 세포, 섬 모양, 미만성 석회화, 고형, 원주, 저분화암)과 수질암, 미분화암은 크기가 작더라도 예후가 나쁘다. 필자가 속해 있는 갑상선암센터에는 갑상선암이 많이 진행된 환자들이 많이 찾아온다. 이런 환자들을 볼 때마다 '아, 왜 빨리 오지 못하고 이렇게 늦게 오나' 하고 답답해할 때가 많다. 빨리 조기에 찾아오면 환자도 편하고 의사도 편하고 예후도 좋을 텐데 말이다.

몇 년 전 서울대 조보연 교수 연구팀의 지난 35년간 서울대병원의 갑상선암 치료결과에서는 50% 이상이 재발하더라고 했다. 옛날 우리나라 환자들은 증상이 있어야 병원을 찾았기 때문에 수술받을 때는 이미 암이 많이 진행되어 이런 나쁜 결과를 가져온 것이다. 기사에는, 외국에서는 증상이 없을 경우 초음파를 하지 않는 게 일반적이라고 단정적으로 표현했는데, 도대체 어느 나라에서 그렇게 하고 있나? 기사대로라면 다시 옛날로 돌아가 암이 많이 진행되고 난 다음에 진단과 치료를 해야 된다는 말이 되는데 정말 그렇게 생각하고 있는지 궁금하다.

'에라이, 자기 목숨과 관계되지 않는다고 근거 없는 소리를 함부로 하면 안 되지….'

똑같은 갑상선암이라도 어떤 경우는 암이 빨리 퍼지고 어떤 경우는 몇 년이고 자라지 않고 그대로 있는 것을 볼 수 있다. 기사 내용에 '생체촬영 및 판독기술이 발달하면서 놔둬도 암으로 발전하거나 전이를 일으키지 않을 종양까지 제거 및 치료대상이 되는 게 문제'라고 했다. 그 기사를 쓴 기자에게 묻고 싶다. 놔둬도 암으로 발전하거나 전이를 일으키지 않는 것을 예측할 수 있는 생체촬영 및 판독기술이 정말 개발되었는가? 진짜 그렇다면 우리 의학 학술대회에 나와서 정식으로 가르쳐 주기를 바란다. 기사 내용대로 생체촬영과 판독기술로 암환자에게 '당신은 치료할 필요가 없고 당신은 치료를 해야 된다'고 판정할 수만 있다면 이 얼마나 획기적인 방법인가. 그렇게만 된다면 얼마나 좋겠나.

이런 획기적인 방법이 없기 때문에 우리 갑상선암 학계는 구차하게 0.5cm 이하 결절은 지켜보다가 나빠지면 진단과 치료과정을 밟자는 가이드라인을 제시하고 있는 것이다. 그리고 암으로 진단되면 임상소견을 가지고 저위험군, 중간 위험군, 고위험군 등으로 나누어서 치료범위를 정하고 예후도 예측하고 있다. 이것이 과연 과잉진단과 과잉치료인가? 물론 저위험군으로 갈수록 치료도 간편하고 치료결과도 좋다. 따라서 갑상선암에서는 과잉진단-과잉치료라는 말보다는 과잉진단-과소치료라는 말이 더 어울린다는 것이다. 호미로 막을 일을 가래로 막아야 속이 시원하겠는가?

※사족: 2015년 개정된 미국갑상선학회 진료 가이드라인에서는 0.5cm에서 1.0cm로 상향조정되었다.

갑상선암도 조기발견
-조기치료가 중요하다

암 수술 후에 환자나 의사에게 가장 실망스러운 것은 '암이 재발되었다'는 것이다. 환자에게 재발은 곧 공포의 토네이도다. 재발되면 재수술하고 또 그 악몽 같은 항암 치료를 해야 되는데, 물론 성공적인 치료가 되기도 하지만 대개는 첫 수술 때보다는 결과가 만족스럽지 못한 경우가 많다. 옛날에는 암이라고 하면 환자 가족들은 암이라는 진단을 숨기고 치료해달라는 부탁을 많이 했다 (요즘도 가끔 있다). 그만큼 암은 공포의 대상이었던 것이다. 그러나 요즘은 있는 그대로 환자에게 다 알려준다. 그게 여러 가지로 좋은 점이 있지만 가장 큰 이유는 옛날보다 암 치료율이 월등하게 좋아졌기 때문이다. 암이 곧 죽음을 의미하는 것이 아니어서다. 여기에는 암 진단, 치료기술, 치료약이 발달된 측면도 있지만 가장 큰 이유는 조기진단-조기치료 덕분이다. 특히 갑상선암은 조기진단되어 조기에 치료하면 거의 자연수명을 바라볼 수 있게 된 암이다.

그러나 갑상선암으로 인한 사망률은 낮아졌다고 해도 아직까지 재발과 사망이 있다. 암이 늦게 발견되어 여기저기 퍼진 다음에 수술할 때 그렇다. 흔히 말하는 로또암은 아니라는 얘기다. 잘 알려진 대로 30년에 30% 재발, 8% 사망으로 되어 있다. 재발이 곧 사망은 아닌 것이다. 이 논문이 나온 것이 1999년이니까 그때만 해도 요즘처럼 조기진단 환자가 많지 않았기 때문에 재발률이 높았던 것으로 생각된다. (최근에 많이 발견되는 1cm 미만암의 장기 수술성적이 나오는 30년 후에는 재발률과 사망률이 훨씬 낮아질 것으로 예측된다) 그런데 그 높은 재발에도 사망률이 그 정도인 것은 재발되어도 다시 고칠 수 있는 확률이 높다는 얘기가 되는 것이다.

그러나 재치료가 가능한 경우가 많다 하더라도 당사자가 되어 보면 그렇게 간단히 생각할 문제는 아니다. 환자에게 주는 스트레스가 장난이 아니다. 환자뿐 아니라 집도할 의사도 스트레스를 엄청 받는다. 수술이 쉬운 옆목 림프절이면 그래도 괜찮지만 기도, 식도, 성대신경(되돌이후두신경), 목 혈관, 부갑상선 근처에서 재발되면 재수술이 어렵고 재수술에 따른 합병증율이 확 올라간다. 성대신경 마비, 부갑상선 기능저하증, 출혈, 기도손상, 식도 손상 등이 생길 수 있다. 이는 일차수술 후에 필연적으로 생기는 흉터조직과 유착 때문에 조직 박리가 어렵고 정상 조직과의 구분이 잘 안되기 때문이다. 또 재발 부위가 종격동이거나 폐, 뼈, 뇌라면 치료가 어렵고 예후도 심각해지는 경우가 많다. 어쨌든 재발은 환자에도, 의사에게도 고통인 것만은 틀림없다. 그래서 첫 수술 때 재발이 안 되도록 온갖 노력을 경주해야 된다. 첫 수술이 가장 중요하단 얘기다.

재발이 잘 되는 경우를 보자. 가장 많은 원인으로는 일차수술 전에 이미 암이 많이 퍼져 있는 경우다 (병기가 올라갈수록 나쁘다). 유두암이라면 중앙경부림프절(갑상선 피막 주위, 기도 전방, 기도 측방, 후두전방 림프절 등), 옆목 림프절(상·중·하 내경정맥 림프절, 후측 삼각경부 림프절 등), 종격동 림프절 등으로 퍼지고 직접적으로는 갑상선피막을 뚫고 나와 성대신경, 기도, 식도 등을 침범한다. 드물게는 혈행을 타고 폐, 뼈, 뇌 등 먼 장기까지 퍼진다. 또 갑상선 안에 여러 개의 다발성 암이 있으면 재발을 잘 한다. 여포암은 혈행을 타고 퍼지는 것이 보통이나 10% 정도는 림프절로도 퍼지는데 림프절로 퍼진 경우는 예후가 좀 더 나쁘다. 어느 암이든지 많이 퍼지고 난 다음에는 아무리 수술을 잘 해도 재발률이 올라가게 되어 있다.

암의 종류에 따라서도 재발률이 달라진다. 같은 유두암이라도 변종(섬모양, 미만성 석회화, 고형, 키큰세포, 저분화암 등)은 나쁘고, 여포암은 유두암보다 나쁘고 수질암은 여포암보다 나쁘다. 대체로 세포의 분화가 나쁜 종류일수록 재발이 잘 된다. 또 연령이 높거나 어릴 경우, 여성보다 남성일 경우 재발률이 높다. 당연한 소리겠지만 수술하기 전에 암이 어디까지 퍼졌나를 정확하게 파악을 하지 못한 경우도 재발률이 높다. 과잉진단은 삼가해야 되겠지만 필요한 영상진단을 못해 암이 남겨진 줄도 모르고 수술을 종료시킬 때도 당연 재발률이 올라간다. 또 영상진단을 잘 했다 하더라도 이를 면밀히 점검해서 퍼진 암을 발견하지 못하면 재발률이 올라갈 수 있다. 재발은 수술경험이 많지 않은 집도의(inexperienced surgeon)가 수술할 때도 올라간다. 수술할 때 어려운 변수를 마주치더라도 경험 많은 집도의(experienced surgeon)는 이를 잘 극복해내지만 그렇지 못한 집도의는 아무래도 미숙한 수술진행으로 재발률이 올라갈 수 있다.

또 있다. 수술 후 보조치료를 소홀히 하면 재발률이 올라간다. 유두암이나 여포암세포는 뇌하수체에서 나오는 갑상선자극홀몬(TSH)의 자극을 받으면 먼지처럼 미세한 암세포가 어디엔가 흩어져 있다가 재발이라는 이름으로 나타난다. 그래서 TSH를 못 나오게 하면 암세포가 맥을 못 추어 재발이 잘 안된다. 이 TSH의 자극을 억제하기 위해 신지로이드 같은 갑상선 호르몬을 복용시키는데 이를 지키지 않을 때 재발률이 올라간다. 반절제를 해도 신지로이드를 복용해야 하는 이유가 여기에 있는 것이다.

또 방사성 요드 치료나 외부방사선 치료가 필요한 상태인데 이를 무시할 때도 재발률이 올라간다. 갑상선암 수술 후에는 재발이 생길 수 있다. 대부분의 재발은 또 고칠 수가 있지만 첫 번째 수술보다 수술 합병증률이 올라간다. 다른 종류의 암과 마찬가지로 조기에 발견해서 조기에 치료해야 재발을 최소화할 수 있는 것이다. 그러므로 갑상선암도 조기발견-조기치료가 중요하다. 당연한 소리다. 하지만 요즘 이를 과잉진단-과잉치료라고 호도하는 세력이 있어 필자의 심기가 몹시 불편해져 가고 있다.

※사족: 2015년 미국 갑상선학회의 가이드라인에는 반절제 후 뇌하수체 갑상자극 호르몬 수치가 정상범위의 낮은 쪽 수치를 유지하고 있으면 갑상선 호르몬(신지로이드) 복용을 생략할 수도 있다고 변경되었다.

■■ 갑상선암, 조기진단
   －조기치료하지 말고 어디 한 번 지켜봐?

　이게 무슨 소리인가? 갑상선암을 조기진단-조기치료를 하지 말자고? 갑상선암을 조기에 진단해서 무슨 큰일 날 일이 있는가? 갑상선암을 빨리 발견하고 치료해서 암의 공포로부터 벗어나게 하면 사회에 무슨 큰 해를 끼치는 일이 생긴다는 말인가? 필자는 몇 년 전부터 확실한 실체는 못 잡아냈지만 우리 사회 일각에서 갑상선암이 많이 발견되고 조기에 치료하는 것에 대하여 비판적인 세력이 있다는 것을 감지해오고 있다. 평생을 갑상선암 치료에 매달려온 필자로서는 갑상선암도 다른 종류의 암과 마찬가지로 조기에 발견해서 조기에 치료해야 치료도 쉽고 치료성적도 좋다는 생각을 가지고 있다. 이것은 경험에서 우러나온 지론이다.

　필자가 근무하는 강남세브란스 병원 갑상선암센터에는 암이 많이 진행되어 오는 환자들이 유난히도 많다. 이런 환자들을 치료하기 위해서는 수술 전 암이 어디까지 퍼졌나를 알기 위해 여러 가지 영상진단을 동원해야 하고 수술범위도 엄청 커져서 어떤 경우는 하루 종일 수술실에서 씨름을 해야 하는 경우도 있다. 수술하고도 안심이 안 되어 여러 날을 중환자실에서 집중치료를 받아야 되는 환자들도 있다. 이런 환자들은 회복하는데 정말 죽을 고생을 한다. 또 수술에 따른 합병증도 무시 못 하게 잘 생긴다. 그러니까 의료비용도 장난 아니게 올라간다. 안타깝게도 사망하는 환자들도 생긴다.

 이런 진행된 암 환자뿐 아니라 수술하고 재발되어 오는 환자들도 많다. 필자는 타 병원에서 수술하고 재발되어 오는 환자들이 그리 달갑지 않다. 우선 재발된 환자들의 재수술은 만만치 않다. 일차 수술 후에 필연적으로 따르는 흉터조직과 유착현상 때문에 생기는 재수술 합병증이 환자도 괴롭히고 의사도 괴롭히기 때문이다. 수술시간도 많이 걸리고 치료비용도 만만치 않다. 그리고 재치료의 결과가 첫 번째 치료보다 만족스럽지 못한 것이 대부분이다. 그러다 보니 환자 측과 의료진 사이에 불신이 쌓이고 마찰이 일어나기 쉽다. 재수술에 따른 시간과 체력, 그리고 정신적 에너지의 소모가 첫 번째 수술과는 비교가 안될 정도로 심하다 보니 아무래도 새로 진단되어 오는 환자들이 수술하기도 수월하고 환자-의사 간 신뢰관계(rapport)도 좋고 하니까 쌩쌩한 새 환자들이 조금 더 편하다는 느낌을 숨길 수 없다.
 '그래도 우짜노. 힘이 들지만 재발환자도 봐드리기는 해야지.'

 진행된 환자나 재수술하는 환자를 만날 때마다 하는 대화가 있다.
 "왜 이렇게 늦게 왔노?"
 "아닌데요. 이번 건강 검진에서 처음 발견된 건데요."
 "아이구 참 황당하겠다. 첨 발견되었는데 이렇게 많이 진행되었다니. 작년에는 발견이 안 되었나요?"
 "작년에는 갑상선 초음파를 안 해주던데요?"
 그러나 다 이런 환자는 아니다. 일찍 발견되어 반절제 정도의 수술로 고칠 수 있는 환자 수도 많아지고 있다. 반절제를 하면 환자도 편하고 의사도 편하고 수술합병증도 적게 생기고 수술 후 경과도 만족스럽다. 근데 반절제에는 조건이 있다. 미국이나 대한갑상선학회의 가이드라인에는 '반절제는 암의 크기가 1cm 미만이고 피막침범이 없고 림프절 전이가 없을 때 허용될 수 있다'라고 하고 있다. 여기에서 벗어난 경우는 전절제를 해야 한다. 그래야 재발률이나 장기생존율에서 유리하기 때문이다. 1cm 미만이라도 피막침범 심하고 림프절전이 많고 폐, 뼈 등 먼 장기까지 퍼지는 경우도 있으니 단순히 암의 크기만 가지고 반절제냐 전절제냐를 얘기하면 큰 실수를 저지를 수도 있다는 것이다. 그래도 암의 크기가 작으면 아무래도 작은 수술로 환자를 고칠 확률이 높은 것은 사실이니 필자는 "갑상선암도 조기진단-조기치료"를 부르짖고 강조하고 있는 것이다.

군대의 꽃은 야전군 사령관이다. 최전방에서 적과의 전투에서 나라를 지키는 숭고한 일을 하는 것은 야전군이기 때문이다. 야전군만 잘해서 되겠는가? 적의 동태를 살피는 수색조도 중요하다. 무조건 '공격! 앞으로!'가 아닌 적군의 수, 동태, 화력, 위치, 그리고 적군의 전술을 미리 파악해야 된다. 그런데 파악만 잘하면 뭐 하나? 수집된 정보를 분석하고 작전계획을 잘 세워야 승리를 하는 법이다. 전투에서는 적군의 수가 적고 화력이 약하고 지리멸렬할 때 공격해야 승리할 수 있다는 것쯤은 누구나가 다 알고 있지 않은가. 그런데 수색조를 없애고 작전계획도 야전경험이 없는 군인이나 민간인이 맡아서 하면 그 결과가 어떻게 되겠는가? 안 봐도 뻔할 뻔이다.

21세기 대한민국에서 갑상선암을 발견하고 치료하는 과정에서 군대의 수색조를 없애고 작전계획도 민간인이 맡아 간섭하려는 음모가 현재 진행되고 있는 것 같다. 우리나라에서 갑상선암이 많아지니까 조기암을 발견하는 초음파검사를 제한해야 된다는 세력이 있다는 것이다. 건강 검진에서 많이 발견되니까 갑상선 초음파검사는 갑상선암의 위험도가 높은 환자에서만 하자는 것이다. 소위 선별검사를 하자는 것. 즉 가족력이 있거나 어릴 때 목에 방사선피폭이 있었거나 갑상선 수질암 가족이 있는 사람에게만 초음파검사를 하자는 뜻이다. 아니, 여기에 해당되는 우리나라 갑상선암 환자가 몇 %나 된다고? 가족력은 5~10%, 방사선피폭은 0%에 가까울 것이고, 수질암은 1%도 안 될 것이다. 그러니까 갑상선암을 발견하기 위한 초음파검사를 아예 하지 말자는 것과 다르지 않다. 이들의 주장은 '갑상선암으로 인한 증상이 있을 때만 검사를 하자'다. 적군의 세력이 강해져서 아군에 위협이 될 때까지 기다리자는 의미다. 이런 말도 안 되는 주장은 갑상선 초음파를 많이 해서 갑상선암이 많이 발견되고 이를 치료하기 위한 건강비용부담이 많이 되니까, 이를 줄이자는 방안으로 나온 모양이지만 문제의 핵심을 한참 비켜난 주장이다.

진단을 안 한다고 암이 없어지는 것은 아니지 않은가? 핵심은 다른 종류의 암과 마찬가지로 조기발견-조기치료를 해야 암 치료도 잘 되고 결과적으로 비용절감도 되는 것인데, 왜 이를 외면하려고 하는지 모르겠다. 그동안 갑상선암 조기발견-조기치료에 비판적인 세력들을 보니, 하나같이 갑상선암 치료의 야전군과는 거리가 먼 책상 위에서 숫자놀음만 하는 사람들이었다. 모 연구기관의 ○○○ 연구위원(경제학자?), H 대병원의 000씨, 단체로는 모 국가기관이 그렇다.

한국보건의료원의 구성멤버를 보면 총 18명 중 의사는 8명이고 나머지는 비의사출신들이다. 의사라도 갑상선수술의 야전군은 한 사람도 없다. 8명의 의사 중 연구책임자는 가정의학과 출신이다. 그러다 보니 가정의학과 출신이 더 있고, 나머지는 호흡기내과, 보건의료, 내분비내과 의사가 구색을 맞추고 있다. 야전군을 제치고 비야전군과 민간인이 작전을 세워 전투에서 승리를 하겠다고 하는 것이다. 이런 사정을 모르는 일부 매스컴도 부화뇌동하고 있다.

그러면 갑상선암을 조기진단-조기치료하지 말고 어떻게 되나 한번 기다려봐? 자신이나 가족한테 조기암이 발견돼도 똑같은 소리를 하는지 어디 한 번 지켜봐야 하나?

■■ 갑상선암 30년은 문제없다, 증상이 있을 때 진단하고 치료해도 된다?

'요즘 갑상선암을 두고 온 나라가 미쳐 돌아가는 것 같아'

필자는 마음이 몹시 편치 않다. 그렇잖아도 다혈질 성질에 이런 말도 안 되는 문제를 놓고 열받아 혈압이 올라가고 있으니 느지막한 나이에 이 무슨 변괴인고 싶다. 그것도 이 분야의 전문가 그룹이 문제 제기를 했다면 이성적이고 학문적인 토론이라도 해볼 텐데 이거 뭐 갑상선암을 경험하지도 못한 엉뚱한 사람들이 이렇게 무례하게 행동하고 있으니 이를 맞상대할 수도 없고….

하기야 과거 갑상선과는 전혀 관계없는 모모 과를 중심으로 정부관변단체의 용역을 받아 말도 안 되는 논리로 갑상선 초음파검사를 선별검사로 해야 한다더니, 드디어 이제는 매스컴을 통해 직접 환자들을 혼란스럽게 하고 있다. 이를 어떻게 대처해야 할지 난감하기 짝이 없다. 매스컴도 이에 질세라 무슨 큰 이슈가 된 양 말도 안 되는 선동적인 내용을 내보내고 있으니 기가 막히고 코가 막히고 온 나라가 미쳐 날뛰는 것 같다.

이들의 행태가 앞으로 어떤 결과를 가져올 것인지 생각한다면 잠이 오지 않는다. 이들이 주장하는 대로 초기 갑상선암을 진단도 못 하고 치료도 하지 못 하는 것이 현실화된다면 필자가 이 분야에 처음 뛰어들던 30년 전으로 되돌아가야 하는 'Back to the future'가 아니라 'Back to the past'가 되는 의료후진화가 도래될 것이 분명하기 때문에 두렵기 짝이 없다. 잘못된 판단으로 치료의 적절한 시기를 놓쳐 하나뿐인 목숨을 지키지 못하게 된다면 이에 대한 책임은 누가 질 것인가? 아니, 사람 목숨이 잘 못되고 난 다음에 책임 문제를 따져봐야 무슨 소용이 있겠는가? 필자는 정말 일이 많아 잠이 모자란 나날을 보내고 있는데, 이런 부당한 일에 대응까지 하느라 이제 잠을 더 못 자게 되었으니, 이 무슨 팔자인가도 싶다. 그래도 어쩌나. 평생을 갑상선암 환자를 위해 바쳤는데 막판에 골키퍼 노릇을 못해 환자들이 불행한 사태에 빠지는 것을 그냥 보고만 있을 수는 없지 않은가. 마술피리 소리를 따라온 마을 어린이들이 사라지듯 무지한 사람들의 선동으로 갑상선암 환자들에게도 이런 비극이 일어나지 말라는 법이 없지 않은가.

가장 기가 막히는 것은 '갑상선암은 진단도 치료도 하지 않고 그냥 두어도 30년은 문제없다' 그리고 '증상이 있을 때 진단과 치료를 해도 된다'고 하는 말이다. 도대체 무엇을 근거로 했는지 모르겠다. 무슨 연구 결과를 가지고 그렇게 선동을 하는지 모르겠다. 임상의학적으로 어떤 치료가 더 효과적인가를 알기 위해서는 같은 질병을 가진 환자들을 두 그룹으로 나누어 서로 다른 치료방법을 적용하여 장기간 전향적(prospective)으로 추적관찰하여 그 결과를 비교분석해야 한다. 만약 갑상선암을 치료하지 않아도 30년간 무탈하다고 주장하려면 치료를 한 그룹과 하지 않은 그룹을 30년간 비교하여 두 그룹 간 결과의 차이가 없다는 것을 증명해야 한다. 하지만 인간의 생명을 놓고 이렇게 연구하는 것은 현실적으로는 불가능하므로, 할 수 없이 지나간 시대의 치료결과를 보고, 어느 것이 좋은지 유추해보는 수밖에 없다.

30여 년 전, 필자의 젊은 시절에 의학 교과서에는 갑상선암의 사망 원인으로 가장 많은 것은 기도가 막혀 숨을 못 쉬게 되기 때문인 것으로 되어 있다. 1991년판 사비스톤외과학 교과서에 인용된 내용을 보자. 첫 치료 당시 원격전이가 있었던 환자와 수질암, 악성 림프종, 미분화암 같은 사망률이 높은 환자들을 제외한 유두암과 여포암 환자 100명을 림프절 전이에 따른 재발률과 사망률을 평균 16.7년 추적하여 비교관찰한 결과가 있다. 림프절전이가 있었던 환자들은 32% 재발률과 24% 사망률을 보였고, 림프절 전이가 없었던 환자들은 14% 재발률과 8% 사망률을 보였다고 나와 있다. (Am J Surg1978:138:107~112). 평균 20년도 안 되는 추적기간에 왜 이렇게 재발과 사망이 많았을까? 특히 림프절까지 퍼지면 사망률이 3배나 높다.

그때는 조기진단할 수 있는 초음파가 있는 시절도 아니고 환자가 갑상선암으로 증상이 있어야 병원을 찾았기 때문에 수술할 때는 이미 암이 많이 퍼져서 치료가 제대로 안 됐기 때문이다. 필자가 조교수 시절에 사망한 환자들도 대부분 같은 이유 때문이었다. 증상이 있어 병원에 찾아와 진단이 늦었기 때문이다. 이걸 보고도 치료 없이 30년은 문제없다고 할 것인가? 이걸 보고도 증세가 나타날 때 진단하고 치료해도 된다는 소리가 나오는가? 초음파가 없던 영국의 예를 보자. 영국은 의료사회주의국가로 무상의료이지만 암의 발견과 치료에 적극적인 나라가 아니다. 1981~1985년에 갑상선암의 5년 생존율을 보자. 남자가 59.1%, 여자가 62%다. 공식기구인 Cancer Research UK의 공식발표니까 믿어도 될 것이다.

왜 이렇게 나쁠까? 조기발견을 하지 않고 증세가 있을 때 진단하고 치료를 했기 때문이다. 끔찍하지 않은가? 멀리 갈 것 없이 바로 서울대 병원의 성적을 보자. 초음파 진단이 없던 시대, 증상이 있어 병원을 찾던 시대 환자들의 35년 치료성적은 참담하게도 50% 이상의 재발률을 보였다. 이것은 서울대 조보연 교수가 몇 년 전 대한 갑상선학회에서 공식으로 발표한 결과다. 전 세계 갑상선암학의 대부 미국의 Mazzaferri 교수(2013년에 작고)의 30년 치료 성적도 보자. (Thyroid 1999;9:420~7) 물론 초음파 조기진단 이전의 옛날 환자들의 성적이다. 30년 추적관찰에 30년 누적 재발률 30%, 사망률 8%다. 재발의 2/3는 10년 내에 재발했고, 재발환자 중 30%는 재치료를 해도 완치가 안 되어 15%는 결국 사망했다고 했다. 그래도 당시로서는 경이적인 치료성적이었다.

1990년 시카고대학의 치료성적도 보자. 평균 12년 추적 결과다. (J Clin Endocrinol Metab 1990;71:414~424) 암이 갑상선 안에만 있으면 재발율 9.3%, 사망률 0.8%. 림프절 전이가 있으면 재발률 23.6%, 사망률 3.4%. 갑상선 피막 침범이 있으면 재발률 89.5%, 사망률 13.8%. 원격전이가 있으면 재발률 90%, 사망률 70%다. 암이 진행될수록 재발률과 사망률이 올라간다는 것을 알 수 있지 않은가?

2013년 미국암협회(American Cancer Society)에서 발표한 유두암의 5년 치료성적을 보자. 병기I과 병기II는 100%, 병기 III는 93%, 병기 IV는 51%로 암이 초기에 발견되면 100% 고칠 수 있고 늦게 발견되면 다 고치지 못한다는 말이다. 갑상선암이 나에게 생겼다면 100% 고쳐야 되는 것 아닌가? 그러려면 초기에 발견해서 초기에 치료해야 되는 것 아닌가?

위에서 열거한 내용 와에 갑상선암도 조기에 발견해서 조기치료하지 않으면 재발률과 사망률이 증가한다는 연구결과는 무수히 많다. 이 결과를 보고도 갑상선암 30년은 문제없다, 증상이 있을 때 진단하고 치료해도 된다는 말을 할 수 있겠는가? 암을 두고 보다가 증상이 있을 때 진단하고 치료해도 된다고 말을 할 수 있겠는가? 자기 생명 아니라고 마술피리 불어 동네 어린이들 다 사라지게 하듯 이상한 논리로 갑상선암 환자를 이 세상에서 다 사라지게 할 것인가?

"갑상선암 30년은 문제없다, 증상 있을 때 진단하고 치료해도 된다"
그렇게만 된다면 얼마나 좋겠나.

수술환자 35% 줄였다고
자랑할 일은 결코 아니다

　새벽, 습관대로 집으로 배달된 조선일보(2015년 12월 11일 자)를 펼쳐 보니 조선일보 기자와 전화로 인터뷰한 내용이 실려 있다. 목요일은 외래 환자를 보는 날이어서 그야말로 눈코 뜰 새 없이 바쁜 날인데 오전 외래 끝나고 늦은 점심을 하러 가는 길에 갑상선암센터 코디네이터가 말한다.
　"교수님, 조선일보 기자가 몇 번이나 전화가 왔던 데요. 인터뷰가 꼭 필요하다면서요"
　"그래? 이제 우리 말을 좀 들으려나?"
　전화가 연결되니까 하이톤의 여기자가 '오늘 기사 마감이 오후 3시까지니까 교수님 인터뷰 내용을 꼭 올려야 돼서요'한다. 그래서 최근의 비갑상선 전문의들이 제기하는 문제에 대하여 조목조목 20여 분이 넘게 얘기해주었다. 그런데 신문에 나온 내용을 보니 이거 뭐, 내가 한 얘기는 앞뒤 다 빼먹고 이미 작성한 기사에 구색 맞추기 위한 데커레이션 정도로 기사 말미에 조금 언급해 놓았다.
　"이거 영 씁쓸하구먼…."
　어떤 논쟁을 기사화할 때는 반대되는 입장을 같은 비중으로 다루어야 하는 것이 언론이 걸어야 할 정도가 아닌가라고 생각했는데….
　신문기사에는 8인 의사 연대의 활약으로 갑상선암 수술 건수가 35% 급감했다고 한다. 이 같은 결과는 "과다한 갑상선 검사를 줄여야 한다"

는 주장이 효과를 발휘한 때문이라고 했다. 즉 갑상선암을 진단받고 수술을 받지 않은 것이 아니라 환자 스스로 검진을 자제해 갑상선암 발견 자체가 감소한 것이라고 분석했다. 그리고 검진이 지금처럼 감소하더라도 갑상선암 사망률은 거의 높아지지 않을 것으로 내다봤단다. 이 내용을 저명한 학술지 '뉴잉글랜드 의학 저널(NEJM)'에 실렸다고 자랑스러운 분위기를 띄우고 있다. 얼른 그 저널을 찾아 봤더니 연구논문이 아니고 편집자에게 편지 형식으로 의견을 보낸 것이다. 편지를 보낸 사람은 K대의 O 교수와 미국 다터머스(Dartmouth)연구소의 Dr.Welch HG다. 두분 다 일선에서 환자를 보는 임상의사가 아니고 예방의학을 전공하고 있는 분들이다.

Dr.Welch는 미국 내에서도 폐암, 유방암, 갑상선암, 전립선암, 악성 흑색종 등은 조기진단을 할 필요가 없다고 주장해서 유명해진 분이다. K대의 O 교수도 이 분과 같은 길을 걷고 있어 이 분을 업고 한국의 갑상선암도 조기진단을 할 필요가 없다고 주장하고 있는 것이다. 어떤 분야를 전공하든 자기의 생각을 표현할 수 있는 자유는 있다고 생각한다. 그러나 이렇게 함으로 해서 적절한 시기에 진단받고 적절한 시기에 치료 받았어야 할 환자들이 이들의 주장을 믿고 아무런 조치를 취하지 못해 나중에 생명이 위험해지는 일이 생긴다면 이에 대한 책임은 누가 질 것인가 걱정된다. 우선 건강검진에서 갑상선암 진단을 아예 하지 말라는 주장은 개인의 건강권을 박탈하는 것이 아니고 무엇인가?

건강진단이라는 것이 무엇인가? 내가 병이 있는지 없는지, 있으면 치료를 해야 할 것인지 그냥 두어도 될 것인지를 알아보는 게 아닌가. 이를 아예 막아 버리겠다는 것은 그 개인이 어떤 문제를 가지고 있는지 눈 막고 귀 막고 아예 모르게 하자는 것이 아닌가? 갑상선암 환자의 대부분은 증상이 있어 병원을 찾는 것이 아니라 건강검진 초음파 검진에서 발견되어 치료받고 있다는 사실을 왜 외면하고자 하는가? '1.0cm 이하의 작은 암이라도 30% 정도가 이미 암 병기 3 이상이더라'는 사실을 알고나 하는 소리인가? 이들의 주장은 증상이 있거나 만져질 때 진단해도 늦지 않다고 하는데, 이렇게 되면 이미 암이 진행되어 완치가 힘들어진다는 사실을 알고나 하는 소리인가? 조기진단을 하지 않는 영국의 갑상선암 치료성적을 보자. 놀라지 마시라, 1년 생존율이 83%이고 5년 생존율이 80%에 미치지 못하고 있다(Cancer research UK)는 사실을 알고 있는가? 멀리 갈 것 없이 한국의 5년 치료성적을 보자. 2015년 중앙암등록본부의 발표다.

	1993~1995 (%)	1996~2000 (%)	2001~2005 (%)	2008~2012 (%)
남자	87.2	89.5	95.8	100.5
여자	95.4	95.9	98.7	100.0
합	94.2	94.9	98.3	100.1

출처: Cancer Res Treat 2015; 47(2) 127~141)

이 발표대로면 최근에 가까워 올수록 생존율이 좋아지고 있는데 이것은 어떻게 설명할 것인가? 특히 남성은 2000년도 이전에는 90%에도 못 미쳤다는 것은 어떻게 설명해야 할 것인가? 이래도 조기진단 무용론을 들고 나올 것인가? 작년 수술률 35% 감소한 환자 중에 이들 전부가 진정으로 수술이 필요 없는 환자들이었다고 장담할 수 있는가? 검진이 지금처럼 감소해도 사망률은 거의 높아지지 않을 것이라고 O 교수는 내다봤다고 했는데 상기한 치료결과를 보고서도 그런 추측을 진정할 수 있는가? 제대로 된 생각을 가진 의사라면 처음부터 진료의 기회를 박탈할 것이 아니라 일단은 진료를 받게 하고 '진료결과에 따라 과연 치료를 해야 할 것인지', '치료를 유보하고 지켜봐도 될 것인지'를 판단하게 하는 게 진정한 의료인의 자세가 아니겠는가?

현재 전 세계 갑상선암 학계에서도 과잉진료와 과잉치료는 지양해야 된다고 가이드라인을 정하고 있다. 암의 크기가 1.0cm 이하이고 림프절 전이가 없으며 위치가 식도, 기도, 성대신경(되돌이 후두신경), 피막을 침범하지 않은 저위험군 환자는 진단과 치료을 유보하고 정기적(6~12개월) 추적관찰을 하다가 나빠지는 증거가 있을 때 치료해도 된다고 하고 있다. 수술 범위도 암이 한 쪽에만 있고 크기가 1~4cm이고, 림프절 전이가 2mm 이하 5개 이하이며 피막침범 없고 위험한 위치가 아니라면 반절제만 해도 되는 쪽으로 유도하고 있다. 수술 후 방사성 요드치료나 갑상선 호르몬 복용도 꼭 필요한 환자 외에는 잘 하지 않는 쪽으로 치료방침이 변하고 있는 것이다. 환자의 삶의 질이 과거 보다 훨씬 좋아지리라고 예측되는 것이다. 이렇게 되려면 8인 의사 연대가 주장하는 증상이 있을 때 진단하고 치료해도 된다는 주장에 완전히 반대되게 조기진단이 되어야 가능하다는 말이 된다. 필자는 이것이 갑상선암 환자를 위한 최선의 길이라고 생각한다. 수술환자를 35% 줄였다고 자랑할 일은 결코 아니라는 것이다.

이제는 의료계까지
막말이 난무하고….

얼마 전 카페지기 거북이가 어느 회원의 글 내용을 필자에게 전하며 '세상에 의사가 이럴 수가 있나요?' 하며 황당해한다. 사연인즉 이렇다. 필자에게 갑상선 수술을 받았던 회원 한 분이 신랑의 간 문제 때문에 모 과 개원의원에게 진찰을 받으러 갔다가, 우연히 갑상선암 수술을 받았다는 얘기를 하자 아주 듣기 거북한 말을 들었단다. 그 일을 카페 내 '하고픈 이야기' 게시판에 올려 어처구니없는 기분을 피력해 놓았다. 그 모 과 의사의 말을 들어 보자.

"왜 미련한 짓을 했느냐? 본인은 절대로 본인뿐만 아니라 주위 사람들에게 갑상선검사는 죽을 때까지 하지 말라고 할 것이다. 왜 사서 고생하느냐?"

그리고 다음에 찾아갔을 때는 "갑상선수술 환자는 환자가 아니다"라고 덧붙이더란다.

자, 이게 제대로 교육받은 의사라는 사람이 환자에게 할 소리인가? 환자는 암 수술을 받고 이제 겨우 회복한 단계에 있는데 상대의 기분을 무시하고 자기 기분대로 함부로 말을 해도 되는 것일까? 환자가 되어보면 위로와 희망의 말을 듣고 용기를 얻고 싶은 것이지 이런 막말 수준의 말로 무시를 당하고 싶지는 않은 것이다. 제대로 된 의사라면 수술받은 것에 대해 자기의 개인적인 생각과 맞지 않는다 하더라도 환자에게 그렇게 말을 하면 안 되는 것이 아닐까?

"수술 받으신다고 고생했습니다. 회복 잘 하시고 건강하기 바랍니다"
라고 하면 환자는 얼마나 고마워할 것인가?

해당과라면 갑상선암 수술에 대하여 깊이 공부한 일은 없을 터이고 기껏해야 학생실습 때 어깨너머로 본 정도일 것이다. 아니면 최근 갑상선암 조기진단을 저지하기 위한 정부기관과 갑상선암을 경험하지도 못한 일부 비갑상선전문 의사들의 근거 없는 주장에 휩쓸려서 그럴지도 모르겠다. 그렇다 하더라도 그 환자를 수술한 갑상선외과의사가 있는데. 그 전문의사의 지식과 판단을 깡그리 무시하는 말을 함부로 할 수가 있는가? 얼마나 이 분야에 깊이 들어와서 연구하고 경험했기에 이렇게 오만한 막말 수준의 말을 할 수 있는가?

필자는 아무리 의사면허를 가지고 있다 하더라도 환자에게 자기가 전공하지 않은 분야에 대해서 함부로 의견을 말하는 것은 삼가야 된다고 믿고 있다. 의학이라는 것은 하루가 다르게 발전하고 있기 때문이다. 자신이 알고 있는 낡은 지식을 환자에게 전하여 혹시 환자의 진단과 치료를 잘못된 방향으로 오도했다가는 어쩌면 치명적인 결과를 초래할 수 있을지도 모른다. 필자가 젊었을 때는 위암, 대장암, 유방암 등 외과의 모든 수술을 했지만 갑상선암을 전문분야로 파고든 이후에는 갑상선 이외 분야의 지식수준은 과거에 머물러 있다고 고백하지 않을 수 없다. 그런 수준에 있는 사람이 산부인과, 정형외과, 신경외과 등 타 전문분야에 대하여 어떻게 말을 할 수가 있겠는가? 알더라도 극히 피상적인 상식수준 밖에 안되니까 말이지. 한의학에 대해서는 그야말로 맹탕 수준으로 그냥 일반인 수준과 다를 바가 없는 것이다. 하지만 환자들은 필자가 교수이고 의학박사라니까 이것저것 자문을 많이 구한다.

"한약 먹으면 안 되나? 보약은 어떤 것이 좋으냐? 허리가 아픈데? 어깨가 아픈데 오십견인가? 손이 떨리는데? 소화가 안되는데? 유방이 아픈데? 기침을 많이 하는데?"

이 밖에도 필자의 전문분야와 관계없는 수많은 의학적 조언을 구해온다. 그렇다고 잘 모르는 분야에 대하여 어떻게 조언을 해준단 말인가. 하기야 전혀 모르는 바도 아니지만 섣불리 조언했다가 잘못된 결과라도 초래하면 어떻게 할 것인가 싶어 말을 지극히 아낀다. 그다음 해당 전문분야를 소개한다.

그러나 요즘 개원 00과(물론 갑상선전문이 아닌)에 환자들이 다른 문제로 진찰을 받는 중, 갑상선수술을 받은 일이 있다 하면 요구하지도 않았는데 갑상선검사를 한단다. 또 검사결과에 대해서는 올바른 해석을 못하고 수치가 이상하니 수술한 의사를 빨리 찾아가 보라고 조언한단다. 어떤 의사는 갑상선암에 대한 전문지식도 없이 '갑상선암은 암도 아니다'라고 단정적으로 말을 한단다. 그리고는 환자의 상태에 대하여 면밀한 검토도 없이 '갑상선암은 수술할 필요도 없다'고 함부로 말을 한단다. 심지어는 일부 한의사까지도 갑상선암은 수술할 필요가 없다고 한단다. 무엇에 근거한 발언인지 모르겠지만 말이다. 잘 모르면 가만히 있을 것이지.

환자 입장에서는 흰 가운을 입은 의사가 말하는 것이니 엄청 헷갈린다. 이 의사 말 다르고 저 의사 말 다르고…. 마치 중국의 백가쟁명 시대처럼 입 달린 의사들은 다 한 마디씩 무책임한 말을 쏟아내고 있으니 말이다. 또 갑상선암 진단을 받았다고 하면 의사는 둘째 치고, 일반인 역시 만나는 사람마다 의사 뺨치는 소리로 한 마디씩 거든다. 남의 병에 대해 잘 알지도 못하면서 감 놓아라 배 놓아라, 별의별 오지랖 넓은 소리를 늘어놓는다.

왜 훗날 결과에 대해 책임질 위치에 있지 않는 의사나 일반인들이 함부로 말을 할까? 말만 하는 정도가 아니라 이제는 막말 수준의 말을 하니 어쩌다가 이렇게까지 저질사회가 되었을까? 정치권에서 막말 쏟아내기 경쟁을 하고 있으니까 이제는 일반인은 물론 사람의 생명을 다루는 의료계까지 막말이 난무하게 됐다. 우리의 생명값도 이제 X 값으로 전락할 날이 멀지 않겠구나 싶다. 서로 간의 신뢰가 깨지고 있다.

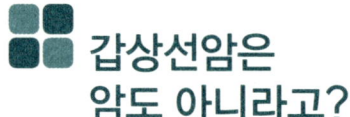
갑상선암은 암도 아니라고?

갑상선암을 진단받거나 수술받은 환자에게 가족이나 주위 사람들이 위로해준다고 하는 말 중 가장 많이 쓰는 말이 "갑상선암은 암도 아니래"라는 말일 것이다.

'암이 아니라니? 그럼 뭐야? 설마 진짜로 그렇게 믿고 하는 말은 아니겠지. 그저 암이라 해도 다른 암보다 경과가 좋고 오래 살 수 있다고 하니까 너무 걱정하지 않아도 된다는 표현이 이렇게 나온 것이겠지….'

하지만 그 말을 듣는 당사자는 영 기분이 별로다. 갑상선암이라는 진단을 받고 수술을 받기까지 얼마나 많은 날을 고민에 고민을 하고 지냈던가.

'아무리 거북이 암이라지만 암이 퍼지지 않을까? 림프절 전이가 잘 된다는데…. 폐나 뼈, 뇌로도 퍼진다는데, 안 하던 기침을 하는데 혹시 폐로 전이된 것 아닌가? 허리가 아픈데 혹시 척추로 퍼졌나? 수술 기다리는 동안 확 나빠지지 않을까? 이 암으로 죽지 않을까?. 평생 약을 먹어야 된다는데…. 가족성이 있다는데 혹시 내 아이들은? 수술은 잘 될까? 수술 후에 목소리를 잃을 수도 있고 손발도 저릴 수 있다는데. 어느 의사한테 수술을 받는 게 좋을까? 재발도 잘 된다는데 방사성 요드치료도 받아야 하나? 미혼인데 결혼할 수 있을까? 아기도 가질 수 있을까? 다른 사람들은 다 건강하고 행복해 보이는 데 왜 나만? 수술 안 해도 된다는 말이 있던데 수술 말고 다른 치료방법은 없을까? 나는 허구한 날 이런 고민으로 날밤을 지새웠는데 뭐? 갑상선암은 암도 아니라고?'

'수술을 받기 전까지 그동안 마음을 얼마나 졸였던가. 수술실로 호출될 때 가슴이 철렁한 급 공포감을 알기나 할까? 마취에서 못 깨어나면 어떻게 해? 수술 전날 들었던 수술합병증이 생기면 어떻게 해? 회복 못하면 아이들은 누가 키워? 남편(혹은 아내)은 누가 돌봐줘? 수술실에서 나만 홀로 세상에 내동댕이쳐진 것 같은 기분을 알기나 해? 왠지 서럽고 사람들이 밉고 세상이 원망스러웠던 거 알기나 해? 방사성 요오드 치료의 고통을 알기나 해? 이런 마음의 고통을 겪고 나온 사람한테 뭐, 갑상선암은 암도 아니라고? 더 기가 차는 것은 가장 가까운 가족이 환자 취급도 안 해준다는 것이지…. 괜히 안 받아도 되는 수술받고 유난 벌떡 떠는 것 아니냐고? 수술받고 몸과 마음이 얼마나 상처받고 있는지 알기나 해? 상처받은 마음에 또 상처를 줘?'

이제 갑상선암 전문 의사로서도 말 좀 해 보자. 그대들은 암이란 것이 어떤 것인지 알기나 하는가? 어떤 종류의 암이든지 조기에 치료하지 않으면 나중에 이것이 퍼져서 그대의 생명을 앗아갈 수 있다는 것쯤은 알고는 있을 것이다. 갑상선암도 암은 암이다. 단지 갑상선암의 대부분을 차지하고 있는 유두암이 거북이처럼 늦게 퍼진다는 것 말고는 다른 암과 다르지 않다. 조기에 치료하지 않으면 처음에는 거북이처럼 행동하다가 나중에는 토끼처럼 빨리 퍼진다는 특징이 있다. 유두암도 치료에 반응이 좋은 것은 80% 정도 밖에 안되고 나머지 20% 정도는 방사성 요드치료에 반응이 좋지 않은 난치성 암이다. 또 유두암의 변종인 키큰세포암, 섬모양암, 고형암, 원주세포암, 미만성 석회암, 휘틀세포변종, Hobnail 변종, 저분화암등은 진행이 빠르고 재발이 잘 되는 암이다. 갑상선암은 유두암만 있는 게 아니고 경과가 나쁜 여포암, 수질암, 미분화암, 악성 림프종도 있다. 이들 암은 원격전이를 잘 하는데, 원격전이를 하면 완치율이 반으로 떨어진다. 그러면 생명을 보장을 할 수 없다. 10년 생존율이 유두암 95%, 여포암 85%, 수질암 75%, 미분화암 0%인 것을 보고도 '갑상선암은 암도 아니래'라는 소리가 나올 수 있을까?

갑상선암의 5년 생존율이 99.8%이니까 다른 어떤 암보다 예후가 양호한 것은 사실이다. 이는 5년 생존율만 볼 때만 그렇다는 말이다. 하지만 여기서 암을 공부한다는 의사들도 오해를 하고 있다. 다른 암은 수술하고 5년을 버텨준 환자는 앞으로도 무병 생존할 가능성이 높은데, 초기 갑상선암은 수술하지 않고 암을 가지고도 대부분 5년은 버티더라는 것. 이걸 보고 갑상선암은 다른 암에 비하면 암도 아니라고 보는 모양이다.

그러나 이 생존율은 소위 암을 가지고 있는 유병 생존율이다. 암을 가지고 살고 있으니까 앞으로 문제를 일으킨다는 얘기다. 5년만 살고 세상 그만 둘 건가? 미국 통계를 보면 수술 후 5년 재발률 14%, 10년 재발률 20%, 30년 누적 재발률 30%로 되어 있다. (Am J Med 1994;97:418~28) 다른 암은 5년 지나면 어느 정도 안심할 수 있는데 갑상선암은 그와는 완전히 반대다. 시카고 대학의 27년 성적은 28% 재발과 9%의 사망률을 보였는데 재발의 11%, 사망의 17%는 20년 후에 생긴다는 것이다. (Surery 2013 Sept 26 epub). 즉 갑상선암은 평생 관리를 받아야 된다는 뜻이다. 이런 치료 성적을 보고도 '갑상선암은 암도 아니래', '수술 안 받아도 되는데 괜히 유난 떤다'라는 소리를 함부로 할 수 있겠는가?

하긴 요즘 전립선암이 PSA(prostate specific antigen, 전립선특이항원) 혈액 검사로 많이 발견되어 의료비 지출이 많게 되니까, 조기발견을 위한 간단한 이 검사도 못하게 한단다. 갑상선암 진단에 도움 되는 Galectin-3 검사비도 삭감한단다. 세상에 암을 빨리 발견하기 위한 검사를 못하게 하다니…. 초음파검사비를 1/4로 깎아버리더니 이제는 초음파 검사도 선별검사란 미명 아래, 조기암 발견을 억제시키려는 움직임도 있단다. 사전 정지 작업으로 초기갑상선암은 수술 안 해도 된다고 국민을 현혹시키는 발언들도 내어보내고…. 암은 초전박살이 가장 효과적이라는 대원칙을 무시하고 말이다.

'에라이, 한 번뿐인 사람의 목숨을 두고 경제논리로 얘기하면 안 되지.'
순진한 국민들은 이걸 믿고 갑상선암은 암도 아니며 수술할 필요도 없다고 세뇌당하고 있다. 21세기 대한민국에서 진실을 묻어버리고 오직 경제논리 내지 정치논리로 의학의 본질을 말살하려는 비전문가들의 큰 목소리 때문에 국민건강이 이상한 방향으로 흘러가고 있다는 걸 알기나 하는가? '에휴… 힘이 너무 미약하구나.'

다시 갑상선암 병기에 따른 미국의 치료성적을 보자. 치료 후 10년 생존율이 1기 99.1%, 2기 85.3%, 3기 76.7%, 4기 37.0%로 암이 진행될수록 살 수 있는 확률이 눈에 띄게 감소하고 있는 것이 보이지 않는가? (Ann Oncol 2009;20:1728) 10년이란 시간은 금방이 아니던가. 이걸 보고 갑상선암은 초기에 치료해야 된다는 생각이 들지 않는가? 이걸 보고 갑상선암으로 사망할 수도 있다는 생각이 들지 않는가? 이걸 보고도 '갑상선암은 암도 아니래', '괜히 유난 떤다'고 함부로 말을 할 수 있겠는가? 그런 말하기 전에 먼저 환자 입장이 되어 보시라. 그리고는 따뜻한 위로의 말로 감싸 주어야 하지 않겠는가? 이미 상처받은 마음에 두 번의 상처를 입혀서야 되겠는가? 대신에 다음의 말을 해 주는 것이 더 인간적이 아니겠는가?

"그동안 마음고생 많았다. 이제 행복할 일만 생각하자. 내가 힘이 되어 줄게…."

'초전박살'
전법 밖에 없지 뭐

　요즘 필자 머릿속에 맴도는 화두는 난치성으로 재발한 갑상선암의 치료를 어떻게 하느냐는 것이다. 물론 수술 후 가장 바람직한 것은 아무 탈 없이 오래오래 타고난 수명대로 행복하게 잘 사는 것이지만, 어디 그게 우리들 마음대로 되는가. 암 중에서도 수술 후 재발이 가장 많이 되는 하나가 바로 갑상선암이다. 어느 정도 재발하느냐고? 놀라지 마시라. 수술 후 30년 누적 재발률이 무려 30%이다. 조사한 기관에 따라 27년에 28% 재발한다고도 한다. 이런 재발률은 미국에서 조사 한 것이니 우리나라와 꼭 같을 수는 없지만 뭐 대동소이하리라 생각한다. 갑상선암의 재발률이 다른 암보다 높으니까 예후가 나쁜 암으로 생각할 수도 있겠지만 실제로는 그렇지 않다. 재발의 70~80%는 목 림프절과 갑상선이 있었던 갑상선 바탕(thyroid bed)에서 재발하니 일부 환자를 제외하고는 대부분 또 고칠 수 있기 때문이다.

　목의 재발은 수술로 제거가 가능한 림프절 재발이 대부분이고, 나머지는 갑상선 바탕과 극소수의 연조직 재발이 차지하고 있다. 갑상선 바탕의 재발은 성대신경과 부갑상선 때문에 재수술이 정말로 까다롭다. 그래서 미국 갑상선학회는 재수술이 어려운 부위의 재발은 5~8mm 크기까지는 그냥 두고 본다. 그러다가 계속 커지고, 퍼지는 증거가 있을 때 손을 써도 된다고 권유하고 있다. 더 나아가서 최근에는 1.0cm까지는 두고 봐도 된다는 연구보고도 있다. 5년 동안 두고 봐도 9% 정도에서만 말썽을 일으킨다는 것이다.

    재수술은 기도, 식도, 성대신경, 부갑상선이 있는 중앙 경부에서 옆으로 갈수록 즉, 옆목으로 갈수록 안전하고 어렵지 않다. 가장 곤란한 부위는 흉골 뒤쪽 종격동의 전이로 나타나는 재발이다. 중요한 혈관들이 많고 수술시야가 나빠 수술이 매우 어렵고 위험하기 때문이다. 이 부위에 1.0cm 이하 크기의 재발이 발견되면 외과의사는 골머리가 아프다. 시원하게 흉골을 열고 들어가면 좋겠는데 작은 재발을 제거하기 위해 이렇게까지 큰 수술을 해야 되나 하는 회의가 생기는 것이다. 애당초 이렇게 퍼지기 전, 초기에 치료했으면 이런 일이 없었을 텐데 말이다. 그래도 확실한 것은 가능하면 재발 부위를 완벽하게 제거해주는 것이다. 이때는 재수술이 환자에게 유리한지, 그냥 두고 보는 것이 유리한지 잘 저울질해서 결정해야 되는데 이게 말이 쉽지 결코 간단하지 않다. 2011년 뉴욕의 슬론 케터링 암센터의 연구결과는 과거와는 달리 갑상선암 환자는 목의 림프절 재발로 사망하는 환자는 거의 없고 대부분은 폐, 뼈, 뇌 등 원격장기의 재발 때문에 사망한다는 것이다. (Thyroid 2011;21(5):201~4) 그러니까 목에 작은 재발이 발견되었다 해서 당장 어떻게 될 거라고 화들짝 놀랠 필요가 없다는 것이다.

    원격장기의 재발도 방사성 요드가 흡착되면 크게 절망할 필요는 없다. 방사성 요드가 전이암세포로 들어가 암세포를 파괴할 수 있기 때문이다. 보통은 폐 전이 때 가장 효과적이다. 폐전이 중에서도 일반 폐 사진이나 CT, PET 스캔에서 잘 보이지 않는 작은 전이라면 완치까지 바라볼 수도 있다. 뼈는 폐보다는 못하지만 그런대로 치료효과를 보기도 하는데 가장 좋은 것은 수술이 가능하면 수술로 제거하는 것이다. 뇌 전이도 수술이 가능하면 가장 좋지만 여의치 않으면 감마 나이프 등의 방사선 치료가 효과를 보기도 한다. 이렇게 열심히 치료해도 일단 원격전이가 되면 생존율이 1/2로 떨어지기 때문에 이렇게 되기 전인 초기암 단계에서 치료를 하는 것이 가장 좋다. 암이 작으면 작을수록 원격전이율이 낮기 때문이다.

2013년 1월 초 미국 암협회(American Cancer Society)에서 발표한 갑상선암의 병기별 5년 생존율을 보자. 유두암의 1기와 2기는 100%, 3기는 93%, 4기는 51%, 여포암의 1기와 2기도 100%, 3기는 71%, 4기는 50%다. 그리고 수질암의 1기는 100%, 2기는 98%, 3기는 81%, 4기는 28%로 갑상선암의 5년 생존률은 의미가 없다고들 한다. 그러나 병기가 진행될수록 생존율이 나빠진다는 걸 알 수 있다. 나아가 미국 국립 암연구소(National Cancer Institute)에서 2013년 2월에 발표한 10년 생존율을 보면 유두암 93%, 여포암 85%, 수질암 75%로 다른 암에 비하여 좋은 예후를 보이지만 역시 시간이 지날수록 생존율이 떨어지고 있는걸 알 수 있다.

의료사회주의를 채택하고 있는 영국은 어떤가? 알다시피 영국 의료는 뒷걸음을 쳐 이제 의료만큼은 후진국과 비슷하다. 환자의 진단과 치료에 적극적이지 않는 나라의 대표국가가 영국이 되어버렸다. 똘똘한 의사는 미국으로 이민 가고, 그 공백은 파키스탄 의사가 메우고 있다. 이 나라 갑상선암 환자의 5년 생존율은 70~80% 언저리에서 머물고 있다. 영국 통계청의 공식 발표이니 믿어도 될 것이다. 이렇게 나쁜 생존율은 사회주의 의료제도 하에서 조기 갑상선암을 발견하기 위한 국가적 지원이 미흡하기 때문이라 보이는 것이다.

우리나라도 정책 입안자들이 미래의 롤모델로 영국을 꼽고 있다는 소문이 있어 필자는 기막히고 코 막히고, 걱정이 이만저만 아니다. 이러한 성적을 보고도 "갑상선암은 암도 아니다", "갑상선암은 수술할 필요도 없다"는 사람들이 있으니 기가 찰 노릇이다. 이런 말하는 사람들은 본인만 무식하면 그만이지만 환자의 생명을 구할 기회를 놓치게 하는 것이니까 큰 죄악을 저지르는 것이다. 우리나라에서 갑상선암의 95% 이상을 차지하는 유두암은 분명 예후가 좋은 암임에 틀림이 없다. 그러나 유두암이라도 초기에 발견되어 초기에 치료한다는 전제 하에서 하는 이야기지, 이 암을 그냥 두어 병이 진행된 다음에 치료해도 된다는 말은 아니다. 유두암의 75~80%는 수술, 방사성 요드, 갑상선 호르몬(신지로이드)치료로 치료성적이 뛰어나지만, 방사성 요드가 흡착되지 않는 20~25%의 환자는 난치성이 되어 결국 사망자는 여기에서 나오게 된다. 최근에는 도저히 안 되는 난치성 재발 환자가 최종적으로 표적항암제 치료를 시도하는데 일부 환자에게서 효과를 보기도 한다. 하지만 엄청난 비용이 문제다. 완치가 되는 것도 아니고 암이 계속 성장하는 걸 멈추게 하는 정도의 효과밖에 안 되는데 말이다.

그래서일까. 필자의 머릿속은 이래도 저래도 안 되는 난치성 재발암 환자 때문에 항상 머리가 무겁다. 당분간은 별 도리가 없을 것 같기 때문이다. 그럼 어떡하냐고? 할 수 없다. '초전박살' 전법 밖에는…. 초기에는 수술할 필요가 없다는 이상한 사람이 있기는 하지만 말이다.

알게 뭐야?
될 대로 되라지!

며칠 전 국립암센터의 비갑상선전문 의사들이 주도한 회의에서 그동안 논란이 되어온 '증상이 없는 환자의 갑상선 검진 권고안'에 대하여 최종 결론을 내린 모양이다. 예측한 대로 핵심 내용은 지난 8월에 발표한 초안과 별로 바뀐 것이 없다. 다만 달라진 것이 있다면 지난번의 위협적이고 황당한 표현이 좀 부드럽게 고쳐진 정도다. 눈 가리고 아웅한 것이다.

이 회의는 '조기 갑상선암은 진단도 말고 치료도 하지 말아야 한다'는 그 무슨 무슨 연대 멤버의 주장을 실현하려는 국가기관의 의지가 담긴 회의다. 물론 구색 맞추기 위해 가정의학과, 예방의학과 외에 영상의학과, 내분비내과, 갑상선학회, 갑상선내분비외과학회에 소속된 전문의사들도 참여시키기는 했다. 12명이 참여한 회의구성의 핵심은 국립암센터를 중심으로 한 비갑상선 의사들이고. 나머지는 소수의 젊은 갑상선전문 의사들이다. 갑상선전문 의사들은 차려놓은 밥상에 수저 들고 그냥 앉은 격이라고나 할까. 그러니 이들이 소속 학회 회원들의 의견을 반영했다고 볼 수는 없다.

필자의 제자 중 한 명인 N 교수만 이 검진검고안의 부당성에 대하여 항의를 했다고는 했지만, 대부분은 그저 시간만 때우다가 주최 측이 마련한 대로 그냥 결정되는 것을 보고만 있었다고 한다. 민주주의 원칙대로라면 이 회의에서 결정된 내용이 이들 멤버가 소속된 학회에서 인준을 받아야만 그 효력을 발휘할 수 있는 것인데, 이런 절차를 거치지 않고 그냥 10월 중에 발표할 것이라고 한다. 사람의 생명에 관한 중차대한 일을 이렇게 뚝딱 결정해서 국민을 혼란에 빠뜨릴 모양이다. 하긴 지난 8월에 국립암센터에서 초안을 마련하여 이를 언론에 발표했으니까 이미 이들이 노린 효과는 볼 대로 다 봤다고 해도 될 것이다. 그러니 이제 와서 가타부타 말해봐야 소용없었을 것이다. 이번에 최종 결정안이라고 내어놓은 것도 그냥 절차를 밟은 것이라고 보면 될 것이다.

우리나라는 정부기관이 하겠다고 하면 그것이 이치에 맞든 맞지 않든 그냥 밀고 나가면 되는 모양이다. 이들 주장대로 하면 증상이 없는 갑상선암 환자는 증을 보일 때까지 기다린 다음 암이 악화돼서 제대로 고치지 못할 지경이 되어야 진단하고 치료할 모양이다. 우리의 경험과 미국의 문헌을 봐도 대부분의 갑상선암 환자는 암이 많이 진행되기 전까지는 증상이 없다. (J NCCN 2010;8:1228~74) 그래서 이번 결정처럼 증상이 없는 사람에게 검진을 하지 못하게 된다면 환자에게는 비극이고 악몽이 되는 것이다.

제대로 된 생각을 가진 사람이라면 이런 결정을 하기 전에 과연 증상이 없는 환자들이 치료를 받지 않아도 되는 상태인지 조사를 먼저 해보고 그 결과에 따라 진단과 치료가이드라인을 결정해야 한다. 그런데 무엇이 그리 급해서 부랴부랴 뚝딱 결정하는지 도저히 이해가 가지 않는다. 증상이 있어야 병원에서 치료를 받는 영국의 갑상선암 환자들을 보면 이렇게 쉬운 결정을 하지 못했을 것이다. 이제 우리도 영국이 가는 길을 따라갈 터다. 1년 생존율은 83.4%, 5년 생존율 남자는 74.2%, 여자는 78.9%로 될 것이 불을 보듯 뻔하다 (Cancer Research UK) 우리나라 갑상선 환자들의 희생이 이 정도로 많아야 정신을 차릴 것이다. 그때 가서 오늘의 이 결정을 한 사람들에게 책임을 물을 수 있을지 모르겠다. 아니 사람이 잘못되고 난 다음에 책임을 물어봐야 무슨 소용이 있으랴.

더 기가 차는 것은 국회에서까지 이 문제를 거론한다는 것이다. 세계 어느 나라에서 이런 전문적인 문제에 전문학술단체를 제쳐두고, 국회에서 이런 문제를 해결하겠다고 나서는 나라가 있단 말인가. 어느 야당 의원의 발상이라고 하는데 정말 우리나라 국회는 기발하고 기가 차다. 할 일이 그렇게 없는지…. 무슨 증인을 불러 과잉진단 문제를 따져보겠다고 한단다. 문제의 핵심을 어떻게 1회성 증인의 증언으로 파악할 수 있다고 생각하는지 궁금하기 짝이 없다. 현재까지 알려진 바로는 이 문제의 증인으로 국립암센터의 서 OO, 무슨 K내의 그의사를 부를 예정이라고 하니 결론은 이미 정해놓은 것이나 다름없다. 한 쪽의 이야기를 그것도 지극히 편향된 시각을 가진 사람의 얘기만을 들을 예정이라고 하니 결과는 안 봐도 뻔하다.

필자는 이 나이까지 그래도 우리 사회에는 균형 잡힌 시각을 가진 올바른 사람들이 주류사회를 이루고 있다고 생각해 왔는데, 최근 일련의 사태를 보고 이런 생각이 틀리지 않았나 하는 절망감이 엄습해 오는 것을 숨길 수 없다. 필자 혼자서 아무리 외쳐봐야 소용이 없다는 것을 인정하게 되고 나니 가슴 깊은 곳에서 올라오는 이 슬픔을 어떻게 극복해야 할지 모르겠다. '나를 책임질 사람은 나 밖에 없다'는 의지로 버텨 본다. 하지만 어려운 것을 어렵다 고백하지 않을 수 없다.

"알게 뭐야. 될 대로 되라지. 우리나라 갑상선암 환자의 운명이 그렇다면 할 수 없지 않은가?"

올해도 어김없이 가을병이 필자를 덮치는 모양이다.

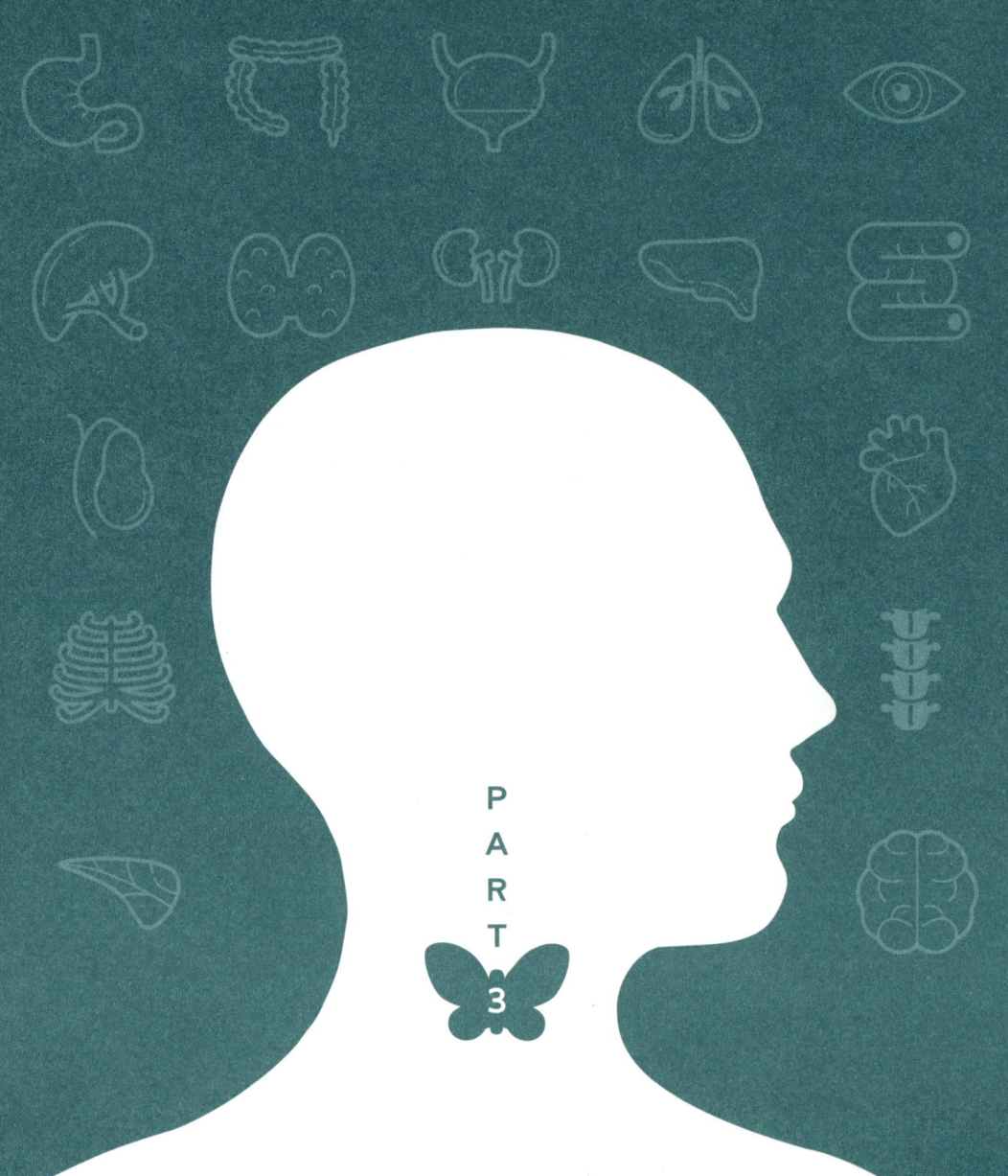

PART 3

수술 전 이야기

갑상선암 진단을 받으면 어떻게 해야 할지 난감해진다. 오진이 아닐까? 수술을 꼭 받아야 할까? 머릿속은 혼란에 빠져 판단이 서지 않는다. 의료진도 혼란에 빠진 환자들을 어떻게 설득시켜야 할지 고민한다. 이 장에서는 수술 전 환자들과 의료진의 복잡한 생각들을 엿볼 수 있다.

143 수술은 내일 몇 시에 시작하나요?
148 수술 전 설명은 어떻게 하는 것이 좋을까?
152 강아지 눈 떴네
157 하이파이브 하는 의사
160 염려 마세요, 잘해 줄게요, 예쁘게 해줄게요.
165 재발도, 합병증도 적게
169 환자도 괴롭고, 의사도 괴롭고
173 혹시 VIP 환자이고 싶으세요?
177 병 치료의 적기(適期)를 놓치면 무서운 결과가 따를 수 있다

수술 전 설명은 어떻게 하는 것이 좋을까?

환자가 되면 모든 게 궁금하다.

'도대체 나는 어느 정도 나쁠까? 암이라면 어디까지 퍼졌을까? 고칠 수 있을까? 수술이 잘 될까? 수술하다 사고는 안 날까? 수술 합병증이나 후유증은 안 생길까? 마취에서 깨어나기는 할까? 오래 살 수 있을까? 우리 아기가 이제 3살밖에 안 되는데 죽더라도 얘는 키워 놓고…. 그런데 저 의사를 믿어도 될까?'

생각할수록 궁금한 게 꼬리를 물고 불안이 쓰나미처럼 밀려온다. 그런데 의료진으로부터 자세한 설명이 없다. 설명이 있어도 너무 간단하다. 도대체 성의가 없는 것 같다.

필자는 평생 동안 갑상선암 환자를 주로 보고 있다. 물론 초년병 외과의사 시절에는 외과와 관련된 모든 종류의 수술을 했지만 미국연수 이후 지난 30여 년 동안 갑상선암 수술만을 주로 해오고 있다. 아마 전 세계를 통틀어도 필자만큼 갑상선암 수술을 많이 한 의사는 없을 것이다. 그런데도 아직까지 수술 전, 어떻게 설명을 해야 환자가 마음 편하게 수술을 받을 수 있을지에 대한 명확한 해답을 얻지 못하고 있다.

설명이라면 미국의사를 따라갈 수 없다. 엄청 자세히 설명한다. 환자에 따라서는 30~40분 걸리기도 한다. 그리고는 서류 여기저기에 사인을 하도록 한다. 처음에는 그렇게 하는 것을 보고 참 미국의사들은 무지

친절하구나 생각했다. 근데 설명하는 분위기는 일방적이고 사무적이다. 비즈니스 계약 때와 비슷하다. 필자가 처음 미국아파트에 전화를 개설할 때, 전화회사 직원이 뭐라, 뭐라 일방적인 설명을 해줄 때와 다를 바 없다. 알고 보니 환자를 위하기보다는 소위 방어진료의 일환이었다. 의료진이 다 설명했으니 나중에 무슨 일이 생겨도 이의 제기는 말라는 요식인 것이다. 그러니 환자와 의료진 간의 인간적인 소통은 없는 것이다.

일본은 역시 아시아권이라 우리와 정서가 비슷하여 환자는 의사가 하자는 대로 따라야 한다는 생각이 짙다. 도쿄 같은 대도시는 몰라도 일본사람들은 지방도시로 갈수록 의사에 대한 신뢰와 존경심이 아직도 많이 남아 대체로 수술 전 설명이 까다롭지 않다. 의사가 그렇다면 그렇겠지 믿고 그냥 따라오는 풍조다. 수술 후 좋지 않은 결과가 나와도 크게 이의 제기를 잘 하지 않는다. 그러나 최근은 토를 다는 환자 수가 증가한다고 해서 의사들이 우려하고 있다.

우리나라는 어떤가? 그야말로 제멋대로다. 병원마다 다르고 의사마다 다르다. 그러나 필자 개인의 느낌으로는 과거에는 일본과 비스름했는데, 최근에는 미국과 비스름해져 가는 것 같다. 환자의 궁금증을 해소한다는 측면도 있지만 합병증이 생길 수 있다는 것을 알고 있으라는 요식행위에 가깝다는 것이다 (필자만의 생각일 수도 있다). 그런가 하면 과거 신촌 모과의 교수는 치료과정 중에 일어 날 수 있는 합병증 내지 후유증을 환자로 하여금 필사하도록 해서 증명서류로 남겨두기까지 했다. 의료분쟁이 일어날 때를 대비해서 그런단다. (환자와 의사 사이가 이렇게까지 삭막해져야 하나?)

얼마 전에는 24세의 꽃다운 필자의 아가씨 환자가 수술대 위로 옮겨져 눕혀졌다. 젊은 마취과 여의사는 뭐라고, 뭐라고 하면서 마취에 따른 위험성에 대하여 설명했다.

"마취의 위험성에 대해서 설명했으니 알아들었죠?"

확인까지 한다. 필자는 불안에 떨고 있는 환자를 안정시키려고 음악을 들려주려고 준비하고 있는 중인데, 이 무슨 시추에이션인가?

"아니, 그렇지 않아도 얼어있는 어린 환자에게 꼭 그렇게 겁을 줘야 해?"

필자가 화를 내니까 마취과 여의사는 머쓱한지 조용해졌다. 도대체 어쩌다가 이 지경까지 되었을까. 환자부터 돌봐야지 자기방어부터 먼저 하다니….

요즘은 병원에 따라 수술이나 마취에 대한 사전설명을 환자 개개인에게 하지 않고 집단으로 모아 놓고 하는 풍조가 있다. 마취는 몰라도 수술은 환자마다 병의 진행과 건강상태가 다 다른데 이렇게 집단으로 모아서 설명해도 되는지 모르겠다. 의료진 측으로는 시간이 절약되어 좋을지 모르지만 환자 입장에서는 각자의 상황이 다르고 이해도도 다 다르다. 그런데 일방적으로 설명해놓고 의사가 해야 할 일을 다 했다고 하면 이게 말이 되겠는가. 그냥 건강 강좌라면 모를까. 이래 놓고 무슨 환자와 의사 간 신뢰와 소통이 이루어지겠는가.

이렇게 된 데는 법원의 책임도 있다. 의료분쟁이 생겼을 때 의사의 책임에 대해 '환자에게 설명의무를 제대로 지켰는가'를 가장 많이 따지기 때문이다. 분쟁이 된 문제의 본질은 뒤로 제쳐둔 채. 이러다 보니 의사는 환자의 안전과 생명 보호를 최우선으로 하기보다는 자기방어를 먼저 생각하는 이기적인 진료행태 쪽으로 흐르게 된다. 환자와 의사 사이의 라포(rapport)는 저 멀리 팽개쳐진 것이다. 서로 간의 라포 없이 무슨 좋은 치료결과를 얻을 수가 있을까.

이상적인 환자와 의사 관계는 어떠해야 할까? 필자는 상호 간의 신뢰를 바탕으로 한 진실된 소통이 이루어지는 인간적인 관계가 가장 이상적이라고 생각한다. 백화점 점원처럼 상냥하게 환자를 대한다고 친절한 의사는 아니다. 서로 존중하는 풍토에서 환자의 상태에 따라 해박한 의학지식과 풍부한 경험을 동원하여 정확한 진단과 치료계획을 세우고, 병의 경과와 치료결과에 대한 정보를 환자 측과 가감 없이 진실되게 공유하는 의사가 친절한 의사가 아닐까 생각된다. 이렇게 하여 환자 측과 진정한 라포가 형성된다면 설사 불가항력적인 악결과가 나타났다 하더라도 멱살을 잡히는 대신 "수고했습니다. 고맙습니다."라는 말을 듣게 되지 않을까 싶다.

필자는 환자들과 정말 좋은 관계가 유지되기를 원한다. 의사란 무엇인가? 환자의 아픔을 치유하는 것이 의사가 아니던가? 환자는 몸도 아프지만 마음도 아프다. 이걸 치료하는 것이 의사가 아니던가? 환자가 행복해야 의사도 행복해지는 것이다. 이렇게 하려면 더 많은 시간을 환자 한 분 한 분과 공유해야 되는데 현실적으로는 그것이 불가능하니 안타깝다. 너무 일이 많기 때문이다. 미국의사처럼 환자 한 분에게 20~30분간 소통의 시간을 가질 수가 없는 것이다. 미국처럼 환자를 적게 봐도 된다면 얼마나 좋을까. 필자를 찾는 환자가 너무 많다.

현재 필자는 수술 전에 환자와 공유하는 시간이 길지 않다. 그래도 서두에 나열한 환자의 궁금증을 어떡하든 풀어주려 한다. 꼭 많은 시간과 많은 말을 하지 않아도 행동과 표정까지 동원해서 필자의 생각이 환자들에게 이입되도록 노력한다. 자세한 생각은 필자가 쓴 책을 통해서 아니면 온라인 카페에서 칼럼 형식을 통해서도 전달하려고 한다. 수술 전 설명은 환자가 불안해하지 않도록 너무 자세한 설명은 피한다. 너무 자세한 설명은 오히려 환자의 불안감과 궁금증만 더 증폭시킬 수 있다고 믿기 때문이다. 어차피 수술을 받을 수밖에 없다면 자신감과 희망을 심어주는 것이 더 중요하지 않나 싶어서다. 그러나 일부 환자는 불만을 토로하기도 한다. '너무 설명이 없다, 성의가 없다'는 것이다. 그러니 정말 어렵다. 오늘도 머릿속에는 오래전부터 고민해왔던 명제(proposition)가 맴돌고 있다.

"수술 전 설명은 어떻게 하는 것이 좋을까?"

수술은 내일 몇 시에 시작하나요?

"수술은 내일 몇 시에 시작하나요?"
"아직 잘 모르겠는데요. 앞에 연세 많으신 분들이 끝나야 되니까요."
'그래도 대강이라도….'
"환자 분이 40대 중반이시니까 오전은 안 되고 점심시간 전후가 되겠는데요? 그것도 앞 수술시간에 따라 달라질 수도 있고요."

저녁 병실회진은 문제 있는 환자와 다음날 수술 예정인 환자 중심으로 돈다. 그런데 다음날 수술에 대한 설명이 끝나고 돌아서 가려고 하면 꼭 물어오는 질문 하나가 있다. 바로 '내일 수술 몇 시에 하나?'다. 환자 가족으로는 미리 알고 싶은 것이 당연하다. 마음의 준비도 하고, 수술실로 이동할 때 동행도 해줘야 하고(이게 가족으로서는 꼭 해야 하고, 해주고 싶은 일이지), 교인이라면 목사님(신부님, 스님)도 시간 맞춰 오셔서 기도해야 한다. 수술실 입구에서 손도 잡고 용기를 주고 '으쌰으쌰! 빠이빠이~' 하는 영화 속 장면도 나와야 하는데, 의료진 측에서는 몇 시에 시작되는지 알 수 없다니 답답하기 짝이 없다. 직장 나가야 하는 남편이 하루 휴가 내고 종일 죽치고 기다려야 된다는 말이 아닌가. 얼마 전 어떤 환자는 오후쯤에 될 거라고 해서 남편이 자리를 뜨고 없는데, 갑자기 오전에 저승사자(환자 이송 보조원을 환자들은 이렇게 부른단다)가 와서 혼자 수술실로 내려가게 되어 매우 황당했단다.

'어째서 정말 환자나 환자 가족의 편의를 위해 수술시작 시각을 사전에 정확하게 얘기해 줄 수 없을까? 그래야 예정된 시간에 가족이 모이고 환자는 마음의 준비를 하고 수술에 임할 수 있지 않겠는가? 수술받는 환자나 환자 가족의 애타는 마음을 의료진은 몰라도 너무 모르는 것 같다. 어떻게 병원에서 수술시간 하나 정확하게 짜지 못하나?'

필자를 포함한 의료진들이 환자 측의 애타는 마음을 모를 리가 없다. 알면서도 환자 측의 요구대로 해줄 수가 없다. 수술을 하루에 1~2건 정도 하는 작은 병원이라면 모를까. 하루에 100~300건씩 하는 대형 병원이라면 얘기는 달라진다. 우선 수술실 확보가 가장 문제다. 수술실 배정은 각 과별로 외과, 산부인과, 정형외과, 신경외과, 흉부외과 등이다. 여기서 다시 각과 내에 위장외과, 대장항문외과, 간담췌외과, 유방외과, 갑상선 내분비외과 등으로 배정되고, 갑상선내분비외과는 다시 수술집도의의 서열 순으로 배정된다. 필자는 톱 클래스 서열이니 당연히 수술실 사용이 오전 첫 시간부터 가능하다. 따라서 수술이 예정된 여러 환자들 중 나이가 가장 많은 환자분이 첫 번째 수술자가 된다. 따라서 그런 환자만큼은 수술 시작시간을 알려 드릴 수 있다. 나머지 환자들도 나이 순으로 수술이 진행된다.

하지만 때로는 이 순서가 뒤바뀔 수도 있다. 바로 앞 환자의 검사결과가 이상하거나 미진해서 다시 검사를 해야 하는 사태가 일어날 때다. 순서가 바뀌어서 좋아하는 환자도 있지만 아직 보호자가 도착하지 않은 환자는 참 난처해한다. 사랑하는 아내가 수술실로 끌려갈 때(?) 옆에서 지켜주고 싶어 헐레벌떡 도착했으나, 이미 수술이 시작되었다고 하면 허탈하기도 하고 화가 나기도 할 것이다.

그럼에도 수술실은 바삐 돌아간다. 한 환자가 끝나면 수술실 청소와 소독을 하고 곧 다음 환자를 부른다. 근데 이게 들쭉날쭉이다. 앞 환자 수술이 예상외로 빨리 끝나기도 하고 반대로 아주 늦게 끝나기도 해서 다음 환자의 수술 시작시각을 미리 가족에게 얘기해 줄 수가 없는 것이다. 집도의사가 서열이 낮은 젊은 외과의라면 더욱더 오리무중이 된다. 사정이 이럴진대 수술 전날, 정확한 수술 시작시각을 환자 측에 알려 준다는 것은 절대로 불가능하고 불가능하다. 이런 사정인데도 마음 약한 우리 장항석 교수는 환자 측 편의를 생각해준답시고 '내일 오후 2시쯤 수술이 될 것입니다'라고 했다가 예측대로 되지 않아 곤란해지기도 했단다. (이 친구는 가끔 너무 순진해서 탈이다)

그러면 수술실 배정은 누가 할까? 외과에서 한다면 필자와 같은 외과의사에게는 좋겠지만 수술실 배정은 전통적으로 마취과에서 한다. 아마도 각 전문과목 환자들을 수술하려면 필연적으로 마취가 필요했기 때문에 그럴 것이다. 수술실에서 마취과 의사의 위력을 우리 환자들은 알까? 마취의사들이 몽니를 부리고 마취를 제대로 안 해주면 제아무리 잘난 외과의사라 해도 별 볼일이 없어진다. 필자가 서열이 낮았던 젊은 시절에는 필자의 환자가 수술을 받으려면 수술실 배정이 오후 늦게 되어 환자도 의사도 마음고생이 많았다. 지금은 그런 일이 없어졌지만 그때는 오후 5시가 넘으면 마취를 못 해주겠다고 버티는 마취과 때문에 마음고생을 얼마나 했는지 모른다. 불쌍한 필자의 환자는 수술 기다린다고 아침부터 아무것도 먹지 못하고 배를 쫄쫄 굶고 있고···. 마취는 못해 준다 하고···. 지금 생각하면 말도 안 되는 수술실 관행이 그 시절에는 통하고 있었다. 모름지기 마취과 의사한테 잘 보여야 환자는 물론 외과의사도 고생을 좀 덜 했던 것이다. 모르기는 해도 지금도 이런 전통이 쪼끔은 남아 있을지도….

　환자와 환자 가족들은 정말로 수술 시작시각을 알고 싶어 한다. 가족 중에 누군가가 수술을 받는다는 것은 비상사태다. 이 비상사태에 서로 격려하고 사랑을 확인하는 것은 지극히 인간적인 일이 아니겠는가.
　"내일 수술은 몇 시에 시작하나요?"
　그런데 의료진의 사정은 환자 측의 소망에 부응할 수 있는 답을 못 내놓고 있으니 이 얼마나 답답한 노릇인가. 정말 무슨 방법이 없을까? 이 답답한 사정을 하느님은 알랑가 몰라….

강아지 눈 떴네

갑상선 수술 중 필자가 가장 신경 쓰는 성대신경과 부갑상선을 찾아 보존하는 과정에서 수술 도우미 간호사 까람이가 말했다.

"교수님, 파라공주님(부갑상선)이 바로 거기에 보이네요!"

"어? 우리 까람이, 강아지 눈 떴네?"

"그럼요, 벌써 3년 넘었는데요. 서당개 3년이랑께요."

갑상선 수술을 '잘 한다', '못 한다'는 기준이 여러 가지가 있겠지만 필자는 출혈 없는 깨끗한 수술시야에서 부갑상선과 성대신경을 잘 보존하는 것이 잘 하는 수술이라 생각한다. 물론 암조직을 완벽히 제거한다는 전제하에. 외과의사라도 갑상선만 전문으로 하는 외과의사가 아니면 이 부갑상선과 성대신경이 눈에 잘 들어오지 않는다. 아니, 때로는 갑상선 수술 10단이 넘는 필자의 눈에도 잘 보이지 않는 수가 있다. 특히 부갑상선이 작고 제 위치에 있지 않을 때 그렇다. 부갑상선의 크기와 위치가 개인마다 천차만별이라는 것은 이미 잘 알려져 있다. 찾았다 하더라도 머리카락처럼 가느다란 부갑상선 혈관 보호도 간단치 않다.

필자의 눈에는 인턴, 전공의, 전임의들, 그리고 수술 도우미 간호사들 모두가 강아지들이다. 인턴은 이제 갓 의과대학을 졸업하고 내과, 외과, 소아과, 정형외과 등 각 전문과목을 일정 기간 돌면서 온갖 잡일을 하며 배우는 과정에 있는 의사다. 병원 안에서만 돈다고 해서 인턴(intern)이란다. 말이 의사지, 완전 갓 태어난 강아지다. 눈 뜨고 태어난 강아지 봤는가? 눈도 못 뜨고 오글오글 어미 품을 파고드는 강아지들이 얼마나 귀여운가. 인턴들도 귀엽다. 이놈들 처음 병원 배치를 받고 오면 완전 어리바리 얼뜨기다. 뭐가 어떻게 돌아가는지 모른다. 특히 3월 초 인턴들이 더 그렇다. 책에서 배운 것은 책이고 현장은 현장이다. 환자를 직접 만나면 6년 동안 죽어라 외우고 시험 치면서 배운 것은 다 어디로 날아가고 머릿속은 하얗다. 눈은 있지만 눈이 뜨이지 않은 금방 태어난 강아지라 무얼 어떻게 해야 할지 모르는 것이다.

하지만 위에서 떨어지는 말도 안 되는 오더는 무수히 내려온다. 못 해내면 강아지는 고사하고 생쥐 취급도 못 받는다. 찍히면 다음 해에 레지던트 진급에도 차질이 생긴다. 그래서 어떡하든 떨어진 일은 해내야 한다. 오죽하면 '참을 인', '탄식 탄'. '인탄'이라 하겠는가. 인턴의 삼신이라는 게 있다. '일하는 데는 병신, 잠자는 데는 귀신, 먹는 데는 걸신'이다. 필자의 인턴 시절부터 내려오는 명언이다. 이런 인턴도 1년쯤 지나면 '코끼리를 냉장고에 넣으려면 어떻게 하나?'라는 퀴즈에 '인턴한테 시키면 된다'라는 말이 나올 정도로 각 과의 잡일에 달인이 되어있다. "강아지 눈 떴네"가 되는 것이다.

전공의(레지던트)는 인턴을 마친 전문과목 수련의다. 4년 수련기간 1, 2, 3, 4년차를 거쳐 전문의 시험을 합격해야 전문의가 된다. 외과 전문의, 내과 전문의, 피부과 전문의 등 1년차에서 고년 차로 올라갈수록 각 전문과목의 내공이 쌓인다. 외과 전공의 1년차를 보자. 말만 외과의 사지 수술집도는 꿈도 못 꾼다. 그저 수술 준비다, '데이터를 챙긴다, 상처 드레싱을 한다, 환자 상태를 윗년차에 보고한다, 수술장에서 견인 기구로 수술시야를 좋게 한다, 수술 뒤치다꺼리를 한다' 등으로 인턴보다 조금 고차원적 일을 하지만 바쁘기는 인턴과 막상막하다. 아니 더 바쁘고 스트레스도 더 많이 받는다. 어떤 친구는 이걸 못 견뎌 외과에 눈을 뜨기도 전에 중도 포기하고 낭인이 되기도 한다. 2, 3년차가 되면 외과의사로서의 일을 조금씩 배우기도 하나 독립적인 집도의가 되는 길은 아직 요원하다. 재수가 좋으면 교수님 수술에 제2조수 아니면 1조수가 되어 수술술기를 조금씩 전수받기도 한다. 대개 4년 차쯤 되면 제1조수는 물론 간단한 수술을 교수님 감독 하에 시술해볼 수도 있다. 서서히 강아지가 눈을 뜨게 되는 것이다.

필자에게는 2년차 아니면 3년차가 배정되어 온다. 환자를 파악하고 수술준비하고 회진을 같이 돌고 수술을 같이하고 수술 후 환자 돌보고…. 일단 입원한 모든 환자에 대한 1차 케어(care)를 책임진다. 물론 필자의 지휘감독 하에서다. 또 병실의 갑상선 전담간호사 김한나 선생의 도움을 많이 받는다. 이 친구들, 처음 올 때는 속 터지도록 답답한 수준이었다가 2개월쯤 지나 갑상선에 대해 말이 통할 수준이 되었다 싶으면 다른 전문 분야로 로테이션(rotation)되어 가버린다. 그리고 또 답답 수준이 온다. 이러니 필자의 속은 새카맣게 탄다. 그래서 선생 똥은 똥개도 안 먹는단다. 한편으로 생각하면 이것이 교육이 아닌가 싶기도 하다.

이번에는 3년 차 전공의가 왔다. 키가 아담한 여자 전공의 김O나 선생이다. 무척 바지런하고 싹싹하다. 그리고 적극적이고 강단이 있다. 필자는 월, 수, 금요일에는 수술하고 화, 목요일은 외래 환자를 본다. 화, 목요일 오전 7시 30분부터 약 45분~1시간은 수, 금요일에 수술할 환자의 모든 데이터를 재점검한다. 월요일에 수술할 환자들은 금요일에 수술이 끝난 후 점검한다. 보통 필자, 전공의, 전임의, 영상의학과 손O주 교수나 김O아 교수, 영상의학과 전임의, 김한나 전담간호사, 전문 코디네이터들, 그리고 실습 의대생이 참석한다. 이때 초음파와 CT 사진 등을 같이 보고 암이 갑상선 피막을 넘어섰나, 옆목 림프절까지 퍼졌나, 기도나 식도는 침범이 안되었나 등을 파악한다. 그다음 수술 범위를 어디까지 확대할 것인지 결정한다. 영상진단에서 옆목 림프절전이가 있는 것 같기도 하고 없는 것 같기도 하면 추가검사를 한다. 의심되는 전이 부위를 초음파 가이드 하에 마킹해서 수술할 때에 이를 떼어서 긴급병리조직검사를 할 것인지 말 것인지를 의논한다. 이렇게 해야 재발을 최소화할 수 있다.

이제 막 로테이션 되어 온 김0나 선생에게 초음파나 CT 사진에서 암이 퍼진 부위를 찾아보라고 하면 우물쭈물 뭐가 잘 보이지 않는 모양이다. 필자가 김0나 선생에게 말했다.
"여기, 또 저기 음영이 이상하잖아. 강아지! 눈이 아직 안 떠졌네?"
"교수님 제 ID가 '눈 못 뜬 강아지'에요."
"재미있는 ID네?"
"앞으로 많이 배워서 눈 뜨라고 그렇게 지었어요."
"그거 말 되네!"
옆에 있던 손0주 교수가 거든다.
"이 친구도 2개월 후에 갈 때쯤 되면 '강아지 눈 떴네'가 될 텐데요."
분명 그렇게 될 것이다. 그동안 필자의 속은 새카맣게 탈 것이고….

전임의들은 외과 전문의들이니까 외과의사로서는 내공이 쌓여있다. 그런데 갑상선외과 내지 내분비외과 세부전문의로서는 아직 눈 못 뜬 강아지들이다. 교수의 제1조수로 수술에 참여하니까 외과 전공의들과는 차원이 다르게 수술술기 습득이 빠르다. 부갑상선이나 성대신경의 해부학적 지식에는 그런대로 '눈 못 뜬 강아지' 신세는 벗어났지만, 암이 퍼진 상태에서 해부학적 변화를 이해하고 암을 제거하며 이들 신경과 부갑상선을 보존하는 '강아지 눈 떴네' 수준이 되려면 아직 한참 고난의 행군을 해야 한다. 그리고 갑상선 외과학이라는 학문의 깊이로 볼 때는 아직 눈 못뜬 수준의 강아지들이다. 전임의로서 수술이나 학문에서 '강아지 눈 떴네' 정도가 되면 이제 다른 종합병원이나 대학병원에서 교수 요원으로 둥지를 트게 된다.

강아지는 시간이 지나면 눈을 뜨게 되어있다. 수련 중인 젊은 의사나 간호사들도 의료현장에서 시간이 지나면 눈은 뜨여지게 되어있다. 시간이 길거나 짧은 차이는 있겠지만 말이다. 하지만 병을 보는 강아지의 눈은 떴을지는 모르지만, 그 병을 가진 사람의 아픈 마음을 보는 데는 아직도 눈 못 뜬 강아지들이 많다는 게 문제다 당연히 아픈 마음까지 보이는 따뜻한 시력을 가진 '강아지 눈 떴네'가 되어야 할 텐데…. 필자를 포함해서 말이다.

하이파이브 하는 의사

하이파이브(high five)는 두 사람이 서서 손바닥을 마주치는 것을 말한다. 주로 기분이 좋을 때나 승리를 자축할 때, 기쁨을 나타내는 인사법이다. 요새는 만나서 반가울 때나 힘내라고 용기를 북돋을 때도 한다. 병원에서는 수술실로 가는 환자에게 격려의 표시로도 한다. 하이파이브는 1944년 리타 헤이워즈와 진 켈리가 주연한 〈Cover Girl〉이라는 뮤지컬 영화에서 승리를 자축하는 제스처로 처음 등장했다고 한다. 하이파이브 말고 또 다른 파이브들도 있다.

- 로우파이브(low five): 한 사람이 손바닥을 위를 향해 무릎 높이로 들면, 또 한 사람이 아래로 손바닥을 마주치는 것
- 미들파이브(middle five): 앉아서 하는 것
- 에어파이브(air five): 미식축구 선수들이 점프 뛸 때 하는 것

그래도 이 중에는 하이파이브가 가장 자주 쓰이고 있다. 필자는 하이파이브 하는 것을 아주 좋아한다. 손녀딸인 에너지 통통이 필자의 집에 뛰어들면서 제일 먼저 하는 인사법이 '할아버지~(짝)'하며 하이파이브를 해주는 것이다. 이놈이 커가면서 손바닥에 힘이 생겨 이제는 하고 나면 손바닥이 얼얼하다. 그래도 기분은 요샛말로 '짱'이다. 할아버지와 놀다가 집에 돌아갈 때도 해준다. 때로는 깜박하고 그냥 현관문을 나가다가 다시 뛰어 들어와서 '짝!' 하고 하이파이브를 해주고, '뽀'까지 해준

다. 작은 며느리인 기쁨조, 큰 며느리인 우렁각시와도 '짝'을 하긴 하는데, 에너지 통통과는 비교가 안 된다.

필자는 병원에 출근해서도 이 하이파이브를 많이 한다. 그러나 아무하고는 안 한다. 주로 상당히 친밀해졌다고 생각되는 간호사들하고만 한다. 자칫하면 주책이라는 소리를 들을까 봐 조심스러워서다. 출근하자마자 제일 먼저 만나게 되는 갑상선 전담간호사 한나와는 아주아주 자주 하고, 오 코디와는 가끔 한다. 수술실에서는 까람이, 때지 엄마, 토끼 엄마(12호 수술실 순회 간호사), 쎄나, 쭈연, 민쩡과는 만나자마자 '짝', '짝', '짝'을 한다. 까람이는 필자가 잊고 그냥 지나치면 뒤따라오면서 '교수님!' 하고 불러 세워 기어이 '짝, 짝'을 한다. 젊은 간호사들과 하이파이브를 하면 친밀감이 더 돈독해지기도 하지만 이들의 젊은 에너지가 전해져 그날, 그날 엔도르핀이 막 솟아오르는 같아 참 좋다. 필자가 '짝! 하는 순간 자네들 에너지가 나한테 막 넘어오는 것 같네'라고 말하면 '많이많이 가져가세요' 하면서 밝게 웃어준다.

한 번은 무심결에 누구와 예의상으로 '짝'을 하니까 옆에 있던 다른 간호사가 '교수님, 저 소외감 느껴요!' 하고 가볍게 항의한다. 그러면 필자는 '그럼, 자네하고도….' 말하며 그 간호사와도 '짝'을 텄다. 이제는 수술실의 웬만한 간호사들하고는 기분 좋은 '짝'을 트게 됐다. 이래서 아드레날린 수술실이 점점 엔도르핀 공장이 되어간다.

아주 가끔은 병실에서, 또는 수술대 위의 환자와도 '짝'을 나눈다. 환자가 수술을 너무 두려워하거나 수술대 위에서 너무 긴장한다 싶으면 이렇게 말하고 하이파이브를 해준다.

"문제없데이! 우리 격려 '짝' 한 번 할까요?"

하지만 이제는 잘 안 한다. 환자가 생소하게 느껴 어색해하는 경향이

있어서다. (아직 한국에는 환자와의 이런 스킨십은 조금 이른 것 같다

가끔은 필자의 망구님과도 '짝'을 한다. 주로 집 밖에서 만나게 되면 가벼운 '짝'을 나눈다. 그러나 이 나이의 망구님이 진짜 좋아하는 것은 가벼운 허그(hug)다. 출퇴근할 때 안 해 주면 서운해 한다. 뭐 그리 힘든 일도 아니니, 매일매일 허그하면 된다. 언젠가는 가족여행으로 미국을 갔다가 출근했는데, 여기저기서 '짝, 짝' 하자고 몰려들었다.

'이거 뭐, 인기스타도 아닌데 말이야…. 그래도 기분은 째지네!' 사람이 죽기 전에 후회하는 '껄'이나 '까'가 3가지 있다고 한다.

> (1) 더 베풀걸 ………………… 왜 감사하며 살지 못 했을까?
> (2) 더 따뜻하게 해줄걸………… 왜 화를 참지 못 했을까?
> (3) 더 행복하게 해줄걸………… 왜 그렇게 빡빡하게 살았을까?

세 가지 모두 어려운 일이 아니다. 내가 행복해지려면 내 주위를 행복하게 만들면 되는 것이다. 우선 하이파이브라도 부지런히 날려보자. 죽기 전에 덜 후회하려면….

■■ 염려 마세요, 잘해 줄게요.
예쁘게 해줄게요.

　일반적으로 수술대 위에 누운 환자가 필자에게 하는 소리 중 가장 많이 하는 소리가 있다. '잘 부탁합니다'가 가장 많고, 다음으로 '예쁘게 해주세요'다. 최근에는 '예쁘게 해주세요'가 더 많다. 20~30대 젊은 여성일 때는 예외 없이 그렇다고 보면 된다. 요새는 40~50대 여성도 자주 그런 부탁을 한다. 심지어 남자도 자주는 아니지만 그런 부탁을 한다. 그러면 필자는 한 마디 날린다.
　"아니, 부탁하는 순서가 틀렸네. 우선 재발이 안 되게 철저히 수술을 잘 해주세요, 그다음 예쁘게 해주세요라고 말해야지."
　"교수님! 그건 당연하고, 그래도 예쁘게 해주세요."
　"그래요, 염려 마세요. 내가 잘 해줄게요."
　최근에는 환자가 말하기 전에 필자가 먼저 선수를 친다. '예쁘게 해줄게요'라고. 이런 말들이 마취하기 전 수술대 위의 환자와 필자가 나누는 일상적인 대화다. 사실 흉터가 눈에 덜 보이게 수술하는 것도 중요하지만, 가장 중요한 것은 암을 깨끗이 제거하는 것이 아니겠는가? 주객이 전도되어 흉터를 작게 하려고 신경 쓰다가 수술이 제대로 안 되어 나중에 재발이 되면 어떡하려고…. 그래도 환자를 안심시키기 위해 마취 전에 환자와 눈을 맞추어 준다.
　"안심해요, 잘 될 거야."
　그런데 때로는 특이한 부탁을 하는 환자들도 있다.

얼마 전에 있었던 일이다. 40대 후반 여성 갑상선 수질암 환자다. 가족형이 아닌 산발형이다. 암의 크기는 2cm 미만이고 위치도 갑상선 피막과는 거리가 멀다. 초음파나 컴퓨터 사진에서 림프절 전이도 보이지 않는다. 혈청 칼시토닌 수치도 아주 높지는 않다. 우선 일견해서 수술이 잘 될 것 같다. 문제는 이런 경우 수술 범위를 어디까지 하느냐다. 갑상선 전절제와 양측 중앙 경부 림프절까지는 기본이다. 외견 상 갑상선의 암 덩어리는 1개로 보이지만 30% 이상은 반대편에도 현미경적인 암세포가 있을 수 있고, 50% 정도는 경부 림프절 전이가 있을 수 있기 때문이다. (일본에서는 림프절 전이가 없고 한 쪽 갑상선엽에만 암이 있으면 반절제를 하기도 한다) 이 환자는 영상사진으로는 옆목 림프절 전이는 보이지 않고 깨끗하다. 때문에 옆목 림프절 청소술을 추가로 해야 할지 아니면 그냥 두고 보다가 나중에 경과를 보다가 할지 고심하다가, 결국 수술 중 육안으로 중앙 경부림프절 전이가 보이면 예방적 옆목 림프절 청소술(prophylactic lateral neck dissection)을 한다. 쓸데없는 과잉수술을 피하는 정도로 결정하고 수술을 진행하기로 한 환자다.

수술대에서 목절개선을 디자인하고 '이제 편안히 누우세요' 했더니 환자가 부탁할 것이 있단다. 예쁘게 해달라는 부탁하겠지 생각하고 '뭐든지 부탁하세요' 하니까 약간 주저하다가 말한다.

"교수님, 저 하이파이브 한 번만 주세요."

"아, 문제없어요. 자 하이파이브 짝짝짝!"

그 환자는 아마 필자가 쓴 칼럼을 본 모양이다. 이렇게 해서 환자의 마음이 안정이 된다면야 하이파이브, 얼마든지 할 수 있다.

수술은 정말로 순조롭게 진행되었다. 우려하던 중앙경부 림프절도 육안으로는 커진 것이 하나도 안보이고 깨끗하다. 그래도 유두암 환자보다는 더 철저히 양측 중앙경부림프절 청소술을 한다. 이 때 조심해야 할 것이 부갑상선으로 가는 혈류 보전이다. 수술 템포를 늦추고 림프절을 깨끗이 제거해야 한다.

"순회 간호사, 와 이래 엄숙하노? 때지 엄마는 어디 갔노?"

필자가 이렇게 말하니 음악이 흘러나온다. 카발레리아 루스티카나 중의 간주곡이다. 필자가 좋아하는 곡이다. 우측 위쪽 파라공주님(부갑상선) 보호 작전이 매끄럽다. 공주님 얼굴 혈색이 좋다. 그런데 음악이 비장한 헨델의 사라방드로 바뀌더니, 공주님 얼굴 혈색이 좀 어두워진다.

'이러면 안 되는데….'

일단 중지하고 다른 쪽 공주님 보호작전을 한 뒤 따뜻한 식염수로 공주님들을 온천 시켰다. 그 사이에 음악은 다시 바흐의 바이올린 협주곡 1번, 모차르트의 디베르티멘토 2번, 그리고 그리그의 솔베지의 노래 관현악 버전으로 바뀐다. 이런 식으로 차분하게 진행하면서 혈색 변한 파라공주님 얼굴을 보니 아까보다는 훨씬 좋아졌다. 그래도 한동안 환자분 손발이 저리겠지만 공주님들 다 보호해드렸으니까 시간 지나면 괜찮아질 것이다. 수술은 옆목 림프절절 청소술을 안 하기로 하고 갑상선전절제술과 중앙 경부림프절 청소술까지만 하고 일단 무사히 마친다. 재발 없이 남은 생애 행복하기를 빌면서 말이다.

또 얼마 뒤, 이번에는 30대 후반의 약간 통통미인으로 쾌활하고 붙임성 있는 환자다. 이름이 탤런트 문채원하고 비슷하고 외모도 예뻐서 '배우 문채원 언닌가?' 물었더니 '제가 문채원보다 예쁘잖아요'라고 대답한다. '맞다, 맞다! 더 예쁘다!"고 맞장구를 쳐주면서 서로 웃는다. 수술대 위에서 이런 농담은 긴장감 해소에 좋다. 하지만 수술대 위에 눕더니 갑자기 '아자! 아자!'를 외친다. 그리고는 '교수님, 근데 왜 음악은 없어요?' 하고 묻는다.

역시 필자의 칼럼 독자인가 보다. 이 수술실은 원래 갑상선 수술실이 아니고 신경외과 수술실이라서 음악 준비가 안 되어 있었다.

"어? 그렇네, 그럼 내 스마트폰으로 들려주지."

비발디의 사계 중 겨울이 환자의 가슴에 올려놓은 스마트폰에서 흘러나온다. 이내 환자는 꿈나라로 향했다.

이 환자는 커진 림프절이 중앙경부에도 있고, 왼쪽 측경부에도 있어서 수술 중 긴급 동결 절편 병리검사결과에 따라 갑상선 전절제에다 옆목 림프절 청소술까지 해야 될지도 몰랐다. 그러나 운 좋게도 수술 중 검사 결과로는 전이가 없단다. 그래서 반절제로 수술을 끝낼 수 있었다.

"아마 앞으로 잘 살 수 있을 거야. 기분 좋은 수술이었어."

같은 날 다음 환자는 50대 초반으로 좀 더 통통한 아줌마 환자다. 역시 성격은 쾌활하다. 또 '예쁘게 해주세요' 할 줄 알았더니, 수술대에 눕자마자 활짝 웃으면서 '교수님, 제가 봉투를 준비했는데 깜빡 잊고 안 가져왔네요.' 한다.

"아줌마, 그런 소리 하면 내 수술 안 해줄 거요, 그건 뇌물이오!"

필자가 정색을 하고 말하니까 움찔하면서 미안한 표정을 짓는다. 천성은 착해 보이는 환자인데…. 어쩐지 정보를 잘 못 들은 모양이다.

통상 45세 이상의 뚱뚱한 환자는 갑상선암이 일반인보다 2~3배 잘 걸리고 수술 전 암의 진행도 빨라 성대신경 침범율도 높다. (12%, Arch Surg 2012:147;805-811) 뚱뚱하니까 수술시야도 깊고 수술조작도 어려워 수술시간이 더 걸린다. 수술합병증도 더 생길 가능성이 높다. 때문 조심, 또 조심해야 한다. 이 환자는 림프절 전이가 육안으로도 있어 갑상선전절제와 중앙 경부 림프절 청소술을 했다. 다행히 수술합병증은 없다.

수술대 위의 환자는 얼마나 불안하고 긴장될까. 수술실 입구에서 한 편의 영화 같은 가족과의 눈물의 이별을 하고…. 고립무원이 되어 수술실에 들어오면 별의별 생각이 다 날 것이다. 무섭고 외로울 것이다. '수술은 잘 될까? 마취에서 못 깨어나면?' 이때 주치의가 나타나서 안심시켜주고 위로해주면 얼마나 좋겠는가. 하지만 대한민국 의사는 너무 바쁘다. 혹사당한다. 미국이나 일본 등 선진국처럼 환자 수가 적으면 몸과 마음의 여유만큼 환자들과 나누는 시간도 더 있다. 그렇게 되다면 환자가 무섭고 외로울 때 천사가 되어 줄 수 있을 텐데, 대부분의 대한민국 의사는 안타깝게도 이걸 못 한다. 필자도 무지 바쁘다. 그래도 필자 나름대로 원칙이 있다. 제아무리 바빠도 수술 전에 환자와 스킨십하고 편안한 마음으로 환자가 수술받을 수 있도록 한다. 마취 전 환자와 눈 마주치면서 '염려 마세요, 내가 잘 해줄게요, 예쁘게 해줄게요'라고 말한다. 그런데 가끔 깜빡해서 이것도 못하는 수가 있어 환자에게 미안하다.

'수술을 받는 환자가 하이파이브를 원한다면 더욱 좋을 텐데…. 환자도, 필자도 좋고 그러면 그날 수술도 잘 될 테니.'

※사족: 우리 갑상선암센터와 협력병원 관계에 있는 일본 쿠마 갑상선전문병원의 1년 동안 갑상선수술 환자 수는 우리보다 500~700명 적다. 그런데 갑상선외과 의사 수는 12명으로 우리의 4명보다 3배나 많다. 그래도 일본의사들은 일이 많다고 불평이다. 그러면 우리는? 의료수준은 세계수준이 되어야 하고, 갑상선수술 수가는 일본의 1/7 정도 밖에 안되니 한국의사들은 일을 그만큼 더 해야 한다. 그래야 세계수준을 유지하지 않겠는가. 이러니 대한민국 의사는 혹사당할 수밖에 없다.

■■ 재발도, 합병증도 적게

갑상선암을 수술하는 갑상선 외과의사로서 가장 큰 소망은 재발 없고, 수술 합병증 내지 후유증 없이 암이 깨끗이 사라지는 것이다. 필자만 그런 것이 아니다. 전 세계의 갑상선암을 수술하는 갑상선 외과의사들도 마찬가지일 것이다.

옛날에는 암을 수술한다고 하면 의사도 환자도 어느 정도의 수술 합병증 내지 후유증을 각오했다. 수술 중 사고 나지 않고 암을 덜어내고 목숨을 이어가게 된 것만으로도 감사히 생각했던 시절이 있었다. 말도 안 되지만 100년 전에는 갑상선수술 사망률이 무려 40%를 넘었단다. 수술하면 반수 가까이 잘못되었다는 이야기다. 당시에는 마취도 신통치 않았고 항생제도 없었고 수술기술도 형편없던 시대라 수술 후 출혈과 수술부위 감염이 가장 큰 사망원인이었다. 그러다가 스위스의 시어도어 코크(Theodor Kocher, 1841~1917) 교수가 개발한 새로운 수술법으로 1870년대에는 사망률이 13%로, 1898년에는 0.2%로 감소되었단다. 그가 평생 동안 한 갑상선수술은 5,000건이 약간 넘는데 그는 이 공적으로 1909년에 노벨의학상까지 받았다.

외과의사가 수술 잘 했다고 노벨상을 받은 것은 코크 교수가 처음이고 마지막이다. 전무후무하다. 오늘날까지도 갑상선수술은 코크 교수가 개발한 수술기법을 근간으로 하고 있다. 물론 발전을 거듭해서 더 많이 좋아졌지만…. 그런데 코크 교수 덕분에 수술 사망률이 괄목할 만큼 감소된 건 사실이지만, 갑상선 전절제수술을 받은 환자의 대부분은 손발이 저리고 뒤틀리는 저칼슘혈증과 갑상선기능저하증이라는 수술 합병증 때문에 고생을 하게 됐다. 물론 성대신경손상으로 인한 목소리 변화도 많다. 그때만 해도 갑상선이 갑상선 호르몬을 생산하고, 이것이 우리 몸의 신진대사에 중요한 역할을 한다는 것을 잘 몰랐다. 또 갑상선 뒷면에 붙어 있는 부갑상선의 존재와 기능을 잘 몰랐던 시대였기 때문이다.

그러나 갑상선 호르몬의 역할과 부갑상선의 해부학적 위치와 그 기능을 잘 알게 된 오늘날에도 수술 후 이들 호르몬과 관련된 문제 때문에 환자도 의사도 불편해하고 있다. 바로 갑상선 기능저하와 부갑상선 기능저하증 때문이다. 갑상선 기능저하는 신지로이드 같은 갑상선 호르몬으로 해결되지만, 부갑상선 기능저하증은 간편한 부갑상선 호르몬이 아직 개발된 것이 없기 때문에 환자들의 고생이 많다. 일단 부갑상선 기능저하가 오면 평생 동안 칼슘과 바타만 D를 달고 살아야 한다. 약의 용량이 크기 때문에 성가시고 귀찮다. 이 때문에 필자를 포함한 갑상선 외과 의사는 부갑상선과 성대신경 보존에 온 힘을 쏟고 있다. 이렇게 해도 몇 %의 수술 합병증은 어쩔 수 없이 생기고 있으니, 환자도 괴롭고 의사도 괴롭다. 물론 수술 노하우가 많은 병원이나 의사가 하면 합병증의 %는 좀 떨어지지만, 완전한 0%는 불가능하다. 특히 암이 많이 퍼져있을 때는 어쩔 도리가 없다. 합병증 예방보다는 암 제거를 제대로 해서 환자가 오래 살 수 있도록 하는 것이 더 중요하기 때문이다.

우리나라에서 가장 많은 유두암은 초기부터 소위 중앙경부 림프절이라고 하는 갑상선 주변부 림프절로 잘 퍼지는 특징을 가지고 있다. 진단되었다고 하면 이미 50% 이상이 이들 림프절에 전이되어 있다. 림프절 전이는 암이 클수록, 암이 여러 개일수록, 피막 침범이 심할수록, 나이가 어릴수록, 세포분화가 나쁜 것일수록 잘 된다. 그런데 중앙경부림프절 전이 여부는 수술 전에 파악이 잘 안 된다. 초음파, CT, MRI 등 영상진단을 동원해도 30% 정도 밖에 못 알아맞힌다. 수술해서 검사를 해봐야 알 수 있다. 반면에 옆목림프절 전이는 수술 전에 80% 정도 진단된다.

이러니 갑상선암수술을 할 때 중앙 경부림프절은 전이가 증명 안 되더라도 갑상선과 함께 제거하는 것이 가장 합리적이다. 하지만 문제는 갑상선이 위치하는 중앙경부에는 쌀알 크기의 부갑상선과 가느다란 실 굵기의 성대신경이 갑상선 뒷면에 붙어 있어서 골치가 아프다. 갑상선과 림프절들을 다 떼고 나면 이들 부갑상선과 성대신경이 영향을 받지 않을 수가 없다. 수술을 아무리 잘 해도 이들 장기로 가는 혈액 순환이 나빠져 부갑상선과 성대신경의 기능이 떨어질 수 있다. 물론 수술 중 장기가 손상을 받을 수도 있다. 특히 암이 이들을 침범했거나 붙어 있을 때 더 그렇다.

현재 갑상선암 수술에 동원되는 수술 종류는 약 10가지로 대별된다.

> (1)반절제술, (2)반절제술+동측 중앙경부 청소술, (3)반절제술+양측 중앙경부 청소술, (4) 전절제술, (5)전절제술+동측 중앙경부 청소술, (6)전절제술+양측 중앙경부 청소술, (7)전절제술+동측 혹은 양측 중앙 경부 청소술+동측 옆목 림프절 청소술, (8)전절제술+양측 중앙경부 청소술+양측 옆목 림프절 청소술, (9)전절제술+중앙 경부 청소술+종격동 림프절 청소술, (10)전절제술+중앙경부청소술+동측 혹은 양측 옆목 림프절 청소술+종격동 림프절 청소술

물론 암의 진행 정도에 따라 수술방법을 선택하겠지만 (1)번에서 (10)번로 갈수록 수술범위가 커지고 수술 합병증이 더 많이 생긴다.

갑상선암 수술전문 외과의사의 입장으로는 암의 재발을 막고 환자의 생명을 구하는 것이 최대 목표다. 때문에 암이 생긴 갑상선과 그 주변부

림프절들을 광범위하게 떼어내려고 한다. 그런데 수술범위가 확대될수록 재발률은 떨어지는데, 수술합병증과 후유증은 올라간다. 반대로 수술을 작게 하면 후유증은 감소할지 모르나 재발률은 올라간다. 이래도 걱정, 저래도 걱정이다. 아마도 가장 좋은 수술은 암의 진행상태를 정확히 파악하여 그 환자에게 넘치 지지도 모자라지도 않는 수술을 해주는 것이 아닐까. (말이야 쉽지 실제로는 어렵다) 그래야 '재발도 적게, 합병증도 적게' 되어 환자도 의사도 행복한 얼굴로 서로 마주 볼 수 있게 될 것이다. 환자가 행복해야 의사도 행복해지지 않겠는가.

환자도 괴롭고, 의사도 괴롭고

이 세상 어느 누구든지 환자가 되면 원하는 것이 딱 한 가지 있다. 아무 탈 없이 깨끗이 낫는 것이다. 필자를 포함해서 모든 사람이 다 그렇다. 아무 탈 없이 낫는다는 것은 치료과정 중이나 치료 후에 아무런 합병증이니 후유증 없이 아니 아무 흔적 없이 병이 말끔하게 없어지는 것을 말한다. 이렇게 되면 얼마나 좋을까. 약도 필요 없이 산속에 들어가서 좋은 공기 마시고, 자연식을 해서 병이 없어지면 얼마나 좋을까. 더구나 암이 그렇게 치료되면 얼마나 좋을까. 아무런 후유증 없이 말이다.

그런데 현실은 우리의 바람과는 달리 치료 중이나 치료 후에, 치료에 따른 문제점이 안 생길 수 없다는 것이다. 필자는 갑상선암 수술 전문가다. 30년 넘게 갑상선암 환자 치료에만 전념해왔다. 개인 수술 실적으로는 단연 세계 톱이다. 그러나 그동안 그 수많은 환자를 치료하면서 느끼는 것은 매일매일이 스트레스라는 것이다. 필자같이 경험 많고 연구 많이 하고 허구한 날 갑상선에 매달려 사는 갑상선 분야 최고의 고수도 환자 보는 것이 스트레스라고? 이는 단순한 겸손의 말이 아니다. 진짜 그렇다. 왜 그럴까? 의학이 발달하면서 암이 조기에 진단되고 마취, 수술기구, 수술소모품의 고급화, 수술기술, 수술 후 보조치료의 발달로 수술 합병증이나 후유증이 필자가 젊었을 때와 비교하면 확연하게 감소됐다. 치료 성적 또한 옛날과는 비교할 수 없을 정도로 향상됐다. 그러나

이 무슨 소리인가. 의학의 발달에 따라 환자들의 만족도가 올라가고 수술결과에 대한 불만이 줄어들어야 되는 것인데, 현실은 완전히 반대다. 수술결과에 대한 불만족으로 이의를 제기하는 환자 수가 증가하고 있는 것이다. 의사에게는 큰 스트레스다. 의학을 발전시켜 환자들에 대한 혜택을 많이 주게 된 의료계 입장으로써는 억울하기 짝이 없는 것이다.

특히 피치 못하게 생긴 수술 합병증 내지 후유증에 대해서도 환자 측의 항의가 만만치 않다. 이때는 환자도 괴롭지만 의사도 괴롭다. 수술 합병증이나 후유증이 안 생기면 가장 좋겠지만 몇 %는 꼭 생기게 되어 있다. 수술이란 것이 원래 환자 몸에 생긴 암 덩어리와 그 주위의 림프절들을 광범위하게 들어내는 침습적인 작업이니, 그에 따른 여러 문제점이 안 따를 수가 없다. 그런데 환자들의 권리의식이 고양되고 의료정보가 공개되다 보니까 환자 측 입장에서 이해가 안 되는 점이 있으면 곧 이의를 제기한다. 이렇게 된 데는 의사들의 책임도 있다. 넘쳐나는 매스컴을 통해 현대의학이 완벽한 것처럼 환자들에게 각인시키다 보니, 치료결과가 만족스럽지 못 하면 뭔가 잘못된 것으로 인식하게 된 것이다. 따라서 최근에는 환자 측의 이의 제기를 피하기 위해 치료방법을 환자 보고 선택하라고 하는 풍조가 생기고 있다. 이게 말이나 되는 소리인가.

"갑상선 전절제를 할 것이냐, 반절제를 할 것이냐, 환자가 선택하라."
완전히 왜곡된 의료 풍조다. 이런 현상은 미국과 한국이 심하다.

갑상선암 수술에서 수술 전에 환자에게 강조하는 것은 부갑상선 기능저하로 인한 저칼슘혈증과 성대신경(되돌이 후두신경) 문제로 인한 목소리 변화(쉰 목소리 포함)가 올 수 있다는 것이다. 그리고 출혈 문제도 아주 드물지만 있다. 이런 수술 합병증은 암이 많이 퍼져 수술 범위가 확대될수록 잘 생긴다. 암이 옆목림프절로 퍼졌다면 옆목 림프절곽청술까지 해야 되니까 그에 따른 합병증이 또 추가된다. 이런 수술 합병증은 피할 수 있는 것(avoidable)도 있지만 어쩔 수 없이 필연적으로 생기는 것(unavoidable)도 있다.

필자가 수술할 때 가장 신경 쓰는 것은 부갑상선 보존이다. 부갑상선 기능이 돌아오지 않으면 평생 동안 비타민 D와 칼슘을 달고 살아야 한다. 부갑상선은 보통 4개가 있는데 쌀알 크기다. 갑상선 동정맥에 기생해서 혈액순환이 되기 때문에 갑상선 전 절제술을 하고 나면 이 혈액순환에 장애가 일어나기 쉽다. 이렇게 되면 부갑상선의 기능이 떨어져 저칼슘혈증이 되어 손발이 저리고 쥐가 난다. 혈액순환장애는 부갑상선 근처에 림프절 전이가 의심되어 림프절 들을 빡빡 긁어냈을 때 잘 생긴다. 옆목 림프절 청소술까지 추가되면 더 그렇게 된다.

림프절 청소술을 철저히 해서 암을 완전히 몰아내려 하니 부갑상선 기능이 걱정되고, 부갑상선을 살리려고 하니 림프절 청소가 제대로 안되어 암 재발률이 올라갈까 걱정된다. 이래도 걱정 저래도 걱정이다. 이 부위의 재발은 재수술이 엄청 어려워져 부갑상선 기능은 물론이고 성대신경까지 다칠 확률이 높아진다.

성대신경(되돌이 후두신경)은 암이 신경을 둘러싸고 있거나 신경과 유착이 있을 때 수술 후에 목소리가 변할 수 있다. 암이 침범되어 신경을 잘라야 된다면, 그 자리에서 신경 문합술을 하거나 경신경 고리(ansa hypoglossal nreve)와 연결해주고 성대성형술을 하면 된다. 하지만 문제는 신경이 다치지 않았는데도 성대신경의 기능이 떨어져서 목소리가 변하는 수가 있다는 것이다. 의사 입장에서는 미칠 노릇이다. 보통 6개월 내에 돌아오는 것이 대부분이나(보통은 2~3개월 내에 갑자기 좋아진다) 일부는 돌아오지 않아 의사도 환자도 괴롭다. 특히 목소리를 많이 사용하는 직업을 가진 환자는 6개월까지 기다리는 것이 고통스럽기 때문에 주사후두 성형술(injection laryngoplsty)을 미리 해주기도 한다. 이렇게 하면 수술 전과 똑같을 수는 없지만 일반적인 사회활동을 하는 데는 별 지장이 없어진다.

갑상선암 수술에서 수술 합병증 내지 후유증이 전혀 없게 수술하는 것이 가장 이상적인 것임에는 틀림없다. 그러나 이것은 불가능하다. 그래도 암의 진행상태를 정확하게 판단하고 암조직을 완전히 절제하되 합병증이 가장 적게 생기는 수술이 되도록 최선을 다 해야 한다. 그렇다고 수술 합병증을 적게 내려고 암조직 제거를 적당히 하고 나오면 나중에 더 큰 고통이 따를 수 있다. 그러므로 갑상선암은 갑상선 수술 전문병원 (high volume hospital)에서 경험 많은 의료진(high volume surgeon)에 의해 시술돼야 한다. (Laryngoscope 2013: 123; 2056-2063) 급하다고 빨리 수술 날짜가 잡히는 아무 곳에 몸을 맡겨서는 안 된다는 소리다. 그래야 '환자도 괴롭고, 의사도 괴롭고….' 하는 소리를 덜 듣게 될 것이다. 최근 미국, 일본, 한국에서 이런 경향이 생기고 있는 것은 갑상선암 환자를 위해서는 참으로 다행스러운 일이 아닐 수 없다.

필자는 수술이 있는 날 아침에는 다짐을 하고 또 다짐을 한다. 수술 합병증 0%가 되도록 말이다. 누군가가 말했다지. 0%는 신의 영역이라고. 그래도 필자는 오늘도 경건한 마음으로 수술 전 손 소독을 하면서 결의를 다진다.

"신의 영역 공격 앞으로!"

혹시 VIP 환자이고 싶으세요?

VIP라는 말은 일반 사회에서는 'Very Important Person'이라는 말을 줄여서 하는 말이겠지만, 병원에서는 'Very Important Patient'라는 말로 이해되고 또 그렇게 통한다. 이 세상 사람 치고 어딜 가나 VIP 대접을 받고 싶지 않은 사람이 어디 있을까. 레스토랑, 호텔, 백화점, 공항 라운지, 비행기 여행 등에서 VIP 대접을 받으면 괜히 우쭐해지고 기분이 좋다. 사회적으로 성공한 것 같은 기분도 들고…. 우리 망구님은 백화점과 공항 라운지 이용 VIP 카드를 가지고 있기는 한 모양인데 한 번도 사용하는 것을 본 일은 없다. 아니다, 있다. 공항에서 면세품을 찾을 때 VIP 카드를 가지고 가니까 기다리지 않고 바로 찾는 특권이 있었다. 사실 장삿속으로 웬만한 레스토랑이나 백화점에서는 고객 유치작전으로 아무한테나 VIP 대접 흉내를 내는 모양이다.

병원에도 VIP가 있다. 어떤 사람들이냐고? 병원이나 대학에 기부금을 많이 낸 사람, 정부나 기업체 고위직에 있는 사람, 정치인들, 매스컴 종사자들, 이름난 탤런트나 배우들, 병원의 교수나 교수 가족들, 병원 직원들, 의료진의 가족이나 친지, 친구들 등이 있다. 이밖에도 자천타천 VIP들이 무수히 많다. 이들이 원하는 것은 최고의 의료진과 기다리지 않고 빨리빨리 진료 받는 것. 그리고 수술이 필요하다면 최고의 명의에게 수술받기를 원한다. 그런데 의사 입장에서 보면 이런 환자들이 그리 달갑지만은 않다. 다른 대기 환자를 제칠 수 없고, 이미 봐야 할 환자에 보태서 봐야 하니 일의 양이 는다. 또 이런 환자일수록 무리한 요구들이 많고 아무래도 이것저것 신경이 더 많이 쓰이고 스트레스 지수가 올라간다. 짓궂은 젊은 의사들은 'Very Irritable Patient'라고 비아냥거리기도 한단다.

VIP 환자에게는 이상하게도 진료 뒤끝이 좋지 않은 징크스가 있다. 소위 VIP 증후군이라는 것이다. 증후군이라고 하니 어떤 병의 상태를 말하는 것이 아닐까 싶지만 분명 병은 아니기 때문에 의학 사전에서는 찾아 볼 수 없는 용어다. 그러나 위키피디아(Wikipedia)에는 버젓이 나와 있다. 내용을 보면 '사회적으로 유명하거나 부자이여서 힘이 있는 환자는 압력을 행사하기 때문에 담당 전문가가 변칙적 판단 (unorthodox decision)을 하게 되어 오히려 좋지 못한 결과가 생기는 현상'이라 설명하고 있다. 말하자면 더 신경 써서 더 잘해주려고 했는데 의도와는 달리 부작용이 더 생긴다는 말이다.

사회적으로 신분이 높거나 병원에서 갑의 행동을 보이는 VIP는 일반적으로 의료진에 협조적이 않은 경우가 많고, 또 진료과정에서 괴로운 검사과정을 생략하는 수가 많기 때문에 오진이 생길 가능성이 있다. 또 수술과정에서는 잘해주려다가 오히려 수술 합병증이 더 잘 생길 수도 있다. 병원의 교수나 그 가족, 의료진의 친지인 환자도 마찬가지다.

필자의 망구님도 척추디스크로 똑같은 부위를 8개월에 3번이나 수술을 하게 되었던 것도 바로 VIP 증후군의 하나였다. 의사도 인간이다 보니 압력이나 부탁이 많은 VIP 환자나 너무 가깝게 잘 아는 환자에게는 사적 감정이 개입되어 진료의 객관성을 잃고 정통진료규정을 벗어나 환자 편의 위주로 판단하려는 경향이 있어서 그렇게 된다. 그래서 의사는 자신의 가족이 병에 걸렸을 때 직접 진료하지 않고 다른 의사에게 보내려고 한다. 의사 자신이 병에 걸렸을 때는 VIP 대접을 안 받기 위해 다른 병원에 가서 신분을 감추고 진료를 받는 경우도 있다.

필자에게는 최근에 측경부 림프절 청소술을 한 30대 여의사 환자가 있다. 3년 전 필자가 재직하는 의과대학 명예교수님의 조카인 의과대학 여학생인데, 갑상선암으로 필자에게 수술을 받게 됐다. 당시 초음파에 보이는 암이 왼쪽 갑상선엽에 0.5cm 밖에 안 되는 미세암이고, VIP 환자였기 때문에 측경부 림프절 전이 검사를 생략하고 바로 수술을 했다. 그런데 수술 후 2년, 추적검사에서 좌측 측경부에 전이 림프절이 발견됐다. 지금 생각해보면 3년 전 첫 수술 때부터 전이가 있었던 것인데, 검사가 생략되었기 때문에 발견이 안 됐던 걸로 해석된다.

이런 것이 바로 VIP 증후군으로 환자가 고생을 한 번 더 하게 된 경우다. 필자의 판단에 사적 감정이 개입됐기 때문이다. VIP까지는 아니더라도 진료할 때 너무 까다롭게 꼬치꼬치 따지는 수첩공주나, 사사건건 시비를 거는 진상 환자도 마찬가지다. VIP 환자와 비슷하게 안 좋은 뒤끝이 생긴다. 의사의 평정심을 잃게 해서 올바른 판단을 흐리게 하기 때문이다.

그래서 필자에게는 VIP 환자, 수첩공주 환자, 그리고 진상 환자가 오면 그들의 요구대로 움직여주지 않으려고 하는 못된 버릇이 있다. 경직된 진료가 싫어서 그렇기도 하지만 판단의 평정심을 잃지 않으려고 하는 내면의 고집 때문에 그렇다. 아무런 뒷배경 없이 진료 순서 지키고, 웃으면서 인간적인 대화를 나눌 수 있는 아주 평범한 소시민 환자들이 좋다. 이런 환자일수록 수술도 잘 되고 결과도 좋다. 환자의 결과가 좋아야 의사가 행복해지니 계속 행복해지려면 어쩌겠나. 잘 낫게 해주어 환자를 행복하게 만들어야 하는 것이다.

그래서 환자들에게 묻고 싶다.
"혹시 VIP 환자이고 싶으세요?"

※사족: 사실 필자의 모든 환자는 이미 'Very Important Patient'라 굳이 VIP 환자로 따로 구분할 필요가 없는데….

병 치료의 적기(適期)를 놓치면 무서운 결과가 따를 수 있다

　필자의 작은 며느리 기쁨조가 출산하고 출산 1주 만에 아기와 함께 퇴원했다. 둘째 손녀 '튼튼이'가 태어난 것이다. 첫째 손녀 '에너지 통통이'가 큰 며느리 우렁각시로부터 태어난 지 딱 10년 만이다. 그러니까 튼튼이와 에너지 통통이와는 사촌이다. 오랫동안 기다려온 둘째 손주니 그 기쁨을 어디에 비견할 수 있으랴.

　배 속에 있을 때부터 기쁨조 부부는 물론, 온 가족이 둘째 손주 별명을 튼튼이라고 지었다. 튼튼하게 태어나고 튼튼하게 자라주었으면 하는 소망으로 그렇게 별명을 지었다. 그런데 이 튼튼이가 태어날 때 온 가족의 소망과는 달리, 가슴이 철렁하는 사고 비슷한 이벤트를 겪으며 태어났다. 튼튼이라는 이름이 무색하게 말이다.

　작은 며느리가 30대 중반의 노산이어서 아기가 태어난 뒤 호흡을 안 하더라는 것이다. 마침 신생아 전문 소아청소년과 교수가 있어 즉시 기도삽관을 하여 산소 부족으로 인한 아기의 뇌 손상을 예방할 수 있었다. 기도 삽관이 적기(適期)에 안 되었다면 자칫 뇌성마비 후유증이 남았을지도 모른다. 이틀 후에 호흡이 제대로 돌아와 삽관 튜브 제거가 가능했지만, 남은 폐 치료와 신생아 황달 치료를 위해 입원치료를 더 받고 출생 1주 만에 퇴원했다.

　30년도 더 된 옛날, 신촌 세브란스병원에서 근무할 때다. 응급실에 환자가 떴다는 호출을 받고 한 환자를 보고 있는데, 어떤 남자가 4~5세쯤 된 어린아이를 안고 급히 응급실로 들어온다. 교통사고란다. 힐끗 그쪽을 한 번 보고, 담당 환자를 보다가 조금 전 교통사고 어린이 환자를 봤다. 아까 볼 때는 배가 홀쭉했는데 그 잠깐에 배가 불러있었다.

'뱃속에 뭐가 터진 것 같은데? 출혈이 엄청나게 되고 있다는 증거다. 빨리 서둘지 않으면 아이를 잃겠다!'

필자는 보호자에게 빨리 수속하라고 일러놓고, 바로 마취를 준비하라고 말했다. 그리고 필자가 직접 아이를 안고 수술실로 뛰어서 들어갔다. 그야말로 전광석화처럼 개복했다. 대출혈로 배가 빵빵하여 배를 열자마자 피가 하늘로 솟구쳤다.

'이런 출혈이면 아마 비장이 깨져있을 거야.'

필자는 깨진 비장을 손아귀에 잡았다. 그리고 잠시 기다리니 혈압이 잡히기 시작했다. 번개 같은 손놀림으로 조각조각 난 비장을 덜어내고 출혈 점을 잡아주니 상당히 빨리 뛰던 맥박이 진정되고, 혈압이 서서히 올라가기 시작했다.

'휴…. 조금만 시간을 놓쳤으면 어떻게 되었을까?'

그 후 20년도 넘게 지난 어느 날, 그때 아이를 안고 왔던 아버지와 늠름한 청년으로 자란 아이가 필자를 방문했다.

"교수님, 이놈 영장이 나왔어요. 병사용 진단 때문에 왔어요. 이놈아, 너 살려주신 교수님이시다. 인사해라."

그때 그 무모한 결단이 오늘의 이 청년을 있게 한 것이다.

얼마 전 고교 동창인 양 00 회장이 미국 출장 중에 전화를 갑자기 걸어온다.

"내 심장이 좀 이상 한 것 같다. 우짜면 좋노?"

"야야, 출장이고 뭐고 때려치우고 빨리 나온나, 빨리 심장 검사해야 한다. 네 관상동맥에 이상이 온 것 같다."

이 친구, 부랴부랴 귀국해서 응급으로 트레드밀 검사하고 관상동맥 조영술을 했다. 그런데 큰일이 났다. 관상동맥이 꽉 막혀있었다. 수술 대신 스텐트로 뚫어주기도 이미 늦었다. 이 정도면 언제 어느 때에 무슨 일을 당할지 모른다. 초응급으로 심장외과에서 관상동맥 회로 수술을 했다. 수술실에서 보니까 관상동맥의 석회화가 너무 심했다.

"이 친구 정말 큰일 날 뻔했구먼!"

수술 후 잠시 열이 조금 난 것 말고는 회복이 매우 순조로웠다. 친구가 퇴원하는 날, 한턱내겠으니 시간 좀 내 달란다.

"아니야, 신경 쓰지 마. 다 자네 운이었으니 너무 신경 쓰지 말게나."

이 친구가 만약 황금 같은 시간을 놓쳤으면 어떻게 될 뻔했을까?

병 치료에는 적기라는 것이 있는데 이 적기를 놓치면 무서운 결과가 따를 수 있다. 신생아의 호흡 부전, 출혈 환자, 관상동맥 폐쇄의 치료 적기 등이 그렇다. 갑상선암도 초전 박살의 치료 적기를 놓치면 고생고생 하다가 결국 환자가 잘 못 되게 되어있는데, 요즘 이상하게도 초전박살의 적기를 방해하는 무리가 있으니 '무슨 이런 나라가 다 있노' 싶다.

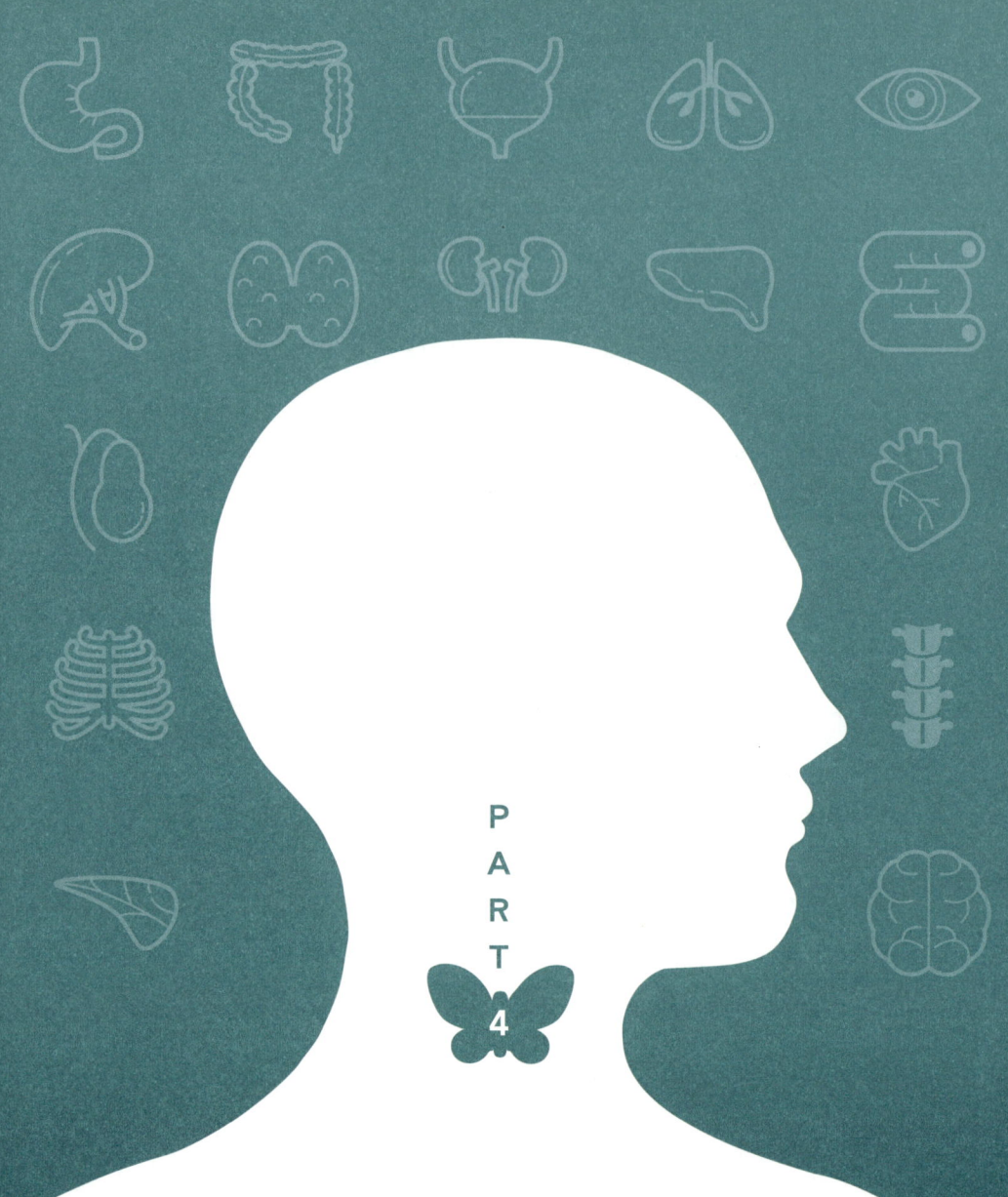

PART 4

수술실 이야기

암 수술실이라고 하면 공포와 긴장을 연상한다. 그러나 갑상선암 수술실은 암을 몰아내는 전쟁터이긴 하지만 예상과는 달리 환자와 의료진 사이에 행복 바이러스가 교환되는 따뜻한 감성의 장소이다. 읽고 나면 입가에 미소가 지어질 것이다.

183 수술이 무서워요
187 수술실 분위기가 좋아야 의료진도 환자도 행복해진다
191 타임아웃
194 으쌰으쌰
197 90년아 응답하라
201 이상한 나라의 앨리스
204 그만 누르세요, 나갈게요
207 수술 중에도 농담한다고?
210 어휴, 아직도 결과 안 나왔어?
214 보고 또 보고
216 공주님, 공주님, 파라 공주님 어디 계세요?
219 인격모독 면허증은 없다
223 표정 좋네, 오늘 수술 잘 될 거야

수술이 무서워요

아침 회진 시간. 입원 환자에 대해 보고하는 자리에서 전공의가 자못 심각한 얼굴로 난처한 듯 "저……." 하고 우물쭈물한다. 이 친구는 모든 일에 너무 진지하다. 다혈질 필자는 '우물쭈물'을 못 참는다.

"병실에 무슨 일 터졌어? 00 환자 괜찮아?" 입원 환자 중에 제일 큰 수술을 받았으니까 그 환자 소식부터 묻는다.

"그 환자는 별일 없는데요…. 다른 환자가…."

"뭐야? 빨리 말해봐."

"저… 오늘 수술 예정 환자가 수술 안 받겠다고 하는데요."

"뭐라고? 이유가 뭐야?"

'필자가 싫어서 수술을 안 받겠다면 할 수 없지. 그럼 퇴원시켜야지, 별수 있나….' 하고 씁쓸해지려는데, 그 친구가 말했다.

"특별한 이유는 없고요. '수술이 무서워요!' 하면서 1개월 뒤로 미루고 싶다고 합니다."

이게 무슨 상황일까? 환자 어머니는 입원한 김에 수술하자고 설득하는데, 37살이나 되는 이 아줌마 환자는 남편의 손을 잡고 벌벌 떨고만 있단다.

'아이고, 이 순진한 사람들…. 그래, 일단 만나보자.'

20명이 넘는 입원 환자들의 회진을 도는데, 모두 아무 문제 없이 필자의 엔도르핀을 높여준다. 특히 00 환자의 회복이 빠르다.

"자네는 모든 게 좋다. 칼슘도 아주 정상이고…."

00 환자는 양 엄지손가락을 치켜들며 '교수님 짱'이라는 표현을 해준다. 그 특유의 표현은 필자의 기분을 업(Up)시켜준다. 오늘은 날씨도 좋고 기분도 좋은 하루가 될 것 같다.

이제 드디어 문제의 병실로 간다. 이 아줌마 환자는 오동통 자그마하니 아주 복스럽게 생겼다. 남편은 키가 큰 호남형이다. 환자의 어머니도 인상이 아주 좋다.

"아이고, 겁이 없게 생겼는데 겁나서 수술을 한 달 연기하고 싶다고요? 한 달 동안 더 무섭고 겁나고 싶어서? 그건 어떻게 견디려고요. 대신 내가 오늘 수술 빨리 당겨서 오전 중에 해드릴게요. 조금만 기다려요. 수술 절대로 안 무서워요."

양손으로 환자의 어깨를 토닥토닥 두드리며 안심시켜줬다. 나오면서 우리 거북이 카페에 들어가서 다른 선배 환자들이 어떻게 극복했는지 알아보라는 말도 덧붙였다.

"한나야, 00 환자한테 가서 저 겁쟁이 아줌마에게 용기 좀 불어넣어 달라고 부탁해봐라. 내가 하는 것보다 훨씬 효과가 있을 거다."

"네, 교수님."

드디어 겁쟁이 우리 환자가 수술대 위에 올랐다. 올라오자마자 얼굴 근육이 일그러지며 울기 시작한다.

"왜 울어요?"

"무서워서요."

확실히 슬퍼서 우는 얼굴과 무서워서 우는 얼굴은 다르다.

"혹시 00 환자 안 만나보셨어요?"

"아뇨, 못 만났는데요…."

이런, 한나가 연결을 못 시켜준 모양이다. 이럴 때는 여러 얘기를 나누며 환자의 신경을 분산시켜 공포감을 덜어줘야 한다.

"울지 마세요. 나중에 수술 끝나고 회복하고 나면 부끄러워서 어쩌려고 이렇게 울어요? 염려 말고, 한숨 자고 나면 다 끝나있을 겁니다. 아이가 몇이에요?"

"둘이요. 딸 하나, 아들 하나."

"와, 환상의 조합이네. 몇 살들인데요?"

"딸은 9살, 아들은 3살."

"그놈들 시집, 장가보내고 손자 손녀 볼 때까지 잘 살게 해줄 테니까 염려 마세요."

환자는 필자의 농담 섞인 말에 이제야 배시시 웃는다. '자, 이제 마취 들어갑니다…'

"한나야, 00 환자하고 연결 안 해줬어?"

"네, 수술 끝나고 연결하려고요."

"인마, 수술 끝나고 연결하면 무슨 소용이 있니? 아이고, 한나와 의사소통 안 되는 건 오늘이 처음이네. 반성해라."

말을 하고 나서 '아차, 엉겁결에 좀 심한 말이 나갔나?' 하는 생각이 들었다.

"네, 교수님…."

이 녀석, 그동안 예쁨만 받다가 처음으로 핀잔을 듣고 어느 구석에 쭈그리고 앉아 훌쩍거리겠다.

이 겁쟁이 아줌마 환자의 수술은 조금 까다로웠지만, 무사히 끝났다. 저녁 회진을 돌려고 전공의와 한나를 병동에서 만났다.

"한나야, 너 울었지?"

"잘못했으면 야단맞아 싸죠."

평소 맑고 예쁜 한나의 눈자위가 훌쩍거린 흔적으로 어둡게 보였다. 미안한 마음에 되지도 않은 흰소리를 마구 하다 보니, 어느새 문제의 겁쟁이 아줌마 병실에 도착했다.

"OOO씨, 부끄러워서 어째요. 공연히 겁을 냈죠?"

저녁을 먹고 있던 우리 아줌마 환자가 활짝 웃어준다. 영 다른 사람 같다. 아침의 그 사람이 맞나 싶을 정도다. 사람 좋아 보이는 훈남 남편도, 마음씨 좋아 보이는 어머니도 활짝 웃으며 "고맙습니다."를 연발한다.

'에이, 저 겁쟁이 아줌마 때문에 우리 한나만 유탄 맞고 아드레날린이 올라갔잖아.'

회진 끝나고 한나와 헤어질 때 "한나야, 우리 하이파이브!" 하니까 손바닥을 짝 맞추며 활짝 웃는다. 역시 한나는 웃을 때가 제일 예쁘다.

수술실 분위기가 좋아야 의료진도 환자도 행복해진다

보통 일반 환자들의 머릿속에 떠오르는 수술실 분위기는 어떤 것일까? 영화나 드라마에서 보는 것처럼 생명이 경각에 달한 환자를 수술하기 위해 전 의료진이 이리 뛰고 저리 뛰는 모습으로 떠오를까? 피 튀기는 살벌한 수술실로 떠오를까? 굳은 얼굴의 의료진과 수술기구 소리만 들리는 삭막한 분위기로 떠오를까? 의사의 눈빛은 모두 날카롭고 간호사들의 눈빛은 모두 차가운 것으로 떠오를까?

물론 아주 드물게 위급한 상황에서 응급으로 신속히 서둘러야 하는 환자도 있다. 수술 전이나 수술 중에 피를 튀기는 위험한 환자도 있다. 그러나 요즘에는 이런 험악한 환자가 많지 않다. 옛날 필자의 수련의 시절에는 오늘날과 같은 최첨단 기기로 된 영상진단이나 각종 검사법이 없어 모든 환자에서 수술 전에 정확한 진단을 얻기가 어려웠다. 적지 않은 환자에게서 수술이 필요할 것이라고만 판단되면, 정확한 병명과 수술방법은 개복하여 눈과 손으로 확인하고 결정하는 식이었다. 소위 진단적 개복술(explorolaparatomy)이라고 하는 것인데, 오늘날도 저개발국이나 후진국은 이런 방식이다.

그러니까 외과 의사 입장에서는 얼마나 답답했겠는가? 일단 열어보고 그 소견에 따라 수술을 어떻게 할 것인지를 결정하니까 말이다. 또 당시에는 오늘날처럼 마취약도 그렇게 안전하지 못해 수술도 되도록 빨리빨리 끝내야 하는 시절이었다. 그러니 집도 의사가 긴장을 안 하려고 해도 안 할 수가 없었다. 또 그때는 왜 그렇게 험악하고 위험한 환자가 많았는지…. 이런 상황이다 보니 수술실에서는 모든 의료진이 민첩하게 움직여야 한다. 손발이 맞아야 한다. 외과 의사는 사자의 심장, 독수리의 눈, 아가씨의 부드러운 손을 가져야 한다는 소리가 이래서 나온 것이다.

집도 의사의 긴장도에 따라 수술실의 험악 지수가 달라진다. 성질 급한 교수님의 수술 조수가 되면 엄청 깨진다. 때로는 수술기구로 손등을 맞기도 하고, 발로 정강이를 차이기도 하며 팔꿈치로 가슴팍을 맞는다. 욕설을 듣는 것쯤은 아무것도 아니다. 수술실에서 수련의가 인격적 대우를 받는 것은 어림없다. 그러면 집에는 갈 수 있을까? 역시 어림없다. 일주일에 한 번 속옷을 갈아입으러 집에 가면 다행이고, 결혼한 사람은 새댁이 가져온 속옷을 병원에서 갈아입기도 한다. 밤낮으로 수술이나 중환자를 봐야 하니 잠이 모자라는 것은 기본이다. 매일 비실비실하다. 당시는 그것이 외과 의사를 길러내는 지옥훈련이라 생각했다. '하드 트레이닝'이라고 생각했다.

그런 훈련과정을 견뎌내는 것을 자랑으로 생각하는 풍조가 있었던 것도 부인할 수 없다. 요즘 젊은 친구들이라면 아마 한 사람도 빠짐없이 다 도망갔을 것이다. 필자가 외과에 처음 입문할 때는 필자를 포함해서 1년 차 레지던트가 4명이었다. 그런데 3개월이 지나니까 3명이 사라지고 필자 혼자만 달랑 남게 되었다. 다른 레지던트들은 비인간적인 지옥훈련을 못 견뎌낸 것이다. 문제는 4명이 하던 일을 필자 혼자서 감당하게 되었다는 것이었다. 그 고통이란…. 눈물 난다.

필자가 아내와 결혼 전 연애를 할 때다. 아내가 멀리 부산에서 필자를 만나러 병원 경비실 앞에 와 있다는 소리를 들었다. 반가워서 "그래,

금방 내려갈게." 했는데 금방이 그만 4시간 후가 되었다. 당시는 핸드폰도 없던 때였다. 환자 보는 일을 마무리하고 내려가니 아직도 경비실 앞에서 기다리고 있지 않은가! 그 감동에 이 아가씨라면 평생을 함께할 수 있겠다는 생각을 했다. 이런 일이 그 후에도 한두 번이 아니었지만, 그때의 그 아가씨는 잘도 참아주었다. 지금은 무서운 마누라가 되었지만 말이다.

대신에 얻은 것도 있다. 이 나이까지 엄청 많은 일을 할 수 있게 된 저력도 그때 얻어진 것 같다. 고맙게도 교수님들이나 선배 연차에서 언어폭력은 당하지 않았다. 달랑 하나 남은 후배까지 도망가면 대가 끊어질 것 같았으니 말이다. 실제로 필자는 미국 면허를 취득하고 미국으로 갈 준비를 했었다.

한 번은 성질 급한 K 교수님 수술을 도와드리는데, 교수님이 뭔가 마음에 안 들었는지 한마디 하셨다.

"야, 네가 무슨 외과 의사가 된다고? 00과나 해라!"

당시 필자한테는 그것이 최대의 모욕적인 언사였다. 요즘은 00과의 인기가 많아졌지만 말이다.

세월이 지난 지금은 어떨까? 완전히 달라졌다. 우선 진단 기술이 발달해서 대부분은 수술 전에 정확한 진단이 가능하다. 병이 어디까지 퍼져있고 어디까지 잘라내야 할지 수술 전에 계획을 세울 수 있게 되었다. 사전에 병에 대한 정보를 알고 수술실에 들어가니, 옛날과 달리 긴장을 많이 안 해도 된다. 불안감도 적다. 수술 기구나 수술재료도 좋아졌다. 가장 좋아진 것은 마취다. 마취약도 좋아지고 안전해졌다. 수술 중 환자 상태에 대한 감시 장치도 정확해졌다. 그러니까 수술실이 험악해질 이유가 없는 것이다.

수술을 빨리 서두르지 않아도 된다. 갑상선 수술은 더욱더 서두르면 안 된다. 꼼꼼하고 정확하게 해야 한다. 옛날에는 빨리 끝내야 하니까 수술 합병증도 많았다. 수술 후 목소리 변화와 손발 저림이 오늘날과는 비교도 안 되게 많았다.

필자의 수술실에는 항상 고전 음악이 준비되어 있다. 수술 팀원이 모두 편안한 마음으로 수술할 수 있도록 분위기를 잡아주기 위해서다. 절대로 위압적인 분위기는 안 잡는다. 수술이 까다로워 신경이 예민해지려 하면 수술 속도를 한 박자 늦추고 잡담이나 농담을 한다. 농담이야 동서고금을 막론하고 19금 농담이 제일 재미있지 않은가? 그런데 요새는 조심해야 한단다. 언어폭력에 해당한다고 하기 때문이다. 옛날 수술실 농담은 수술의 긴장도가 높을수록 19금, 29금, 39금으로 수위가 올라갔는데 지금은 이런 면에서 조심스럽다.

그리 자주는 아니지만, 요새도 수술 종류에 따라서 또는 성질 더러운 교수님에 따라서 수술실 분위기가 험악한 때도 있다고 한다. 사실 수술실 분위기가 험악하고 삭막해지면 모든 수술 팀원이 너무 긴장되어 잘 되던 수술도 제대로 안 된다. 차갑고 날카로운 눈빛이 아니라 가장 좋은 수술실 분위기에서 따뜻한 눈길을 주고받으며 수술해야 가장 좋은 수술 결과가 나올 것이 아닌가. 화기애애한 분위기에서 수술을 해야 수술 팀원의 피로도도 떨어지고 행복지수가 올라갈 것이 아닌가.

어쨌든 험악하고 삭막하고 살벌한 수술실 분위기는 흘러간 옛날의 일이라고 환자들 머릿속에 자리 잡아주었으면 좋겠다. 수술실 분위기가 좋아야 의료진도 행복하고 환자도 행복해진다는 것을 간과하고 있지는 않은지 생각해봐야 한다.

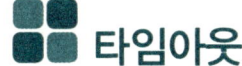 타임아웃

수술 예정 환자가 수술실에 도착한다. 수술 간호사(scrub nurse)와 순회 간호사(circulating nurse) '때지 엄마'가 더 바쁘게 움직인다. 환자가 수술대로 옮겨지면 필자는 환자의 목을 다시 한번 점검하고 수술 절개선을 어디에 넣을지 디자인한다. 보통 이런 일은 환자가 앉은 상태에서 한다. 누웠을 때 하면 나중에 절개 흉터가 엉뚱하게 아래로 내려가 흉터가 두껍게 나오기 때문이다.

이때 긴장으로 굳어버린 환자에게 "안심해요. 겁 안 내도 돼요. 잘 될 거예요. 예쁘게 해 줄게요." 등 위로의 말을 건네며 환자의 등이나 어깨를 톡톡 두드린다.

절개선 디자인이 끝나면 수술기구와 수술포를 준비하던 때지엄마가 환자에게 인사를 건넨다.

"저는 수술실 간호사 OO입니다. 안전한 수술을 위해 몇 가지 여쭤볼게요."

이 말이 떨어지면 집도 의사, 마취 의사, 수술 도우미 간호사 '까람이', 외과 펠로우 등 수술에 참여하는 모든 인원이 수술 테이블 주위로 모인다.

"환자분 성함이 어떻게 되십니까? 나이는요?" 그러고는 팔목에 부착된 인식표와 대조한다.

"무슨 수술을 받습니까?"

"갑상선암 수술이요."

수술 팀원 모두가 동의하면 때지엄마가 선언한다. "타임아웃(Time-out), 끝났습니다."

필자가 "누가 수술할 것인지 그건 안 물어보나?" 하고 장난스러운 말을 하면 환자가 알아서 먼저 대답한다. "박정수 교수님이요." 사실 이 마지막 질문은 필요 없는 것이다.

타임아웃. 어찌 보면 코미디처럼 보이지만, 수술실에서는 가장 중요한 과정 중 하나다. 몇 년 전, 모 지방 대학병원에서 갑상선 수술할 환자를 수술 팀이 착각해서 위전제술을 했다는 황당한 사건이 있었다. 이는 환자의 정보에 대한 재점검인 '타임아웃'을 생략했기 때문에 생긴 일이다. 왼쪽을 수술해야 하는데 오른쪽을 한다든지 하는 말도 안 되는 일들이 전 세계 어느 병원에서도 일어날 수 있다. 의사들이 너무 바쁘게 돌아다니다 보니까 환자 개개인의 특성을 그때마다 재점검하지 않고 관성으로 일하기 때문이다.

타임아웃은 병원마다 하는 사람이 다르다. 때지엄마처럼 순회 간호사일 수도 있고 마취 의사일 수도 있고 집도 의사일 수도 있다.

필자가 뉴욕의 컬럼비아대학병원 갑상선 센터를 방문했을 때는 집도 의사가 하고 있었다. 필자는 수술 전날 그동안 환자의 영상소견과 검사소견을 재점검해서 그림으로 그려두고 이를 컴퓨터에 저장해두었다가 타임아웃 전후에 환자와 대조해본다. 이렇게 해야 실수를 막을 수 있고, 그 환자에게 계획된 수술을 정확하게 시술해줄 수 있기 때문이다. 필자는 이것이 습관화되어있다.

국제 의료기관 평가기관(JCI, Joint Commission International)의 평가항목에는 이 타임아웃이 반드시 들어가 있다. JCI를 통과했다면 그 병원은 국제수준에 도달했다는 의미다. 한국에서는 신촌 세브란스병원이 2007년에 처음으로 인정받았고, 강남 세브란스병원은 2010년에 받았다. JCI는 한 번으로 끝나는 것이 아니라 3년마다 재평가를 받아야 한다.

타임아웃은 원래 운동 경기 중 팀 감독이 경기를 중단시키고 잠시 작전 계획을 다시 세울 때 쓰는 말이다. 또 말을 안 듣고 말썽을 부리는 아이를 벌줄 때 일정 시간, 일정 장소에 격리해 반성하게 할 때도 쓰는 말이다. "그 아이 지금 타임아웃 중이야." 하는 것은 지금 그 아이가 벌 받는 중이라는 말과 같다.

우리 인생사에서도 잘 나갈 때 황당한 실수를 저지르지 않도록 가끔 타임아웃을 걸어야 하지 않을까 싶다. 필자도 '지금 타임아웃 중'이라는 팻말을 연구실 방문에 걸어야 할 때가 된 것 같기도 하다.

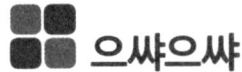 으쌰으쌰

'으쌰으쌰'라는 말은 어느 때 주로 쓸까?

공사판에서 인부들이 무거운 물건 넘길 때 힘을 받기 위해 으쌰으쌰, 운동 경기장에서 우리 팀 힘 반으라고 으쌰으쌰, 우리 아기 기어가다가 처음 걸음마 떼려고 할 때 으쌰으쌰, 요즘 우리 팀 분위기가 침체했을 때 저녁 회식하면서 으쌰으쌰, 시험장으로 들어가는 수험생 시험 잘 치라고 으쌰으쌰, 수술실로 옮겨지는 우리 마누라 겁내지 말고 힘내라고 으쌰으쌰, 서로에게 힘을 실어주려고 으쌰으쌰, 요새 유행대로 서로 힐링 터치하려고 으쌰으쌰…. 얼마나 정겹고 힘나게 하는 말인가. 대신에 파이팅(fighting)이라는 말도 있지만, 으쌰으쌰에 비할 수는 없다.

사실 파이팅이라는 말은 완전 콩글리시다. 본바닥 영어권 사람들은 파이팅이라는 말을 안 쓴다. 쓴다면 무슨 전투, 투쟁, 항쟁 정도로 이해한다. 파이팅 대신에 고고(Go! Go!)를 쓴다. 요새는 우리나라 국력이 신장하여서인지 본바닥 영어권의 코 긴 사람들도 한국에 오면 파이팅을 외친다. 파이팅 대신에 순수 우리말인 '아자아자'나 '으쌰으쌰'를 가르치는 것이 어떨지 모르겠다. 그런데 이 '으쌰으쌰'가 필자의 수술실에서 심심치 않게 들린다. 수술실에서 무슨 무거운 물건이라도 옮기냐고? 그건 아니다.

필자가 수술할 때는 수술을 도와주는 도우미 간호사가 두 명 들어온다. 한 명은 스크럽 간호사(scrub nurse)고, 또 한 명은 순회 간호사(circulating nurse)다. 스크럽 간호사는 말 그대로 손 소독을 하고 들어와 필자 바로 옆에서 수술 도구를 넘겨주고 받는 수술 도우미다. 순회 간호사는 수술이 순조롭게 진행되도록 계속 돌면서 수술 도우미가 더 필요한 게 없는지 수술기구는 모자라지 않는지 등을 점검하는 간호사다. 때로는 수술을 직접 도와주기도 하는데 보통은 경력 간호사가 이 일을 맡는다. 순회간호사가 경력 간호사인데 반하여 스크럽 간호사는 졸업한 지 얼마 되지 않은 젊은 신출내기 간호사들이 많다.

대부분의 스크럽 간호사는 눈치가 빠르고 똘똘하다. 필자가 말하기도 전에 수술기구를 척척 잘도 넘겨준다. 그런데 필자와 수술을 같이 해보지 않은 젊은 간호사들은 필자를 몹시 어려워한다. 필자 옆에 서면 바짝 얼어 버리는 것이다. 그도 그럴 것이 막내딸 정도의 어린 간호사이니 한참 선임 교수인 필자와 수술을 하게 되니까 얼마나 긴장이 될까? 그러다 보니 안 해도 될 실수도 저지르게 되는 것이다.

하지만 필자가 어떤 사람인가? 수술은 재미있게 즐거가면서 해야 한다는 신조를 지니고 있는 외과 의사가 아니던가. 근엄하고 무게 잡는 고집불통 교수가 아니다. 수술실 분위기는 화기애애해야 한다는 신조를 지니고 있다. 환자도 수술실에 들어오면 긴장을 풀고 최대한 편안한 마음으로 수술을 받아야 한다는 신조다. 수술실은 아드레날린 공장이 아니라 엔도르핀 생산 공장이 되어야 환자도 행복하고 간호사도 의사도 행복해진다. 그래서 몇 개월 전부터 새로 개발한 레퍼토리(repertory)가 바로 '으쌰으쌰'다.

수술기구 쓰고 스크럽 간호사에게 넘겨주면서 "으쌰" 하면 간호사도 기구를 받으면서 "으쌰" 하는 것이다. 처음에는 반응이 신통치 않았다. 그냥 키득키득 웃는 정도였다.

"어? 반응이 없어? 가는 말이 있으면 오는 말도 있어야지? 쪽팔려서 못 하냐?" 그러고는 다른 기구를 쓰고 넘겨주면서 또다시 "으쌰" 해본다. 이번에는 기어들어가는 작은 목소리로 "으쌰" 응답해온다.

한번 입이 트이면 그다음부터는 쉽다. 필자가 "으쌰" 하면 간호사가 "으쌰" 한다. 이거 참 재미있다. 잘 제거된 암 덩어리를 넘길 때 "으쌰" 소리가 제일 크고 신난다. 간호사도 신나한다. "으쌰".

그래서 '으쌰 콘테스트'를 하기로 한다. 100일 동안에 제일 "으쌰으쌰" 잘해주는 간호사 1, 2, 3등을 뽑아서 필자가 맛있는 것을 사 주기로 한 것이다. 그래서 그런지 요새는 필지 수술실에서 "으쌰으쌰" 소리로 신난다. 그런데 "간호사만 으쌰으쌰로 맛있는 것 사줘요? 저희도⋯." 하면서 우리 외과 수술 팀도 자진해서 으쌰 콘테스트에 참여하려고 한다. 수술 팀 까람이도 으쌰, 1년차 레지던트 선생도 으쌰으쌰, 하다못해 전임의인 김○○ 선생도 으쌰으쌰 한다.

으쌰으쌰는 타이밍이 중요하다. 아무 때나 하면 안 된다. 필자가 조직을 자르고 봉합한 수술 바늘이 조직을 통과해서 나올 때 "으쌰" 하면 까람이나 레지던트 선생도 타이밍 맞춰 "으쌰" 한다. 그리고 니들홀더(needle holder)를 간호사에게 넘기면서 "으쌰" 하면 간호사도 "으쌰~" 하고 맞받아준다. 이렇게 하니까 수술실 분위기가 위압적이지 않고 저절로 화기애애해진다.

이렇게 젊은 간호사랑 젊은 제자 의사들이랑 수술실에서 유쾌한 수술 작업을 하니까 긴 수술시간이 언제 지나갔나 할 정도로 수술시간이 빨리 지나간다.

앗, 그리고 보니 오늘의 주인공인 수술 받는 내 환자한테는 아무런 격려의 말도 못 해 줬다. 마취 중이라 잠들어있기는 하지만 그래도 힘내라고 격려의 말을 해 줘야겠다. "으쌰, 으쌰!"

90년아 응답하라

무슨 TV 드라마 제목이 아니냐고? 수술실에서 무슨 드라마 찍느냐고? 드라마 제목은 〈응답하라 1994〉가 아니었던가? 필자는 다 보지는 못했지만, 꽤 화제를 불러일으킨 드라마였다고 한다. '쓰레기'라고 하는 친구가 필자의 젊은 시절과 조금 비슷했다. 젊은 남녀 간의 얘기는 필자 시대나 94년 그때나 다를 것이 없어 보였다.

오늘 이야기는 드라마와는 완전 다르다. 약 20여 일 전부터 필자의 수술실에 수술 도우미 스크럽 간호사(scrub nurse)가 새로 배치됐다. 간호대학 졸업 후 첫 근무지로 수술실에 배치되어 온 완전 초보 얼뜨기 간호사다. 초보는 처음부터 수술 팀에 합류할 수는 없다. 며칠 동안은 수술 팀 등 뒤에서 수술이 어떻게 진행되는지, 수술 스크럽 간호사는 어떻게 수술을 도와주는지를 보고 배운다.

아마도 이때가 당사자에게는 가장 힘든 시기가 아닐까 싶다. 모두 낯선 사람들이고 수술 과정이 어떻게 돌아가는지를 모르니까 긴장에 긴장하기 때문이다. 긴장 상태에 있으니까 눈 표정(마스크로 코와 입을 가리고 있으니까 눈만 보인다)이 굳어있고 행동도 자연스럽지 못하다. 꿔다 놓은 보릿자루나 데리고 들어온 자식처럼 뻘쭘한 자세가 나온다. 수술실 견학 나온 의대생이나 간호대생들은 뻘쭘한 것을 넘어 완전 얼어붙어 있다. 이 시기의 의대생, 간호대생, 초보 간호사들은 선배나 교수로부터 질책을 당하면 '멘붕'이 되어 알던 것도 모르게 돼 당황하고 어쩔 줄 몰라 실수 연발을 한다. 실수하니까 야단은 더 맞게 되는 것이다. 그렇게 되면 수술실 실습이 지옥이 되고 학습의욕이 없어지면서 멀쩡한 사람이 바보로 전락하게 된다.

의대나 간호대에 들어올 정도면 모두 수재급이 아닌가. 그런데도 이 시기에는 아는 것도 모자라고 수술실이라는 새로운 환경에 적응이 잘 안 되니까 어리바리 뻘쭘해지는 것이다. 필자도 똑같은 경험을 했다. 의대 3학년 초기 때, 그리고 미국생활 첫 1~2개월 때였다. 필자는 이 어리바리 뻘쭘을 빨리 없애줘야 이 젊은 친구들이 마음고생을 덜 하고 원래의 재능을 바탕으로 실력을 키울 수 있다고 믿는다.

며칠 지나니 새로 배치되어 온 완전 초보 얼뜨기가 드디어 수술 팀에 스크럽 간호사(scrub nurse)로 합류하게 됐다. 혼자 독립적으로 필자의 수술을 돕는 것이 아니라 수술기구들을 준비해둔 기구 트레이를 사이에 두고 선배 간호사로부터 실전에서 할 일을 배우는 것이다. 바짝 얼어있는 모습이 귀엽다. 수술 스크럽 간호사로는 가장 어린 신입 간호사이니 그럴 수밖에 없다.

"자네 몇 년생인가?"

"네? 저요? 90년…."

"뭐? 90년생? 아이고, 내가 영광이네. 90년생하고 이렇게 한자리에서 일하게 되다니…."

"아뇨…, 제가 영광인데요…." 기어들어가는 소리로 부끄러워한다.

그런데 며칠 뒤에는 더 어린 간호대 실습생이 스크럽 간호사 팀으로 들어온 것이다.

"자네는 몇 년생?"

"92년…."

"와~ 얼마 안 있어 2000년생도 보겠네…. 그때까지 같이 일할 수 있으면 얼마나 좋겠나. 까람아(외과 수술팀 도우미 최가람 양의 별명), 자

넌 몇 년생?"

"저야 물론 훨씬 전이죠. 4년 전에 교수님과 한 팀이 되었으니까요."

까람이도 90년생이 합류하기 전에는 가장 어린 나이로 쌩쌩하고 귀여웠는데 이제는 그 자리를 뺏기게 될 모양이다. 세월 참 무상이다.

며칠 동안 초보 얼뜨기와 경력 간호사로 된 더블 스크럽으로 수술을 하니까 이제 어리바리 뻘쭘이 많이 없어졌다. 그만큼 적응이 되고 많이 가까워진 것이다.

"90년아, 왜 대답이 없노? 90년아, 응답하라~"

"네~"

"이제 혼자 해도 되겠네."

한 열흘밖에 안 되었는데도 혼자 독립해서 필자의 수술을 곧잘 도와준다. 물론 좀 서툴기는 하지만 말이다. 그래, 초보자 때 좀 서툴더라도 가까이 붙이고 주눅 들지 않게 다독거려주면 바보 아닌 다음에야 곧 제 페이스를 찾아 배우는 속도가 빨라지게 되어있는 것이다.

"90년아, 응답해라. 요새 출근이 재밌나? 일이 재밌나?"

"네, 재밌어요." 그렇다. 이제는 초보 얼뜨기 뻘쭘 신세는 완전히 벗어난 것이다.

필자가 아직 어리바리 신세인 1년 차 전공의 때다. 그때는 외과 훈련이라 해서 완전 공포 분위기에서 일을 배웠던 시절이었다. 처음 필자를 포함해서 4명이었던 1년 차 전공의 중 3명은 3개월도 못 버티고 사직해서 나가버리고, 필자 홀로 4명이 할 1년 차 일을 혼자서 해내야 했었다. 정말 지옥의 묵시록이었다.

그래서 필자도 그만두고 군대에 갔다가 미국으로 튈 생각을 하고 있었는데, 그 당시 외과 주임교수님이었던 당대의 수술 대가인 민OO 교수님께서 필자를 볼 때마다 어깨를 감싸 안아주셨다. "우리 외과 종손이다. 대를 이어갈 종손이다." 하면서 귀여워하시는 것이었다. 또 그 당시 팔팔한 김OO 조교수님(얼마 전에 작고하셨다)께서도 개인적인 논문 찾기 심부름을 시키면서 필자를 가까이 두려고 하셨다. 당대의 대가들이 인정해준다고 생각하니 어린 마음에 감동해서 100% 이상 능력을 발휘하려고 노력했었다. 미국행은 포기하고 말이다.

사람은 그런 것이다. 자기가 인정받는다고 생각되면 열심히 하게 되어있는 것이다. 원래의 능력 이상으로 좋은 결과를 얻을 수도 있다. 일반적인 인간관계도 마찬가지다. 상대방을 인정하고 존중해주면 진상 인간이 아닌 다음에야 대부분 사람은 좋게 호응해오게 되어있는 것이다. 완전 초보 얼뜨기 수술 스크럽 간호사가 빠른 속도로 적응하고 능력을 발휘할 수 있게 된 것도, 실수를 질책하는 경직된 분위기가 아닌 "90년아, 응답하라" 하고 가깝게 불러주면서 마음을 편하게 하고 격려해줬기 때문일 것이다. 이제는 아침 인사로 '하이파이브'까지 하게 됐다. 수술 중에 "으쌰" 하면 "으쌰, 으쌰" 맞장구도 잘 쳐준다.

비단 "90년아, 응답하라"만이 아니라 "80년아, 응답하라", "70년아, 응답하라" 등 모든 연도에 태어난 사람들에게도 다 해당하는 말이다. 미래의 "2000년아, 응답하라"까지 포함해서 말이다. 이렇게 모든 사람이 행복 바이러스가 되어 서로 응답하고 격려해주면 좀 더 행복한 세상이 되지 않을까 생각되는데, 글쎄, 너무 비약했나? 한낱 허망한 꿈에 지나지 않을까 싶기도 하다.

이상한 나라의 앨리스

이건 또 무슨 뜬금없는 소리냐고? '이상한 나라의 앨리스'라니…. 수술하다 동화책 읽는 것도 아니고 말이다. 필자가 갑상선 수술 때 자주 찾는 이름이 '앨리스'다. 그것도 '이상한 나라의 앨리스!' 라고 하면 수술 간호사가 키득 웃으며 냉큼 넘겨준다.

앨리스가 뭐냐고? 예쁜 아가씨? 아니면 인형처럼 예쁘게 만든 수술 기구? 짐작하듯이 앨리스(allice clamp)는 예쁜 이름과는 달리 조직을 잡아 올리는 집게 또는 '겸자'라고 하는 수술기구다. 예쁜 것하고는 거리가 멀다. 집게니까 손잡이가 있고, 끝에는 조직을 꽉 물어 올리는 이빨이 있다.

파라 공주(parathyroid, 부갑상선)와 성대 신경을 탐색하려면 갑상선 뒷면을 노출해야 하는데 이때 앨리스가 갑상선을 잡고 앞으로 당겨 올리는 일을 한다. 앨리스의 도움으로 뒷면이 보이면 에드손(Adson)은 왼손에서, 하트만(Hartman clamp)은 오른손에서 서로 협동해서 조직을 분리해낸다. 에드손과 하트만은 남성적인 이름이지만 치수가 작아 필자의 손안에 꼭 맞게 들어와 복잡한 갑상선 주위의 구조물들을 잘도 구분해서 남길 것은 남기고 내보낼 것은 내보낸다.

필자가 좋아하는 기구들은 대개 크기가 작은 것들이어서 어린아이들 소꿉장난 펼쳐놓은 것 같지만, 세밀한 작업을 하는 데는 더없이 유리하다. 키가 큰 장OO 교수가 좋아하는 기구는 반대로 주인을 닮아 길쭉길

쭉한 것이 많은데, 장 교수는 이놈들을 부려서 어려운 암 덩어리를 잘도 쫓아낸다. 필자가 자주 부리는 수술기구들의 이름을 보자. 안 올리면 이놈들이 서운해할 것 같아서 말이다.

15번 칼(No. 15 blade), 갑상선 견인기(thyroid retractor), 아미내비(army-navy), 혈관 감자(vascular forcep), 모스키토(mosquito), 톤실(tonsil), 갑상선 집게(thyroid clamp), 제미니 (jemini), 레이크(rake), 파침기(needle holder), 보비(Bobie), 엘베(erbe), 말리스 바이폴라(malis bipolar), 초음파 절삭기(Harmonic scalpel), 리가수어(ligasure) 등….

이 중 초음파 절삭기와 리가수어는 특별한 경우를 제외하고는 필자의 사랑을 받지 못한다. 우선 이놈들은 수술에서 한 번밖에 쓸 수 없는데 외국에서 왔다고 한 번에 80만 원 이상의 몸값을 부른다. 본 수술인 갑상선 절제비보다 2배 이상의 비용이다. 용서가 안 된다. 암 수술하는데 특별히 유리한 것도 없다. 오히려 파라 공주와 성대 신경 보호에는 불리하다. 조직이 응고되거나 열 손상을 받기 때문이다.

근데 요즘 젊은 외과 의사는 초음파 절삭기와 리가수어와 친하다. 이들 기구를 쓰면 조직 절개와 지혈을 동시에 하여 시간이 절약되고, 수술 보조 의사 수를 줄일 수 있는 장점이 있기 때문이다. 우스운 것은, '비싼 기구이니까 첨단 수술이 되겠지. 수술 흉터가 잘 안 보이겠지.' 하는 환자들이 있다는 것이다. 천만의 말씀이다. 어쨌든 수술기구 선택에서도 신세대 외과 의사와 생각의 차이가 있다. 이들은 어려움을 모르고 자랐기 때문일까? 비싼 기구를 별 고민 없이 사용한다. 환자의 주머니 사정도 생각 안 하고 말이다.

필자가 초등학교 때 영화 속 수술 장면에서 신기했던 것은 집도하는 의사의 날카로운 눈매와 간호사의 차가운 눈매였다. 더욱 신기한 것은, 말도 하지 않았는데 외과 의사 손에 수술기구를 척척 넘겨주는 수술 간호사(scrub nurse)의 민첩한 손놀림이었다.

"아, 어떻게 하면 저런 경지에 이를 수 있을까…."

수술 의사의 이마에 땀방울이 맺히면 요샛말로 순회 간호사(circulating nurse)가 거즈로 땀을 톡톡 닦아주는 모습도 정말 멋있어 보였다.

"나도 외과 의사가 되면 예쁜 간호사 누나가 저렇게 해 주겠지?"

어찌어찌 의과대학 졸업 후 어린 소년의 꿈대로 외과 의사의 길로 들어서니, 무슨 놈의 수술기구가 그렇게 많고 또 수술기구 이름은 하나같이 어려운 외래어로 되어있는지 수술기구 이름만 외우다가 날밤 다 새우겠다는 생각이 들었다. 그런데 희한하게도 전공의 때 각종 수술에 참여하다 보니까 그 어렵던 수술 기구 이름이 저절로 머릿속에 입력되고 기구 사용처도 알게 되는 것이었다. 그러니 미리 겁내지 말라는 것이다. 우리 인생살이도 그렇지 않을까.

그때 그 시절, 외과 의사와 간호사의 눈매가 왜 그렇게 날카롭고 차가웠을까? 또 이마의 땀은? 아마 그 시절 의학 수준으로는 엄청 긴장된 상태에서 수술하지 않을 수가 없었기 때문일 것이다. 오죽했으면 "수술은 성공했습니다."라는 말이 나왔을까. 지금은 발달한 의학 덕에 날카롭고 차가운 눈빛 대신에 화기애애하게 고전음악을 즐기면서 수술을 하게 되지 않았는가. 그러나 냉방이 빵빵 터지는 수술실 때문에 땀 닦아주는 예쁜 간호사가 없어진 것은 아무래도 아쉽다. 그리고 '이상한 나라의 앨리스'가 종횡무진 여행하듯이 동화 같은 의료 환경에서 환자와 의사가 걱정 없이 행복한 수술 여행을 하게 되는 꿈은 필자만의 망상일까?

그만 누르세요, 나갈게요

이건 또 무슨 소리일까? 수술하다 말고 수술 도우미 간호사 까람에게 묻는다.

"나올래? 안 나올래?"

"그만 누르세요, 나갈게요."

까람이가 어디 숨었나? 누가 까람이의 목을 누르나? 수술 팀이 아니면 이게 무슨 소린지 도무지 감이 잡히지 않을 것이다.

갑상선 수술 때 파라 공주(parathyroid gland, 부갑상선)를 보호하는 것도 중요하지만 갑상선 뒷면을 따라 주행하는 가느다란 성대 신경을 보호하는 것도 아주 중요하다. 바로 되돌이 후두신경이라는 것이다. 이 신경이 다치거나 암이 침범하여 절단하게 되면 목소리가 허스키해지고 사레가 잘 들린다.

성대 신경은 좌우 두 가닥이 있다. 우측은 총경동맥 아래쪽 뒷면에서 나와 갑상선 뒷면을 따라 비스듬히 후두 쪽을 향해 올라가고 좌측은 식도와 기도 사이의 홈(tracheoesophgeal groove)을 따라 직상방으로 올라간다. 이게 정상적인 성대 신경 주행이다. 그런데 갑상선 결절(혹)이나 암의 위치에 따라 이 신경이 밀리거나 침범당하게 되면 신경의 위치 변동이 온다.

신경의 아래쪽에는 아랫동네 파라 공주님들과 수많은 림프절이 서로 얽혀 신경을 싸고 있으니 복잡하기 짝이 없다. 림프절 전이까지 있으면 신경을 온전히 벗겨내는 것은 정말로 말처럼 쉽지 않다. 암이 신경을 둘러싸고 있으면 신경을 절단해야 하는지, 살려야 하는지…. 햄릿의 고민은 아무것도 아니다. 설상가상으로 정상위치로 신경이 올라가지 않고 바로 후두로 올라가는 선천성 기형이 있으면 아예 찾아지지 않는다(우측은 0.2~1.2%, 좌측은 0.004% 빈도를 보인다).

독일에서 테너로 그 이름을 날리던 배재철 씨가 독일에서 갑상선암 수술받을 때 성대 신경이 같이 절단되었던 얘기는 너무나 유명하다. 성악가가 성대 신경에 문제가 생기면 성악가로서의 생명은 끝난 것이나 다름없지 않은가. 재능이 너무 아까워 일본 팬들이 일본으로 초청, 목소리 복원 수술을 하여 지금은 옛날보다는 좀 못하지만, 성악가로서 활동은 유지하게 되었단다. 언젠가 대한갑상선내분비외과학회에서 갑상선암 환자들에게 용기를 주기 위해 그를 초청하여 감상회를 했는데, 너무 잘 불러 콧등이 시큰해지는 감동을 했다.

성악가, 아나운서, 탤런트나 배우, 학교 선생님을 갑상선암 환자로 만나게 되면 환자인 당사자는 말할 것도 없지만, 수술을 담당하는 외과 의사도 스트레스가 이만저만 아니다. 수술 전날부터 수도사 같은 마음이 된다. 가끔은 이 스트레스가 싫어 환자가 다른 병원으로 갔으면 하는 도피성 마음이 생기기도 한다. 그래도 무사히 수술이 끝나고 아무 일 없이 회복되면 그 기쁨과 그 희열은 어디에고 비교가 안 된다.

성대 신경을 찾아 보존하는 데에는 갑상선외과 의사마다 각자의 방법이 있는데, 필자는 필자 나름대로 비결이 있다. 물론 모든 갑상선외과 의사는 갑상선과 관련된 해부학적인 지식이 입체적으로 머릿속에 정리되어 있어야 한다. 필자가 성대 신경을 찾을 때는 그동안의 경험을 바탕으로 성대 신경이 지나가는 여러 가지 변수를 머릿속에 그리면서 경로를 탐색한다. 경로 탐색 때 성대 신경 근처에 있는 지방과 결합 조직을 하나하나 벗겨내면서 신경이 지나갈 경로에 가까이 도달했다 싶으면 거즈를 손에 잡고 그 부위를 지긋이 눌러본다.

이때 옆에 있는 수술 도우미 까람에게 물어본다. "나올래? 안 나올래?" 그러면 까람이의 대답은 "그만 누르세요, 나갈게요."

와, 정말로 성대 신경 주행이 일목요연하게 시야에 들어온다. 10 중 8~9는 이렇게 해서 찾아진다. 때로는 잘 나타나지 않는 수가 있는데 이때 까람이가 한마디 거든다. "더 눌러요, 그러면 나갈게요." 더 누르니까 정말로 안 보이던 신경이 보인다.

왜 이런 현상이 일어날까? 신경 위에 있던 조직이 압박받으면 조직이 얇아지는 것 외에도 그 근처에 있던 혈액이나 체액이 밀려나 밑에 가려졌던 신경의 주행 경로가 알몸사진처럼 보이게 된다. 이렇게 보이기 시작하면 신경 보존은 성공적으로 마무리되는 것이다.

갑상선암 수술에서 성대 신경을 보존하는 것은 갑상선외과 의사에게 내려진 숙명의 과제다. 그런데 신경을 온전히 보존했는데도 수술 후 목소리가 변했다고 호소하는 환자들이 가끔 있어 괴롭다. 갑상선외과 의사의 고민은 어디까지일까?

"까람아. 더 눌러보면 이 고민도 사라질까?"

▩ 수술 중에도 농담한다고?

가끔 미국 서부영화나 전쟁영화를 보면 전장에서 극도의 긴장이나 공포가 엄습해올 때 이 친구들이 실없는 유머나 농담으로 이 분위기를 벗어나고자 하는 것을 볼 수 있다.

수술실에서도 환자 상태에 따라 극도의 긴장과 불안으로 분위기가 험악해지면 수술 집도자에 따라 대게 세 가지 유형이 있다. 하나는 공포 분위기 조성이다. 옆에서 도와주는 수술 조수나 간호사들이 엄청 깨지는 유형이다. 요즘에 이런 유형은 별로 없다. 모두에게서 경원시 당하는 대상이 되기 때문이다. 그래도 아직 가끔 이런 유형이 있다고 한다.

두 번째는 더 느긋하게 대응하는 유형이다. 수술이 잘 안 풀리거나 위험한 상황과 마주치게 되면 수술 속도를 한 박자 늦추고 차근차근 문제를 해결하는 유형이다. 집도자 본인은 물론 도와주는 의료진의 마음을 안정시키기 위해 시시한 잡담이나 농담을 한다. 상황이 심각할수록 농담의 강도가 짙어지는 경향이 있다. 너무 심각하여 농담할 여유도 없고 마음이 안정이 안 되면 아예 수술 손을 다른 집도자와 교체하기도 한다. 세 번째는 첫 번째 두 번째도 아닌 잡다한, 즉 '제 맘대로' 유형이다.

필자는 두 번째 유형이다. 농담은 가끔 19금 이상도 있다. 보통은 수술기구 때문에 수술이 순조롭지 않을 때 나오는 농담이 많다. 조직을 떼어낼 때 출혈 점을 잡은 모스키토(겸자)가 저절로 풀어져 피가 나올 때 나오는 농담이다. 약간 변형해서 표현하자면 이렇다.

"어, 이게 왜 이렇게 헤프지? 춤바람났나? 다리는 왜…?", 수술 중 조명이 어두워져 수술 시야가 나빠졌을 때는 "깜깜한 데서 생산적인 일은 뭐가 있나?", 수술기구가 새로운 것이라 빡빡해서 쓰기가 불편할 때 "이 게 이북에서 왔나? 왜 이렇게 뻣뻣해?", 작은 출혈 점 지혈할 때 예리한 핀셋처럼 생긴 말리스(malis bipolar)가 가끔 지혈 조작 후에 핀셋 끝이 서로 붙어서 떨어지지 않을 때 "요것들이 동성연애하나?" 등…. 이 정도 농담으로 수술실 분위기를 반전시키려 하는데 요즘에는 이것마저 곤란하단다.

몇 년 전 필자가 방문한 일본의 모 대학병원 수술실에서다. 수술실 순회 간호사(circulating nurse)가 상당한 미인이었다. 그래서 한마디 했다. "아, 참 예쁩니다." 그랬더니 일본 교수가 너는 외국인이니까 문제 안 되지만 자기가 그랬다면 성희롱에 걸린단다. 예쁜 걸 예쁘다고 하지도 못한다니…. 뿐만 아니라 아침 인사로 "아, 요새 아주 예뻐졌네." 해도 성희롱이라나? 인간관계가 왜 이렇게 삭막해져 갈까?

수술 중에 수술 조수가 모스키토로 잡은 지혈 점을 타이 할 때 가끔 힘이 너무 들어가 타이 실이 끊어지는 수가 있다. 끊어지면 다시 결찰을 해야 하므로 좀 귀찮아진다. 이럴 때 나오는 질책이 있는데, 절대 19금은 아니다. "힘이 남아도냐?", "보약 먹었냐?", "요새 각방 쓰냐?", "부인 친정 갔나?", "장모님 오셨나?", "등산 때 자일 끊어지면 죽는다이(die)." 등…. 반대로 타이가 느슨하게 되어 풀어질 때 "자네 요새 너무 무리하는 거 아냐?", "어제 뭐 했어?", "아침밥도 못 먹었냐?"가 있고, 다른 버전으로 "부인 화났냐?"가 있다.

인터넷에 회자하는 유머도 가끔 나온다. 나이에 따른 얄미운 년 시리즈(모두 너무 잘 알고 있다)가 그것이다.

> 10대: 얼굴도 예쁜 게 공부도 잘한다고?
> 20대: 성형수술했는데 흔적도 없이 예쁘다고?
> 30대: 결혼 전 오만 짓하고 놀았는데 신랑 잘 만나 잘살고 있다고?
> 40대: 먹어도 먹어도 살 안 찐다고?
> 50대: 자기는 골프에 해외여행에 잘 놀고 다니는데 자식새끼들이 제 알아서 일류대학에 척척 붙었다고?
> 60대: 남편이 아직 정년 안 하고 돈 많이 벌어다 준다고?
> 70대: 남편 돈 많이 벌고 아직도 그게 가능하다고?
> 80대: 돈 많이 벌어 놓은 남편은 죽고 없다고?

또, 어머니의 3대 착각이라는 게 있단다. 첫째 착각은 며느리를 딸로 생각하겠다, 둘째 착각은 사위를 아들로 생각하겠다, 셋째 착각은 며느리의 남편을 아직도 아들이라 생각한다는 것이다.

그런데 이런 착각을 착각이 아니라는 생각을 하면 치매에 걸린 것이란다. 내가 치매에 걸린 것인지 아닌지 자가 진단할 수 있는 잣대가 된다나? 필자도 치매가 좀 있는지 첫째, 셋째가 착각이 아니라고 믿고 있다.

수술 중에 매일 이런 농담이나 한다는 오해는 말기를 바란다. 일상적으로는 주로 젊은 제자들에게 수술 비결을 전수하는 대화를 많이 한다. 성대 신경 근처에서는 어떻게 접근하는 것이 안전할지, 부갑상선을 보존하려면 어떻게 해야 하는지, 또 최근에 발표된 의학 논문 중 어떤 것들이 중요하다든지 등…. 고전 음악이 흘러나오면 이에 대한 에피소드나 해설도 한다.

수술 중에도 농담한다고? 물론이다. 그러나 가볍게 웃자고 하는 농담이 대부분이다. 수술 중 농담은 수술이 잘 안 풀려 수술실 분위가 경직되었을 때 수술 팀원을 릴렉스(relax)시켜서 수술이 유연하게 잘 진행되도록 하는 데에 그 목적이 있는 것이다. 마치 음식의 맛을 내는 양념처럼 말이다. 그냥 농담 따먹기가 아니다.

어휴, 아직도 결과 안 나왔어?

"아직도 긴급조직검사 결과 안 나왔어? 어휴, 미치겠네."

긴급조직검사를 의사들 사이에서는 동결 절편검사라고 하기도 한다. 동결 절편검사(frozen section examination)란 수술 중에 떼어낸 조직을 급속 냉동시켜 암인지 아닌지 긴급으로 알아보는 검사방법이기 때문에 붙인 이름이다.

"애매해서 CD 56 특수면역 염색에 들어갔다나 봐요."

"그럼 시간 많이 걸리겠네. 그 사이에 간단한 수술 다른 수술실에 준비해주셔."

20대 초 젊은 아가씨 환자다. 오른쪽 갑상선엽에 3.0cm가 넘는 결절이 있어 타 병원에서 세침 검사했는데 비정형 세포(atypia)만 보이고 암세포는 확실치 않다고 했다. 그런데 초음파 영상이 아무래도 암 냄새가 났다. 우선 결절 크기가 크고, 저음영(hypoechoic)인 것이 기분 나쁘고, 세포진 검사에서 비정형이지만 여포종양(follicular neoplasm)을 배제할 수 없다는 것도 기분 나쁘다. 이때는 암일 확률이 81%나 된다는 최근 연구결과도 있다(Diagnostic Cytology 2013;42:23~29).

그래서 수술을 권유한 것이다. 수술은 암이기 때문에 수술을 하는 것이 아니고 소위 진단적 갑상선엽 절제술(diagnostic lobectomy)이라는, 환자가 보면 '뭐 이런 애매모호한 수술이 다 있어? 암이라고 진단된 것도 아닌데 수술을 해?'라고 생각할 수도 있는 수술이다. 이런 환자는 수술 중 긴급동결 절편검사가 중요하고 또 중요하다.

사실 세침 세포진 검사법이 나오기 전에는 모든 갑상선 결절은 수술해서 암 진단을 하는 수밖에 없었는데 이 검사법이 나온 이후에는 갑상선 결절 수술률이 50% 이하로 떨어지게 된 것을 보면 그나마 많은 발전이 있었다고 볼 수는 있다. 그러나 갑상선암 학계에서 아직도 해결되지 않은 골치 아픈 문제는 바로 수술 전 진단방법으로 세침흡입 세포진 검사(fine needle aspiration cytology)의 진단 한계성에 있다는 것이다. 환자들은 이 검사가 완전히 정확한 방법이라고 생각하고 있는 모양인데 실상은 그렇지 않다.

결절에서 세포를 뽑아 세포진 검사를 했을 때 "암이다, 암이 아니다."라고 할 수 있는 확률은 70~85% 정도밖에 안 된다. 그것도 "암입니다." 했을 때 수술 후 진짜 암으로 확인되는 것이 최고 99%이고, "암이 의심됩니다." 했을 때 암으로 확인되는 것이 최고 75%밖에 안 된다. 그리고 "여포성 종양입니다." 했을 때는 여포성 암으로 나올 확률은 최고 30%이고, 나머지 70%는 아직 암으로 변한 게 아닌 것으로 밝혀진다.

문제는 세포진 검사에서 15~30%는 소위 비정형 세포(atypia)로 나와 "암입니다, 암이 아닙니다."라고 말할 수 없다는 것이다(N Engl J Med 2012;367(8):705~12). 말하자면 정상을 벗어난 세포이긴 하지만 암일 수도 있고 암이 아닐 수도 있다는 얘기다. 의사로서는 암을 놓쳐 나중에 환자가 불행해지는 것은 큰 죄악이라 생각한다. 그래서 암으로 확정되지 않은 모호한 진단일 때도 수술을 권유한다. 암으로 최종 진단되면 "역시 우리 선생님 명의다."라고 칭송받지만, 암이 아닌 것으로 판명되면 보험금 못 타게 되었다고 항의를 듣게 되는 수도 있다. 그런데 외래에서 최근 들어 이런 비정형 세포 환자들의 수가 많아져 필자의 머리가 돌 지경인 것이다. 타 병원에서 곤란해지면 필자한테 가보라고 하는 모양이다. 이런 환자들일수록 의사가 똑 떨어지게 말을 못 해주니 의사를 삐딱하게 보는 경향이 있다.

비정형 세포 문제를 해결하기 위해 의학계에서는 별별 노력을 하고 있지만, 아직 획기적인 성과는 없다. 그렇지만 몇몇 보조적인 추가 검사법이 소개되어 현재 사용되고 있는데, 이 검사법이 추가될 때마다 비용 역시 추가되기 때문에 환자 측의 불만을 사기도 한다. BRAF 유전자돌연변이, Galectin-3 HBME-1이 세포진 검사에서 양성으로 증명되면 유두암으로 진단되는데, 이 검사도 한계가 있는 것이다. BRAF나 Galectin-3가 증명되지 않으면 암이 아니어야 하는데 그게 그렇지 않다는 것이 문제다.

요즘 필자 병원 병리과에서 이 문제를 해결하기 위해 수술 중 떼어낸 결절이 암인지 아닌지 일반 병리조직검사로는 구분이 안 될 때, 특히 비정형 세포일 때 특수 면역 염색을 해서 CD56 유무를 보고 암인지 아닌지를 구분하려고 시도하고 있다. 현재까지는 정확도가 상당히 높은 것 같아 고무적이다.

이 검사법의 최대단점은 시간이 엄청 걸린다는 것이다. 길게는 1시간 가까이 걸린다. 수술하다 말고 이 검사 결과가 나올 때까지 환자는 마취 상태에 있고 수술진은 우두커니 기다려야 하니 다혈질 필자는 열 받아 혈압이 안 올라갈 수 없다. 이런 과정이 싫어 우선 결절이 있는 갑상선엽을 먼저 떼고 일반 조직검사로 수술 중 결론이 안 나면 일단 수술을 종결하고 일주일 후를 기약하는 것이 일반적인 관행으로 되어 있다. 필자는 일주일 후의 재수술을 피하고자 첫 수술 한 번으로 문제 해결을 해야 한다고 생각하고 있다. 비록 수술시간은 길어지고 혈압이 올라가는 일이 생기더라도 말이다. 그래도 여포암이나 휘틀세포 암은 두 번 수술할 가능성이 있다.

오늘의 20대 초 아리따운 아가씨 환자는 수술 중에 일반 병리조직검사로는 암인지 아닌지 모르겠다는 것이다. 그래서 CD56 특수 면역 조직검사를 하기로 했다. 이 아가씨, 2월 중에 외국 유학을 가기로 되어있는데 1주 후에 재수술하게 되면 너무 시간 여유가 없으므로 어떻게 하든 오늘 결론을 내야 하는 것이다. 그런데 기다리는 동안 다른 간단한 수술을 하고 돌아왔는데, 아직도 결론이 안 났다는 것이다.

"어휴, 무슨 다른 방법을 개발해야지. 이게 뭐야, 황금 같은 시간에…."

미국 같으면 수술실 사용료가 수술시간에 비례해서 따로 청구되니까 이렇게 수술시간이 길어지면 환자 측 부담이 엄청나게 뛰게 되어있다. 한국은 수술이 1시간에 끝나든 4시간에 끝나든 수술비는 똑같다. 환자들은 이런 사실을 알 리가 없다.

"아직도 결과가 안 나왔어? 병리실에 다시 전화해 봐요."

"아, 나왔어요. 유두암의 여포 변종이래요."

"그래? 그럼 이 환자는 1cm가 넘는 3cm이니까 전절제해야 되겠네…."

저녁 늦은 시간, 이 아가씨의 남은 왼쪽 갑상선엽을 다 떼는 완결 갑상선절제술(completion thyroidectomy)이 시작되었다. 환자들은 의사가 수술 중에 엄청난 고민을 하고 있다는 사실을 아는지 모르겠다.

※사족: 2015년 개정된 미국 갑상선학회의 지침에서는 1~4cm 크기의 유두암이라도 림프절 전이와 피막 침범이 없으면 반절제를 해도 되는 것으로 완화되었다.

보고 또 보고

이건 또 뭔 소리? 텔레비전 연속극 제목이냐고?

가끔은 이런 말도 한다. "보고 또 보고, 자는 손녀딸도 다시 보고…." 갑상선 절제수술이 끝나기 전 마무리 작업을 할 때 필자가 가장 많이 하는 말이다.

갑상선은 어느 장기보다 혈관이 많이 들어오고 나가는 장기다. 수술 중에 이 혈관들을 일일이 다 찾아 결찰하고 지혈을 했는데도 수술 후에 환자가 기침하거나 목에 힘을 주거나 했을 때 지혈한 혈관 중에서 어느 것이 터져 출혈이 되는 수가 있다. 출혈량이 많으면 응급상황이 된다. 소위 기도 주위의 혈종 형성(hematoma formation)으로 기도가 눌려서 호흡곤란이 야기된다. 숨을 못 쉬니까 사고로 이어진다.

갑상선 외과 의사는 이런 상황을 만나면 민첩하게 대처해야 한다. 급하면 병실에서라도 수술부위를 열고 혈종을 제거해서 기도(airway)를 확보해야 한다. 이런 불청객은 만나지 말아야 하는데, 싫어도 1년에 한두 번은 만나게 된다. 문헌에는 0.7~3%쯤 된다고 한다. 필자는 0.5%다 (J Korean Med Sci 2010;25:541-5).

출혈이 제일 잘 되는 부위는 성대 신경이 후두로 들어가는 입구 근처다. 성대 신경 전면과 후면으로 가느다란 동맥과 정맥이 측면에서 기도 쪽으로 타고 올라오는 부위다.

신경과 엉켜있으니 지혈이 쉽지 않다. 필자는 확대경을 쓰고 일일이 봉합 결찰(suture ligation)을 한다. 그냥 단순 결찰(hand tie)을 했다가는 나중에 환자가 기침할 때 결찰한 것이 쏙 빠져나올지도 모르기 때문이다. 그 외에 상부 갑상선 동정맥, 갑상선을 싸고 있는 근육, 기도 벽, 종격동 입구 등도 요주의 장소가 된다.

필자는 나이가 들어갈수록 어째 사람이 대범해지지 않고 수술 기술이 점점 쩨쩨해지기 이를 데 없다. 옆에서 제자들이 보기에도 점점 더 답답해지나 보다. 때린 데 또 때린다고, 지혈이 되었는데도 보고 또 보고 확인해보니까 말이다.

"선생님, 저희가 다시 체크 하겠습니다."

수술 끝나고 환자가 회복실로 옮겨지면 목소리는 물론 수술부위가 출혈로 부어오르는지 반드시 점검한다. 회복실에서 발견되는 것은 대량 출혈이므로 즉시 수술실로 옮겨 출혈 점을 체포해야 하기 때문이다. 간혹 병실에서 간호사의 긴급 호출이 온다. "환자 목이 부었어요."

'아이고, 핏줄 터졌나 보다.' 급히 올라가 보면 약간의 붓기이지, 출혈은 아니다. 그래도 간호사를 칭찬하고 내려온다. 야단치면 다음에 진짜 문제가 생겨도 보고를 안 할지도 모르니까.

때로는 진짜로 다급하게 부르기도 한다. 올라가 보면 수술부위 피부가 정말로 출혈 반점(ecchymosis)으로 변색하여 있다. 피부의 출혈 반점은 소량의 피부밑 출혈이기 때문에 대개는 그냥 두어도 시간이 지나면 흡수된다. 그래도 더 붓는지 계속 관찰(close observation)은 해야 한다. 어떻게 될지 모르니까 말이다.

갑상선외과 의사가 수술 후 가장 많이 신경이 쓰이는 것은 바로 이 수술부위 출혈이다. 출혈이 일어나면 정말 등줄기에 식은땀이 난다. 경험 적은 젊은 친구들은 어떻게 하든 재수술을 피하려고 우물쭈물 미적대는 경향이 있다. 과감히 재수술로 혈종을 제거하고 출혈 점을 잡아주어야 회복도 빠르고 마음도 편하다. 그러나 무엇보다 중요한 것은 사전 예방이다. 그래서 수술 종결 때 '보고 또 보고'해야 한다는 것이다. 답답해도 말이다.

공주님, 공주님, 파라 공주님 어디 계세요?

부갑상선은 정상적으로 4개가 있다. 양쪽 갑상선 뒷면에 쌀알 크기로 위쪽에 2개, 아래쪽에 2개 붙어있다. 그런데 말이 부갑상선이지, 깁싱신과는 아무런 관계가 없다. 하는 일이 완전 다르다. 갑상선 호르몬은 우리 몸의 신진대사에 관여하고 부갑상선은 혈액 속의 칼슘을 일정 수준으로 유지하는 일을 한다. 하는 일이 전혀 다른 두 장기를 너무 밀접하게 붙여놓아서 죄 없는 부갑상선이 갑상선 수술 시에 같이 희생되거나 살아남더라도 기능이 떨어져 비실비실 문제를 일으킨다. 소위 부갑상선 기능 저하증으로 혈액 속의 칼슘이 떨어져 환자가 고생하게 되는 것이다. 이렇게 중요한 일을 하는 부갑상선이 갑상선에 기생하도록 한 하느님의 뜻이 있겠지만, 필자는 불만이 많다. 돼지처럼 갑상선과 멀리 떨어진 장소에 살도록 하면 우리 갑상선 외과 의사는 얼마나 편할까. 어쨌든 하찮게 보이는 부갑상선이 중요한 일을 하므로 필자는 부갑상선을 파라 공주님이라고 부른다(parathyroid에서 따왔다). 공주님을 잘 보호하고 잘 모셔 우리 몸도 편안하고 행복해지기를 바라는 마음에서다.

그런데 파라 공주님 거처가 항상 일정치 않으니까 수술할 때 애를 먹는다. 정상 위치를 벗어나 딴 곳(ectopic location)에 숨어있을 확률이 16~20%나 되기 때문이다. 위쪽 공주님은 비교적 예측되는 장소에 있으나 아래 동네 공주님은 그 행방이 묘연한 수가 많다. 또 아래쪽 공주님 주위에는 림프절이 많아 더욱 알현하기가 어렵다. 어디에 계시는지 알아야 온전히 보호할 수 있지 않겠는가.

태생학적으로 위쪽 파라 공주는 4번 아가미낭에서 하강하여 갑상선 상부 1/3 뒷면에 붙는다. 하강하는 거리가 짧으니까 위치가 비교적 일정하다. 아래쪽 공주는 3번 아가미낭에서 탄생하여 흉선과 같이 내려오다 목에서 흉선과 이별한 후 갑상선 하극의 측면에 자리 잡고 흉선은 종격동내로 내려간다. 이렇게 긴 거리를 여행하기 때문에 위치 이상을 일으키기 쉽다. 긴 여행하는 동안에 사고 나기 쉬운 것처럼 말이다. 때로는 흉선과 함께 너무 내려가 앞 종격동, 심장 근처까지 내려오는 수도 있다. 이 때문에 아래쪽 공주님의 거처가 일정하지 않은 경우가 많은 것이다.

수술할 때 위쪽 공주님은 소위 갑상선의 Zuckerkandl 결절과 갑상선 본체가 만나는 부위의 홈(groove)에 액체가 고이는 곳(필자는 이를 세브란스 호수 'Severance Lake'라고 명명하여 국제학회에서 호평을 받았다)의 내측에 있는 경우가 많고, 아래쪽 공주님은 갑상선 측면 하극을 중심으로 반경 2cm 내에 95%가 있다. 그 범위에서 40~60%는 갑상선에 붙어있고 25~40%는 경부 흉선 안에 있는데, 어떤 경우라도 성대 신경보다 전방에 있다. 이것이 전형적인 정상 위치이다. 전형적인 위치에서 공주님들을 찾지 못하면 아래쪽 공주님은 흉선(30%), 전상 종격동(22%), 갑상선 실질 내(22%), 갑상 흉선 인대(17%), 하악선 근처(9%)에서 찾아보고, 위쪽 공주님은 기관 식도구(43%), 식도 뒤쪽(22%), 후상 종격동(14%), 갑상선 실질 내(7%), 경동맥 초(7%), 식도측방(7%)을 의심해봐야 한다.

갑상선 절제수술 때에는 정상적인 위치에 공주님들이 보이지 않으면 굳이 이들을 수색한다고 이리저리 뒤적거리지 말아야 한다. 공주님들에게 가는 아주 가느다란 보급로가 망가지기 때문이다. 물론 부갑상선 기능 항진증 때는 이들을 철저히 수색해서 병든 공주를 퇴출해야 하지만 말이다.

  갑상선 수술 때는 파라 공주님들의 거처를 잘 알고 있어야 이들을 다치게 하거나 모르고 제거하는 불행한 사태를 예방할 수 있다.

  "공주님, 공주님, 파라 공주님 어디 계세요?" 외쳐봐야 소용없다. "나 여기 있어요." 하고 공주님들이 얼굴을 내밀 리 없기 때문이다.

인격모독 면허증은 없다

KAL 전 부사장 조 아무개의 땅콩 회항 소동, 서울시향 박 아무개 대표의 막말 사건 등…. 윗사람의 아랫사람에 대한 인격모독 언사가 일반 국민의 공분을 사는 사회문제로 주목받았다. 사실 이런 윗사람의 부하직원에 대한 모욕적 언사는 그동안 외부에 노출만 안 되었을 뿐 거의 모든 직장에서 상사가 아랫사람을 함부로 대하는 힘 희롱(power harassment)이 다반사로 행해지고 있었다. 말이 힘 희롱이지, 일방적으로 아랫사람을 괴롭히는 언어폭력인 것이다. 아니, 때로는 언어폭력뿐 아니라 실질적인 폭행도 행해지고 있다고 한다.

조 아무개가 더 악명이 높아진 것은, 본인의 실력 때문에 부사장직까지 올라간 것이 아니고 회사 사주의 딸이라서 입사 5년 만에 그 자리에 올라가 세상 무서운 줄 모르고 회사직원을 노예 다루듯이 해왔다는 것 때문이다. 직장 밑바닥부터 제대로 경영수업을 받아왔다면 이런 오만방자한 태도를 보였겠느냐는 것이다. 땅콩 회항이라는 전대미문의 소동 대신에 문제가 된 승무원에게 아래와 같은 행동을 했다고 가정해보면 어떨까?

"아, 수고 많아요. 이럴 때는 이렇게 하시는 것이 더 좋지 않을까요?"

이렇게 가족처럼 대했다면 아마도 두고두고 칭찬받고 존경받는 차세대 경영인으로 대접받게 되었을 것이다. 이런 상상은 분노조절 장애증 환자에게는 사치이거나 허망한 꿈에 불과한 것인지 모르겠지만 말이다. 그런데, 현재 조 아무개에게 집중적으로 비난의 여론이 쏟아지고 있지만, 과연 비난을 퍼붓고 있는 우리는 여기에서 완전 자유로울 수가 있을까? 멀리 갈 것 없이 우리 의료계는 어떤지 살펴보자.

과거의 의료계는 위계질서가 분명하여 윗사람이 아랫사람의 인격을 무시하는 막말을 함부로 날리고 때로는 폭력까지 행사하는 일이 비일비재하였다는 것을 알 사람은 다 안다. 필자의 전공의 시절, 필자를 포함한 4명이 1년 차 전공의를 시작했는데 3개월이 안 되어 3명이 교수와 선배들의 비인간적인 처사를 못 견디고 병원을 떠나고 말았다. 무지렁이 필자 혼자만 남아 4명이 해야 할 살인적인 업무를 감당해 내어야 했고(그 덕택에 오늘날 엄청 많은 일을 소화해낼 능력이 길러졌지만), 그때 과로로 지친 필자의 가슴에 꽂힌 교수님의 비수 같은 말씀(지금은 고인이 되셨다).

"야, 네가 뭐 외과 하겠다고? ○○과나 가라!"

당시의 외과는 진료과의 꽃 중의 꽃인 선망의 과였고, ○○과는 "그 과도 의사가 하는 과냐?"하고 천대받던 시절이었다. 요즘은 완전히 뒤집혀서 외과는 기피 학과가 되었고 ○○과는 최고의 선망 학과가 되어있다.

"너 아직 시골 냄새난다. 너 같은 놈이 뭐 외과 한다고 껄떡대냐?"

이런 모욕적인 말을 들은 날 밤에는 병원 앞 포장마차에서 깡소주를 까며 하늘을 보고 쌍욕을 날리곤 하였다. 그리곤 미국 가겠다고 짐까지 쌌다가 그 교수님의 만류로 그냥 주저앉았다. 그런데 이런 말씀들은 욕이나 비하의 뜻이 아니라 그 당시의 풍토로 그냥 뱉어낸 일상의 말들이라는 걸 얼마 지나지 않아 알게 되었다. 그렇다 하더라도 이런 풍토에서 배운 제자들은 못된 시어머니 밑에서 고생했던 며느리가 나중에 더 못된 시어머니가 되듯이, 후에 인정받고 교수직에 발탁되고 나서는 자기도 모르는 사이에 똑같이 제자들에게 험한 말을 쏟아내는 교수가 되어 버린다는 것이다.

필자는 피교육자 시절, 선배들이 수술실에서 공포 분위기를 조성하고 아랫사람들에게 막말 수준의 저질 언어로 힘 희롱을 행사하는 것을 보고는 '나는 절대로 저렇게는 안 할 거야. 따뜻한 수술실 분위기 속에서 화기애애하게 수술할 거야.' 결심하고 또 하곤 했다. 정말로 그렇게 하려고 노력했다. 그리고 그렇게 되었다고 믿고 있다.

오래전 신촌 세브란스에서 근무할 때다. 필자가 아끼고 좋게 보고 있는 전공의가 어려운 수술의 조수를 서고 있는데 이 친구가 웬일인지 그날따라 헤매고 있는 것이었다. 그래서 엉겁결에 나온 말이 "이 친구 싹이 노랗네." 해버린 것이다. 정말 큰 뜻 없이 그냥 튀어나온 말이었다. 아끼는 제자니까 믿고 한 말이었는지 모른다. 그런데 며칠 후 그 친구가 사표를 내고 말았다.

생각해보니 그 친구로서는 큰 충격을 받지 않을 수 없었던 모양이다. 윗사람, 특히 지위가 높은 사람일수록 아랫사람들에게 말 한마디 할 때마다 가려서 해야 한다는 것을 깊이 깨닫게 된 계기가 된 것이었다. 그래서 필자는 평생 제자뿐 아니라 모든 인간관계에서 상대의 자존심을 건드리는 언사는 절대로 해서는 안 된다는 철칙을 가지고 있다. 그런데 오늘날까지도 가끔 다혈질 주머니가 터질까 전전긍긍 마음고생을 하는 것이다. 그래도 과거와는 달리 요즘 의료계에는 힘 희롱이라는 것은 없어지고 서로 존중하는 분위기 속에서 화기애애하게 일을 하고 있다고 믿어왔다. 최소한 필자는 그렇게 해왔으니까 말이다.

그런데 오늘 오후 수술 중에 마침 수술실 언어폭력 얘기가 나와 수술 도우미 간호사에게 물어보았다.

"요즘엔 수술실을 공포 분위기로 만드는 교수님은 없지?"

"아뇨. 있어요, 아직…."

part 4 〉 수술실 이야기

"뭐? 아직도 그런 교수가? 우리 외과에도 그런 교수가 있어요?"
"외과에는 없어요. 다른 과에 있어요."
"그건 몰랐네. 아직도 전근대적인 교수가 있다니 큰일이네…."

그러고 보니 얼마 전에 모 지방대학병원 교수가 교육과 훈계라는 명목으로 환자와 간호사들 앞에서 전공의들의 멱살을 잡고 주먹으로 때리고 정강이를 발로 차는 폭력 행위를 반복해온 것 때문에 참다못한 전공의들이 파업했다는 기사를 본 것이 생각난다. 세상에, 21세기 문명사회에서 이런 일이 일어나다니! 그것도 사람의 생명을 다루는 병원에서 말이다.

이런 비인간적인 힘 희롱 사건들이 일어나는 것의 원인은 무엇일까? 물론 당사자들의 자질이 가장 큰 원인이겠지만, 우리 사회 전반에 깔린 저질 정신문화 때문이 아닐까? 배려형의 사람들은 적어지고 상대방을 지배해야 행복감을 느끼는 지배형 혹은 막말형의 인간들이 많아지고 있는 이 이유는 무엇 때문일까? 어릴 때부터 남을 밟아야 이길 수 있다는 인성 파괴의 경쟁 풍토 때문일까?

어쨌든 우리는 같이 어울려 살아가야 할 공동체 운명이라면 힘 희롱으로 고통받는 사람들이 없어져야 행복하고 아름다운 세상이 될 것이 틀림없다. 그러려면 우선 윗사람이 아랫사람을 대하는 마음의 자세부터 달라져야 할 것이다. "수고했어요. 힘내세요. 잘했어요." 하는 말이 자연스럽게 나오도록. 인격모독 면허증은 이 세상 어디에도 없으니까 말이다.

표정 좋네, 오늘 수술 잘 될 거야

37세 여자 환자다. 눈매가 선명한 미인이다. 미국 산호세에서 왔다나. 남편이 스탠퍼드 대학교수님이란다(이건 나중에 알았다). 그런데 암이 너무 퍼졌다. 갑상선암이 오른쪽 측경부 최상 측에서 아래쪽 쇄골 부위까지 쫙 퍼져 있다. 그것도 내경정맥과 총경동맥 뒤까지 림프절 전이가 자갈밭처럼 깔려있다. 갑상선 본체의 암보다 이게 먼저 만져져서 진단된 케이스다. 이렇게 총경 동맥 뒤까지 퍼져 있으면 수술 후 교감신경 문제로 오너 증후군(Horner's syndrome)이 생길 가능성이 농후하다.

'아, 저렇게 예쁜 눈꺼풀이 내려오면 어떡하나?' 5년 전 악몽이 되살아난다. 환자에게 이에 대한 가능성을 설명했으나 수술 전날부터 고민이 밀려온다. 환자 본인은 말할 것도 없이 더 깊은 고민에 빠졌으리라.

그런데 말이다. 정작 수술 당일 수술대에 올라온 환자의 표정이 너무 맑고 담담하다. 필자에게 보내는 미소가 곱다. 신뢰의 미소다. 한마디 안 날릴 수 없다.

"표정이 좋네, 오늘 수술 잘 되겠다."

수술은 험난한 등산 코스를 타는 것처럼 죽을 고생을 했지만, 수술 후 그녀의 눈꺼풀은 예쁜 모습 그대로다.

정확하게 2일 후 이번에도 미국에서 온 환자다. 34세, 역시 상당한 미인이다. 이번에는 더 곤란한 위치에 암이 퍼져 있다. 좌측 갑상선 전체가 암으로 대체되어 있고 암이 성대 신경, 식도의 전벽(anterior esophagial wall), 기도 벽(tracheal wall)을 침범했거나 붙어있다. 그뿐만 아니라 왼쪽 측경부 내경정맥을 따라 림프절 전이가 쫙 깔렸다. 어떤 놈은 최하단부 총경동맥과 내경정맥 사이에 똬리를 틀고 있다. 이 케이스는 수술 후 여러 가지 끔찍한 합병증들이 생길 가능성이 크다. 오너 증후군은 기본이고 성대마비, 유미루 누출(chyle fistula), 식도 손상, 기도 손상, 어깨운동 장애, 저칼슘혈증 등…. 수술 전날부터 역시 심한 고민에 빠진다.

수술대에 오른 이 예쁜 환자는 모든 것을 다 각오하고 있다는 듯 두려움이 없는 표정이다. 그리고는 예쁜 미소를 필자에게 보낸다. 바로 저 미소다. 아직 젊은 나이인데 엄청난 긴장 속에서 저런 신뢰의 미소를 보낸다니…. 역시 한마디 안 할 수 없다.

"표정 좋다. 오늘 수술 잘 될 거야."

험난한 히말라야 산악 코스 같은 수술을 끝내고 병실에서 그녀와 만났을 때 수술 후 괴로운 통증에도 불구하고 필자에게 그 예쁜 미소를 날려준다. 수술은 완벽했다. 옥에 티는 칼슘이 약간 모자란 것인데 이것도 시간이 해결할 것이다.

필자는 웃는 얼굴이 좋다. 남녀불문하고 다 좋은데, 특히 젊은 여인의 웃는 모습이 더 좋다. 어린아이의 웃음소리 또한 좋다. 병실에 들렀을 때 내 환자가 활짝 웃는 얼굴을 보여 주면 그렇게 기분이 좋을 수 없다. 이 맛에 수술한다. 필자의 젊은 시절, 당시에는 관능적이고 S자 몸매였던 내 아내가 데이트 때마다 활짝 웃어주는 그 모습에 뿅 갔다. 오늘날까지 아내에게 야단맞으며 사는 필자가 여인의 웃음에 흐물흐물해지는 것은 그때나 지금이나 변한 것이 없다.

필자의 경험으로는 잘 웃는 환자는 수술경과도 좋고 장기 예후도 좋다. 웃으면 복이 온다는 말이 정말로 맞는 것 같다. 회진 돌 때 갑상선 전담 간호사 한나에게 말한다.

"잘 웃어주는 환자가 확실히 경과도 좋지?"

"예, 맞는 것 같아요. 교수님."

"잘 웃는 것만큼 인생도 그만큼 피어나는 거야. 한나도 열심히 웃어야 한다. 알았지?"

"네, 교수님."

그런데 요즘 젊은 남자 환자는 잘 웃지도 않고 아픈 것도 여자 환자보다 훨씬 못 참는 것 같다. 여자보다 더 쪼잔하고 의심이 많아 질문도 많고 늘 우울한 얼굴을 하고 있다. 왜 그럴까? 이 시대의 남자들은 그만큼 고뇌도 많고 세상 풍파에 시달렸기 때문일까?

남자 선배로서 감히 한마디 하고 싶다.

"그래도 웃어라. 웃는 것만큼 당신의 인생도 그만큼 피어날 것이다."

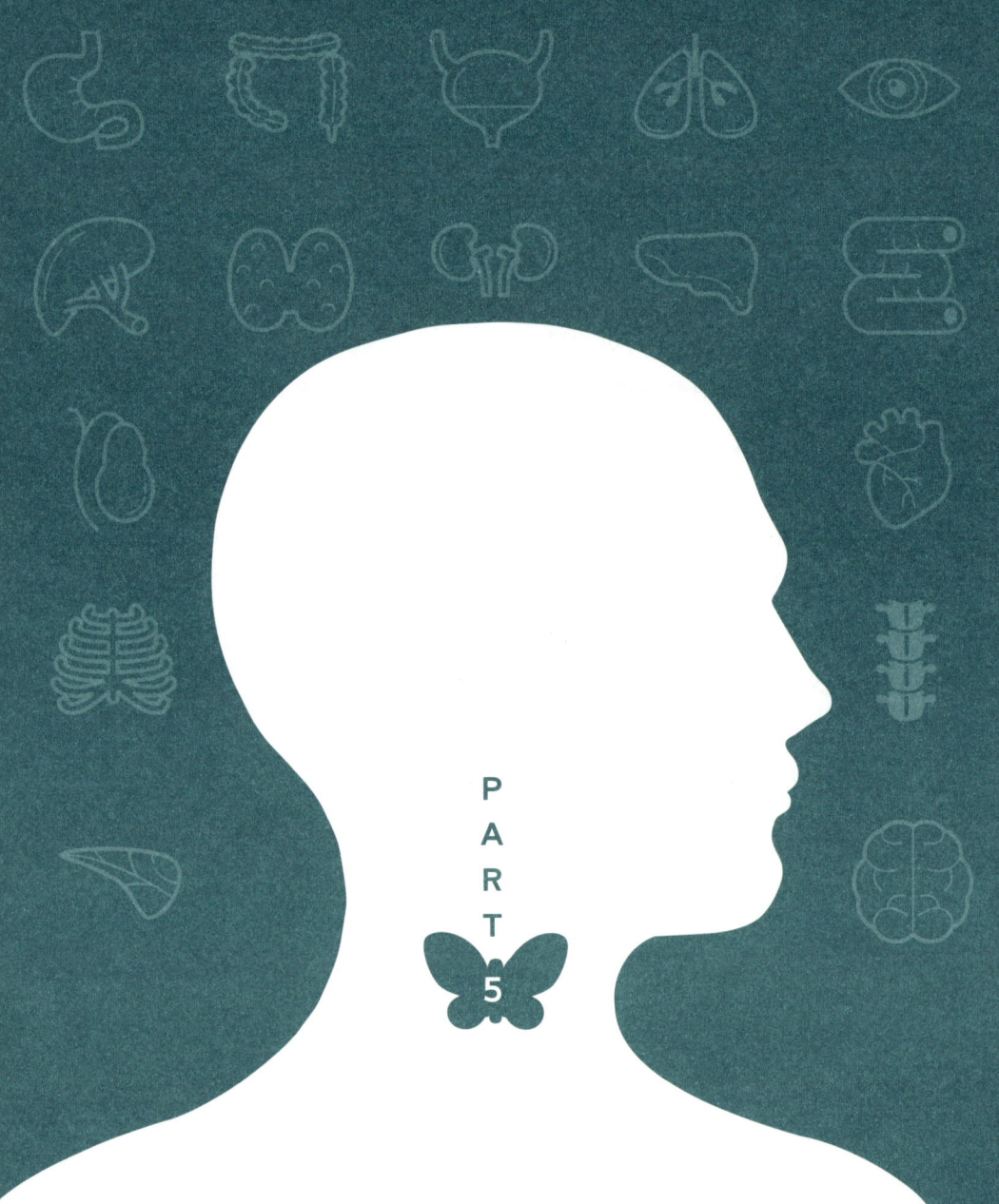

PART 5

수술 후 이야기

수술 후 회복기의 환자들 이야기다. 고통 없고, 후유증 없고, 재발이 없는 성공적인 수술결과를 기대하는 것이 환자와 의료진의 한결같은 바람일 것이다. 본 장에서는 수술 후에 따라 오는 여러 가지 에피소드를 담아내고 있다. 갑상선암 수술 후의 문제들을 이해하는 데에 도움이 될 것이다.

229	아~ 목소리 내어보세요
232	저는 왜 케첩 통이 없어요?
235	눈이 짝짝이가 되었어요
238	뭐라고? 안면 신경 마비?
242	이 맛에 갑상선 수술하지
246	걱정, 걱정… 기분이 다운될 때도 있다
251	수술 실밥 자리 살짝 곪았어요
255	지옥에서 탈출이라….
259	교수님, 환자분 목소리가 안 나오는데요
264	저 일찍 안 죽어요?
269	2차 수술, 실망하지 마시라. 오히려 기뻐해도 된다
273	빨리 재수술해주세요
277	어둠 속에 벨이 울리면 의사의 가슴은 콩닥거린다

아~ 목소리 내어보세요

    수술 끝나고 환자가 마취 회복실로 옮겨진 후 가장 먼저 시켜보는 것이 "아~ 목소리 내어보세요."다. 환자는 아직 비몽사몽인데 목소리를 크게 내어보라고 하면 소리는 안 내고 입만 크게 벌린다. 사실 목소리보다 더 중요한 것은 호흡을 잘하는지 체크하는 것인데 말이다. 그런데 집도 의사 입장에서는 목소리가 제대로 나오는지가 더 궁금한 것이다.

    "아~ 해보세요." 환자가 반응이 없으면 약간 초조해진다. '목소리 내기가 힘든 것일까? 성대 신경에 문제가 생겼나? 아까 분명히 양쪽 신경 다 확인하고 살려 두었는데….' 생각하며 약간 불안해지려고 하는데, 환자가 소리를 지른다.

    "아이고, 아파, 아파."

    오케이, 이 환자는 안심이다. 그러고는 다음 환자 수술에 들어간다.

    갑상선 수술 때 성대 신경을 찾고 보존하는 것은 파라공주(부갑상선) 때보다는 어렵지는 않다. 성대신경을 잘 모시지 않으면 목소리와 호흡에 문제가 생긴다. 암이 성대 신경을 침범했으면 이를 잘라야 하나 살려야 하나를 두고 고민이 이만저만 아니다. 필자는 신경을 살릴 수 있으면 살려보도록 최대한 노력한다. 암이 신경 외피(nerve sheath)까지 침범했으면 확대경과 예리한 수술칼로 신경외피만 면도식으로 깎아낸다.

    하지만 말이 쉽지, 세밀한 수기를 필요로 하는 굉장히 어려운 작업이다. 끝나고 나면 우측 어깨가 몹시 아프다(이미 직업병이 생겼다). 신경을 깎아내다 보면 이미 신경 섬유 다발이 녹아있어 더는 신경 보존이 안 되는 경우도 있다. 이때는 성대 성형술을 해야 한다. 문제는 분명히 신경을 찾아 제자리에 잘 모셔두었는데 목소리가 변할 수 있다는 것이다. 신경을 절단했다면 영구적으로 기능이 돌아오지 않지만, 살려 두었다면 일정 시간(6개월 이내)이 지나면 목소리가 돌아오게 되어있다. 문헌에는 영구적 손상이 0.2-3.0%(재발로 재수술할 때는 8%까지 올라간다)이고, 일시적 손상은 1.8%에서 많게는 20%까지란다. 필자는 영구적 0.2%, 일시직 0.7%의 싱직을 가지고 있다. (J Korean Med Sci 2010;25:541-5)

수술이 다 끝나고 병실로 회진을 가면 여느 때처럼 환자에게 "아~ 소리 내보세요." 한다. 목소리 변동이 없으면 그냥 지나가는데, "목소리가 잘 안 나온다, 목소리가 변했다, 목소리가 쉬었다"고 하면 그 후부터 필자는 갑자기 우울해진다. '분명히 신경을 다 살려뒀는데….' 다리에 힘이 다 빠진다.

불평하는 환자에게 "기다려봅시다. 시간 지나면 돌아옵니다." 위로를 하지만, 속으로는 약간 켕긴다.

성대 신경을 살려두었는데도 목소리 이상이 오는 것은 수술 때 신경이 당겨졌다든지, 보비(Bobie), 초음파 절삭기 등 열에너지가 나오는 수술기구를 신경 근처에서 사용해서 신경 기능이 일시적으로 떨어졌기 때문이라고 되어 있다. 그래서 필자는 이런 기구를 아예 사용 않는다. 그런데도 목소리가 변하니 귀신이 곡할 노릇이 아닌가.

최근 문헌에는 이런 현상을 "mystic transient nerve palsy(신비한 일시적 신경 마비)"라고 표현하기도 한다. (Head Neck 2013 ; 35(7):934~41) 이는 육안적으로 모든 신경이 잘 보존되었으나 (1)신경

망상(nerve plexus), 프레임 같은 외막 조직(frame-like adventitial tissue)과 신경외막(variable epineurium)에 현미경적인 손상이 있거나, (2)신경주위 근막(perineural fascia)과 갑상선 피막(thyroid capsule)의 염증성 반응으로 미세혈관이 손상되어 현미경적인 신경부종(nerve edema)과 미세 출혈(microhemorrhage)이 생긴 때문이라고 한다.

하긴 원인 없는 결과가 없다고 목소리가 변하는 원인이야 있겠지만, 우리 인간의 눈으로는 현미경적 변화를 수술 중에 볼 수가 없으니 문제라는 것이다. 앞으로도 계속해서 수술 후에 "아~ 목소리 내어보세요." 할 것 같다. 그리고 그 결과에 따라 갑자기 우울해지는 것도 계속될 듯하다.

저는 왜 케첩 통이 없어요?

케첩 통이라고? 병실에서 햄버거나 피자를 시켜먹는 걸까? 그때, 한나가 말한다.

"교수님! 저 환자가요, 자기는 왜 케첩 통이 없냐고 이상하게 생각해요."

그런데 케첩 통이 뭐냐고? 바로 피 주머니를 얘기하는 거다. 웬 피 주머니냐고? 환자들의 병든 조직을 떼어낸 빈 곳에 죽은 피나 체액이 고이면 상처가 더디게 낫기 때문에 배액관을 넣고 이를 몸 밖으로 빼내야 한다. 이때 나온 피나 체액을 배액관에 연결해서 모아두는 통이 바로 피 주머니(hemobag)다. 통 모양과 색깔이 케첩 통과 비슷하여 젊은 환자들이 케첩 통이라고 별명을 붙였나 보다. 군대 다녀온 남자 환자들은 수류탄이라고도 한다.

이 피 주머니에 음압(negative pressure)을 걸면 몸 안에 고여 있던 쓸데없는 체액이 나온다. 옛날 필자가 전공의로 일할 때는 이게 없어서 체액이 나오는 대로 거즈를 적시게 되니까, 하루에 몇 번씩 드레싱을 바꾸어야 했다. 환자도 의사도 얼마나 고생했는지 모른다. 요즘 신세대 의사들은 신선놀음이다. 그래도 나름대로는 고생이 많다고 외과를 피한단다.

갑상선 수술에도 이 케첩 통을 애용한다. 모두가 알다시피 갑상선은 혈류와 림프절이 많은 장기다. 수술 후에 갑상선이 있었던 빈 곳에 이런 체액이 잘 고인다. 그래서 갑상선외과 의사들은 케첩 통 달기를 좋아한다. 소심한 친구들은 두 개까지 걸어둔다. 그런데 케첩 통이 마냥 좋은 것만은 아니다. 음압으로 체액을 끌어내다 보니 미세한 림프관이나 혈관들이 그냥 두면 막혀 더는 배출액이 나오지 않게 되는데, 음압에 걸리다 보니까 이게 막히지 않고 계속 나오게 된다. 당연히 퇴원은 늦어진다.

일본의 노구찌 병원은 이런 생각 때문에 수술 다음 날 무조건 케첩 통을 제거한다. 또 배액관을 설치하면 환자에게 거추장스럽고 설치한 자리에 작은 자국이 남는다. 물론 시간이 지나면 희미해져서 잘 안 보이게 되지만 말이다. 또 케첩 통 값이 추가되기도 한다.

얼마 전부터 전 세계 갑상선 외과 의사 중 일부가 케첩 통을 모든 환자에게 설치할 필요가 있을까 하는 의문을 제기하고 있다. 수술이 깨끗이 마무리된 환자는 케첩 통을 달지 않는 것이 더 유리하다는 생각에서다. 남아있는 체액은 그냥 둬도 우리 몸이 알아서 재흡수를 해주기 때문에 문제가 안 된다는 것이다. 필자도 이 생각에 전적으로 동의하는 쪽에 선다.

몇 년 전에 케첩 통을 단 그룹과 달지 않은 그룹을 비교해봤더니 달지 않은 그룹이 퇴원이 빠르고 만족도가 높았다. 그러나 수술이 크고 나이가 많은 환자들은 배액을 시키는 것이 더 유리했다. 이 결과를 학회에 발표했더니 반응이 별로였다. 그러나 지금은 전 세계적으로 케첩 통을 쓰지 않는 의사 수가 점차 증가하고 있다.

필자는 현재 나이가 젊고 수술이 깨끗하게 끝난 환자는 케첩 통을 달지 않는다. 그랬더니 환자 심리라는 것이, 옆에 있는 환자는 달고 있는데 자기는 없으니까 마치 해야 할 것을 안 한 것처럼 불안감을 느끼는 듯하다. 또 남과 같은 대열에 서지 않으면 뭔가 불안한 것이 우리 한국인의 특성이 아닐지 모르겠다. 그런데 별 탈 없이 잘 낫고, 편하고, 퇴원이 빠르니까 결국에는 환자도 좋아하는 것 같다. 무엇보다도 갑상선 전담 간호사 한나가 케첩 통이 없으면 좋아한다. 환자도 편하고 드레싱도 간편하니 말이다.

눈이 짝짝이가 되었어요

"교수님, 수술 후에 짝짝이 눈이 되었어요."
측경부 림프절 전이가 심해 왼쪽 경부 림프절 곽청술을 받은 갑상선암 환자다.
"아이고, 왼쪽 눈꺼풀이 처졌네. 왼쪽 뺨에 땀은 나와요?"
"아직 모르겠는데요, 땀을 안 흘려봐서요."
"왼쪽 콧구멍은 안 막히고?"
"어? 어떻게 아셨어요?"
환자는 영문을 모르겠다는 표정이다.
오너가 생긴 것이다. 얼굴도 예쁜 아가씨인데, 이게 다 무슨 일일까? 이름은 영광스러운 'Honor'와 발음이 비슷하지만, 일단 생기면 환자는 물론 의사도 우울해지는 '오너 증후군(Horner's syndrome)'이다.

이렇게 될 가능성을 수술 전에 환자에게 얘기했지만, 정작 환자의 눈을 보니까 기가 차기도 하고 미안하기도 하면서 무슨 큰 죄를 지은 것 같다. 나이 많은 남자 환자라면 덜 미안하기라도 할 텐데 말이다.
사실 이럴 가능성이 있어 수술할 때 경동맥 뒤쪽은 마치 살얼음 건너가듯 조심조심 전이림프절 박리를 했었다. 그런데 이럴 줄 알았으면 수술 전에 이런 합병증을 확실히 강조해서 얘기했었어야 했다. 하지만 어리고 예쁜 아가씨라 차마 그럴 수 없었다.
왜 목 수술을 했는데 엉뚱하게 한참 멀리 떨어진 눈이 말썽을 일으킬까?

짐작하시다시피 목, 머리, 눈으로 가는 교감 신경 어디에라도 문제가 생기면 오너 증후군이 생긴다. 보통 시상하부(hypothalamus)에서 기원하는 3가지 교감 신경 통로(pathway) 중 어디라도 암이 침범하거나 손상을 받으면 여러 가지 신경 증상이 나타난다. (1) 첫 번째 교감 신경 통로는 시상하부에서 경추 (C8-T2) 위치하는 첫 번째 신경 접합부위까지 내려오는 것이고, (2) 두 번째 교감 신경 통로는 폐 첨단부(lung apex)에 있는 교감신경 몸통에서 팔신경총(brachial plexus)을 거쳐 하악골 근처 총경동맥이 내경과 외경동맥으로 갈라지는 부위까지 올라가는 것이고, (3) 세 번째 교감 신경 통로는 내경동맥 외막 안에서 Carvenous sinus를 거쳐 6번 뇌 신경, 5번 뇌 신경의 눈 분지와 만나고, 안구에서 안교감신경섬유가 눈꺼풀을 올리는 신경인 Muller 근육과 눈의 홍채를 이완시키는 근육에 분포하는 것이다.

갑상선암으로 광범위 경부 곽청술 후에 나타나는 오너 증후군은 세 가지 교감 신경 중 어느 통로라도 장애가 왔을 때 생긴다. 특히 경동맥 뒤쪽까지 림프절 전이가 확산되었을 때 장애가 잘 생긴다.

전형적인 증상은 다음과 같다.

> (1) 세 번째 통로 장애→동측의 동공이 작아진다(miosis). 어두운 곳에서 동공의 반응이 늦다.
> (2) 세 번째 통로 장애→동측눈꺼풀이 내려와 짝짝이 눈이 된다(ptosis),
> (3) 첫 번째 또는 두 번째 통로 장애→동측 뺨에 땀이 안 나온다(anhidrosis)

이외에도 비중격의 비후로 코가 막히기도 하고 눈의 충혈이 잘 일어나기도 한다. 위의 증상은 다 나타나기도 하고 일부만 나타나기도 한다. 이는 신경 통로의 어디에, 어느 정도 손상을 입었나에 따라 다르기 때문이다.

필자는 갑상선암 경부 림프절 곽청술 후에 0.2%의 오너 증후군을 경험했다(J Koran Med Sci 2010;25:541-5). 많은 숫자는 아니지만, 그때마다 심한 자괴감에 빠진다. 대부분은 6개월 이내에 호전되어 한시름 놓게 되지만 일부는 끝까지 좋아지지 않아 미안하고 괴롭다.

오늘 이 아가씨는 좋아지는 쪽일까, 아닌 쪽일까? 신경 통로 근처에서는 신방 새색시 다루듯이 했으니까 기능이 살아날 것이다. 그런데 신경은 믿을 수 없는 아가씨와 같으니까 안 돌아올지도 모르겠다. 별별 망상을 다 해본다.

눈꺼풀이 내려온 것이 6개월 지나도 호전되지 않으면, 안과에서 늘어진 Muller 근육을 잘라주는 간단한 수술을 한다. 이는 쌍꺼풀 수술과 비슷하나 조금 다르다. 코 막힘이 계속되면 콧속 비갑개(turbinate)를 잘라주기도 한다. 나머지 오너 증후군에 따른 증상들은 일상생활에 큰 지장이 없으므로 그냥 두고 보자고 한다. 사실은 신통한 치료법이 없기도 하다.

갑상선 외과 의사는 가느다란 신경들과 언제까지 혈투를 벌여야할까? 성대 신경, 교감 신경, 미주 신경, 횡격막 신경, 부신경, 경신경총, 팔신경총 등등의 강적들이 수술 때마다 버티고 있지 않은가. 이래저래 갑상선 외과 의사는 하루도 편한 날이 없다. 그래서 의사 중에 평균 수명이 제일 짧은 의사는 외과 의사라 했던가.

※뒷이야기: 이 예쁜 아가씨 환자는 5년 전 얘기다. 그렇게 마음을 졸이게 하더니 수술 3개월 후에 멀쩡하게 생글생글 웃으며 필자를 찾아 왔었다나.

■■ 뭐라고?
안면 신경 마비?

아침 병실 회진 가이드를 하는 외과 전공의가 심각한 얼굴로, 어제 수술한 67세 여자 환자가 안면 신경마비라고 보고한다.

"뭐라고? 안면 신경 마비?"

그 환자는 갑상선 유두암이 오른쪽 측경부 림프절까지 전이되어 '갑상선 전절제, 중앙 림프절 청소술, 오른쪽 측경부 림프절 곽청술'을 받은 환자다. 수술 때 아무 문제가 없었는데 웬 안면 신경 마비일까? 더구나 수술범위가 안면 신경과는 아무 관계가 없는 부위인데 말이다. '에이, 말도 안 돼…' 그러면서도 마음 한구석에는 혹시나 하는 불안이 없지는 않다.

전공의에게 폭풍 질문을 던진다.

"입이 삐뚤어졌어? 눈은 감겨? 이마 주름은 잡혀? 입은 오므려져?"

"입이 삐뚤어진 것 같은데요."

"니, 안면 신경 가지(facial nerve branches)가 뭐 뭔지 읊어 봐."

"……?"

"인마, 그것도 모르면서 무슨 안면 신경 마비가 왔다고 하나?"

안면 신경은 7번 중추신경으로 귀 근처 두개골 기저부의 작은 구멍을 통과하여 귀 아래쪽 이하선 속에서 하나의 뿌리로 나왔다가 다시 5가지로 갈라져 각종 안면 표정 근육으로 간다. 마비되면 다음과 같은 안면 근육에 문제가 생긴다.

> 1. 이마 근육 가지(frontal branch) — 이마가 처지고 주름이 잡히지 않는다.
> 2. 광대뼈 가지(zygomatic branch) — 눈이 감기지 않는다.
> 3. 볼 또는 구강 가지(buccal branch) — 입을 오므리지 못한다.
> 4. 하악 주변 가지(marginal mandibular brach) — 그쪽 아랫입술이 마비되어 웃을 때 비대칭 입이 된다.
> 5. 목 가지 (cervical branch) — 목의 광경근(platysma)을 지배. 외형 변화가 별로 없다.

전공의는 물론 같이 회진 도는 하나에게까지 간단히 설명한다. 전공의가 교수한테 환자 보고를 하려면 아무리 바빠도 문헌 검색을 통해 이 정도 지식을 갖추고 환자 상태를 체크한 후에 보고해야 한다. 그래야 교수와 얘기가 통한다. 그리고 본인도 실력이 는다. 이게 수련과정이다. 요즘 아이들은 도대체 공부를 안 한다. 속으로 한탄하면서 병실로 가는 계단을 올라간다.

'혹시 이유 없이 벨 마비(Bell's palsy)가 온 것일까? 안면에 찬바람을 맞았나? 헤르페스 바이러스(Herpes zoster virus)에 감염되었나? 그러면 안면 신경 따라 물집(blister)이 생겼을 텐데. 귀는 잘 들릴까? 당뇨병이 있었나? 그 환자가 이런 벨 마비가 생길 조건을 가지고 있었던가? 벨 마비는 그냥 둬도 70~85%는 저절로 좋아진다고 하지만, 그래도 스테로이드를 3일 이내에 투여해야 빨리 좋아진다. 혹시 숨어있던 뇌경색이나 뇌출혈이 갑자기 나타난 것은 아닐까? 나이가 있는 환자니까 그럴지도 모른다. 그러면 빨리 대처해야 한다. 아니면 뇌종양이 생겼을까? 아니다. 그러면 두통도 있을 것이고, 벌써 다른 신경학적 증상이 있어야 한다.'

계단을 올라가면서 별별 생각을 다 한다. 좌우간 빨리 그 환자부터 보도록 한다.

환자가 있는 병실 복도에 들어섰다. 환자가 복도 중간에서 필자를 향해 걸어온다. 걸음걸이를 보니 이상한 점이 없다. 케첩 통을 들고 있는 손도 이상은 없어 보인다. 이러면 최소한도 뇌경색이나 뇌출혈은 아니다.
"안녕하세요, 시사 잘하셨어요?"
"그럼요. 아이고, 교수님도 일찍 나오셨네유."
말씀하시는 발음이 분명하다. 이제 뇌 문제는 완전히 생각 안 해도 되겠다.

복도에 선 채로 할머니와 얘기를 계속한다.
"아주머니(할머니라 했다간 야단맞는다), 눈이 약간 짝짝이네요. 오른쪽이 쪼끔 작네요?"
"아이고, 늙으니까 눈꺼풀이 처져서 그렇지."
"저도 그래서 눈꺼풀 좀 잘라내었어요."
오른쪽 눈꺼풀이 약간 내려왔으나 움직임이 정상이다. 위로 쳐다보는 것도, 눈을 감는 것도 정상이다. 그러니까 오너도 아니고 광대뼈 가지 마비도 아니다. 이마 주름도 어느 한 쪽이 처져보이지도 않는다.
"아주머니, 휘파람을 부는 것처럼 해 보세요."
잘 된다. 그런데 오른쪽 입꼬리가 왼쪽과 비대칭이다. 웃을 때 더 그렇다. 그러면 안면 신경 중 하악 주변 가지 마비다. 다행히 심하지는 않다.

"왜 갑상선 수술을 했는데 이런 일이 생겼노?"

전공의는 못 들은 척 답이 없다.

"저 현상은 위쪽 측경부 림프절 긁어낼 때 시야 확보를 위해 어시스턴트가 견인기를 너무 위로 당기는 바람에 하악 주변 가지가 눌러져서 신경기능이 떨어져 그런 기라. 신경에 직접적인 손상이 없으므로 시간 지나면 돌아온다. 알겠제?"

"……."

"아주머니, 이~ 해보세요."

역시 입꼬리가 약간 비대칭이나, 염려할 정도는 아니다. 저 정도면 곧 정상으로 돌아올 것이다. 공연히 아침부터 전공의 보고를 받고 쓸데없이 고민했다.

다음 날 아침 회진 시간.

"어제 그 환자 어떠냐?"

"큰 변화 없습니다."

이 녀석, 공부를 제대로 했나 시험해보자.

"자네, 오너 증후군하고 안면 신경 마비하고 눈꺼풀 증상이 어떻게 다르나?"

"오너는 눈꺼풀이 올라가지 않고 안면 마비는 눈이 감기지 않습니다."

옳거니, 어제 책 좀 본 것 같다. 이래서 제자를 성장시키는 맛도 쏠쏠하다.

이 맛에 갑상선 수술하지

필자가 수술하는 날은 1주일에 3번이다. 월, 수, 금은 수술이고 화, 목은 외래환자를 보는 날이다. 사실 필자는 외래환자를 보는 날보다 수술하는 날이 더 좋다. 외래환자 보는 날은 그야말로 눈코 뜰 새 없이 바쁘다. 때로는 점심시간도 없다. 우리 집 망구님은 환자 수를 줄이라고 충고해주지만 그게 어디 마음대로 되는 일인가.

지난 수십 년 동안 수술을 받고 진료해온 환자들과 새로 수술을 받을 환자들 수가 장난이 아니다. 최소 하루에 100~150명을 봐야 한다. 아무리 환자 수를 제한하고 제한해도 이 모양이다. 여기저기서 부탁하는 환자들을 매몰차게 거절을 못 하기 때문이다.

환자 볼 때는 시간을 가지고 여유롭게 설명도 하고 제대로 된 감정교류도 해야 하는데, 시간이 모자라 그게 잘 안되니 답답하다. 항상 마음이 급하다. 그래서 환자들에게 미안하다. 그나마 요즘 거북이 카페를 통해 마음의 빚을 다소 덜 수 있게 되어 다행이다.

어쨌든 외래보다는 수술실이 더 좋다. 수술은 필자의 존재의 이유가 되고 행복한 스트레스가 되기 때문이다. 어떻게 보면 정신적으로나 육체적으로 고달픈 노동이다. 그러나 수술에서 손을 떼게 되는 미래의 나를 상상하면 끔찍하다. 나의 존재가 무의미해지게 되는 것을 참아 낼 수 있을지 걱정이다. 수술결과가 기대한 것보다 좋지 못해 괴로울 때도 있지만, 좋아하는 고전음악과 함께 아직 수술을 즐길 수 있다는 것이 얼마나 고마운 일인가.

하지만 필자도 인간인지라 온종일 수술을 하고 나면 몸과 마음이 지칠 때도 있다. 특히 일주일의 일이 끝나는 금요일 마지막 수술을 끝내고 나면 파김치가 된다. 파김치 상태로 다음 월요일 수술 예정 환자들의 데이터와 영상사진에서 뭐가 빠진 게 없나, 추가 검사할 게 없나 다시 검토하고 각 환자의 수술 플랜을 전공의, 전임의와 함께 세운다. 그리고는 오늘 수술한 환자들의 상태를 점검하기 위해 저녁 회진을 올라간다.

저녁 회진 때 체크하는 것은 수술에 따른 합병증은 없는가, 환자의 기분은 어떤가, 환자 가족들은 고마워하는가 아니면 불평을 할 것인가 등등이다. 어떤 가족들은 왜 이렇게 수술이 늦게 끝났느냐, 수술 후 처치가 왜 이러느냐, 환자가 아파하는데 왜 빨리 안 봐주느냐 등등 불평을 한다.

사실 온종일 수술하고 지친 심신으로 병실 회진을 돌 때 가장 곤혹스러운 것은 환자 가족들의 불평을 들어주는 것이다. 가족 입장에서는 궁금한 것이 많은데 원하는 시간에 재깍재깍 의료진의 설명이 없고, 의료진들은 뭐가 그리 바빠 코빼기도 안 보여주니 불평이 생길 만도 하다. 하지만 그때 의료진은 수술실에 있을 확률이 높다.

그래도 어쩌랴. 아프고 답답한 환자 측의 컴플레인(complaint)을 들어주고 풀어주는 것이 의료진이 해야 할 일이 아니던가. 이때 의료진이 짜증을 내고 부드럽지 못하면 환자와 의사 간 신뢰가 깨진다. 고달프더라도 환자 측 처지에서 생각하면 이해가 안 될 것도 없지 않은가.

오늘 수술환자 여러 명 중 두 환자가 마음에 약간 걸린다. 한 환자는

40대 후반으로 암이 많이 퍼져서 왼쪽 기도 벽을 약간 침범하고, 중앙 경부 림프절은 물론 옆 목 림프절까지 전이가 심하여 기도 벽은 면도식으로 암 조직을 깎아내고 중앙 림프절 청소술과 좌측 옆 목 림프절 청소술을 했던 환자이다.

또 한 환자는 살결이 뽀얗고 통통한 20대 후반 새댁 환자인데, 수술대 위에 누워 "저, 모양은 아무래도 괜찮으니까 수술만 철저히 잘 해주세요." 하고 부탁했던 환자다. 이 환자는 초음파 사진에는 심하지 않게 보여 잘하면 니이도 젊고 하니까 반절제 기능성도 있을지 모르겠다며 수술을 시작했는데, 어럽쇼? 암 사이즈는 1cm가 안 되는데 암이 피막을 뚫고 나와 성대 신경을 둘러싸고 있지 않은가. 신경을 절제하면 수술을 간단히 끝낼 수 있었는데 말이다. 그래도 확대경을 쓰고 어렵게 신경을 보존해주었다. 하지만 암이 싸고 있던 신경은 가늘어져, 수술 후 목소리가 제대로 나올지 걱정된다. 물론 피막을 뚫고 나갔으니 반절제는 물 건너갔고 전절제를 할 수밖에 없었다. 수술이 끝나고 회복실에서 급한 마음에 "목소리 아~ 해보세요." 체크했더니, 고맙게도 목소리가 제대로 나온다.

회진 첫 번째 환자로 예의 40대 후반 심하게 퍼졌던 아줌마 환자를 보러 갔다. 그런데 이 환자, 필자를 보더니 큰 수술을 받은 환자답지 않게 저녁을 먹다가 말고 활짝 웃어 준다. 목소리도 좋고 옆 목 림프절 청소술에 따르는 수술 합병증인 오너 증후군, 유미루, 어깨운동 장애 등등이 하나도 안 생겼다. 환자 가족들도 모두 웃고 만족해한다. 두 번째, 세 번째, 네 번째, 다섯 번째……. 모든 환자가 오늘은 필자를 보자마자 환하게 웃어준다.

일반적인 수술 후유증인 쉰 목소리, 손발 저림, 출혈 등이 전혀 없다.
"한나야, 환자들이 다 웃어주네. 근데 마지막 남은 50대 남자 환자는 웃어줄까, 안 웃어줄까? 보통 남자 환자들은 잘 안 웃어주잖아."

"오늘은 그 남자 환자도 웃어줄 것 같은데요, 교수님."

"그래, 어디 한번 기대해 볼까?"

병실로 들어갔더니, 이 중년 남자 환자가 활짝 웃어준다. 옆에 있던 환자의 와이프와 딸들도 활짝 웃으며 "고맙습니다."를 연발한다.

오늘은 웃음 바이러스가 환자들 사이에 퍼진 듯하다. 웃는 환자는 수술경과도 좋고 예후도 좋다. 면역체계가 강화되고 엔도르핀이 많이 나오기 때문이다. 잘 웃는 사람이 장수도 한다. 일주일 중에서 가장 피로에 찌든 금요일 저녁, 오늘 저녁은 늦은 퇴근인데도 기분만은 업(Up)이다. 이 맛에 갑상선 수술하지!

걱정, 걱정…
기분이 다운될 때도 있다

　사람들은 필자쯤 되면 의사로서는 아무런 걱정 없이 매일매일 환자들을 잘 돌볼 것으로 생각할 것이나, 별 어려움 없이 환자들을 척척 수술하고, 아무 일도 없이 회복 잘하고 환자들로부터 존경받고…. 그래서 하루하루가 즐거울 것으로 생각할 것이다.
　우리 거북이 가족 한 분은 필자가 그 많은 외래환자를 보고, 그 많은 수술을 해내고, 그 많은 신기한 영상, 음악, 그리고 칼럼을 카페에 올리는 것을 보고, "교수님은 사람이 아닙니다. 교수님은 신입니다." 하고 찬사의 댓글을 보내오기도 하는데(물론 장난기가 약간 섞이기는 했지만) 정말 신의 경지에 올라있으면 얼마나 좋을까.
　사실은 하루하루가 걱정과 스트레스의 연속이다. 이들 걱정과 스트레스를 극복한 후에 찾아오는 쾌감도 있기는 하지만, 원래 낙천적인 성격이 아니고 무슨 일이든 완벽히 하고자 하는 소심한 성격인지라 때로는 걱정, 걱정, 또 걱정이다. 걱정으로 밤잠을 설치기도 한다. 겉으로는 태연한 척하면서 말이다.

　오늘은 필자의 기분을 다운시키는 최근의 몇몇 환자 얘기를 해보고자 한다. 이상하게도 안 좋은 일은 연달아 생긴다.
　약 2개월 전 30대 여성 갑상선암 환자. 간단히 반절제하고 별 일없이 수술 이틀 만에 퇴원했던 환자인데, 퇴원하고 3일 지나서 밤에 응급실로 왔다. 열이 나고 수술 부위가 갑자기 부어오르고 통증이 생겼단다. 백혈구와 염증 수치가 거의 패혈증 수준이다. 이 정도면 염증이 생기고 수술부위에 고름이 고였을 것이다. 밤이지만 응급으로 수술부위를 다시 열고, 고름을 씻어낸 후 고단위 항생제 처방을 한다. 전공의는 환자에게 무슨 일이 일어나는 것 아닌가 걱정이 대단했지만, 환자의 회복은 빨라 며칠 안 되어 퇴원하였다. 세균배양 결과는 포도상 구균이 나왔다나. 흔히 환자 피부에 있는 균인데 왜 감염되었을까? 첫 수술 때 항생제를 안 써서? 갑상선 수술은 교과서대로 하면 항생제를 쓸 필요가 없는데 말이다.

바로 3주 전쯤 40대 여성 환자도 퇴원 후에 똑같은 상처 감염이 생겼는데 저번 환자만큼 심하지는 않다. 외래에서 며칠 동안 배농과 항생제 처방으로 치료가 되긴 했는데, 문제가 해결될 때까지 기분이 다운되고 마음이 불편했다. 갑상선 수술 후에는 감염이 잘 생기지 않는데, 왜 이 두 환자는 생겼을까? 아직 미스터리다. 다음 환자부터는 예방적 항생제를 써볼까 생각하지만, 그에 따르는 항생제 남용문제가 걱정이다.

2개월 전쯤, 20대 초반 꽃다운 나이의 아가씨 환자. 너무 순진하고 착하다. 필자를 볼 때마다 착한 웃음을 날려주는데 안타깝게도 암이 많이 퍼졌다. 미만성 석회화 변종으로 림프절 전이가 많이 된 것은 이해가 가는데, 암 조직이 갑상선 피막은 물론 전이림프절도 피막까지 뚫고 양쪽 성대 신경을 침범해서 둘러싸고 있지 않은가(infiltration). 양쪽 성대 신경이 마비되면 평생 고생하는데 말이다. 확대경을 쓰고 죽을힘을 다해 우선 왼쪽 신경을 침범한 암 조직을 예리한 수술칼로 면도식 절제(shaving off)를 통해 신경줄기를 보존하는 데에는 일단 성공했다. 신경이 약간 가늘어진 것이 마음에 걸리기는 했지만, 우측 신경은 도저히 안 된다. 암 조직을 신경으로부터 분리하긴 했지만 신경이 거의 녹아있었다.

그래서 음성 재활 전문의가 그 자리에서 성대 재활 수술을 한다. 수술 후 체크하니까, 왼쪽 성대의 움직임도 영 신통치 않다. 목소리가 허스키하게 나온다. 음성 클리닉에서는 시간이 지나면 성대기능이 돌아올 거니까 기다려보란다. 하지만 그동안 환자 고생은 어떡하며 내 마음이 불편한 것은 어떻게 할까? 기분은 밑바닥까지 다운되고 만다.

2주 전에 수술한 60대 아주머니 환자. 아주 오래전에 갑상선암이 오른쪽 옆 목 림프절로 전이가 심하여 갑상선 전절제술과 우측 옆 목 림프절 청소술을 받고 잘 지내오던 중, 작년 가을에 좌측 옆 목림프절에 재발이 발견되어 타 병원에 갔다가 이번에 필자에게 다시 와서 좌측 옆 목 림프절 청소술을 하였다.

수술도 옛날과 달리 깔끔하게 잘 되었다고 생각했는데 웬일인지 림프절 뗀 자리에서 림프액이 멈추지 않는다. 하루에 나오는 양이 100~130cc정도다. 일일 300~500cc 나오면 미련 없이 다시 수술실로 가서 림프액누출 부위를 손봐주라고 되어있는데, 이건 모호하기 짝이 없는 것이다. 다시 수술실로 가기도 그렇고, 벌써 2주째인데 멈출 것 같기도 하면서 안 멈출 것 같기도 하다. 환자는 3월 4일 손자 학교 입학식도 참석해야 한다 하고, 더 이상 기다리기는 환자도 지치고 필자도 지친다. 이거, 영 마음이 불편하다. 어젯밤에는 다운된 기분으로 잠도 잘 안 오는 것이다. 그래서 오늘 오후 수술실로 다시 모셔서 림프액이 누출되는 부위에 강력 본드(Histoacril)를 뿌리는 간단한 시술을 했다. 이제 더는 누출되지 않아야 하는데 걱정, 걱정, 또 걱정이다.

오늘 수술한 또 다른 60대 아주머니. 원래 당뇨가 심하고 심장 관상동맥이 막혀 스텐트 시술을 받은 환자다. 갑상선암으로 수술하기에는 고위험군에 속하는 환자인지라 당뇨 조절과 심장 문제로 내과에 며칠 미리 입원한 것까지는 좋은데, 아스피린을 이틀 전 아침까지 복용했단다. 최소 3~5일은 끊어야 수술할 때 출혈문제가 적은데 말이다. 오늘(2월 27일 수요일) 수술이 안 되면 다음 주로 넘어가야 하고, 대수술은 아니지만 수술 중은 물론 수술 후에도 출혈 문제가 있을 수 있고, 또 심장이 언제 말썽을 일으킬지 모르니 걱정, 걱정, 또 걱정이다.

환자의 딸은 수술 전에 아스피린을 끊어야 한다는 말을 못 들었다고 오 코디한테 따지러 가야겠다고 한다. 기분이 다운되는데 수술을 하지 말아야 하나 고민이다. 이래서 어젯밤에 잠을 설쳤다. 다행히 다른 환자의 수술보다 몇 배는 더 꼼꼼하게 지혈작업을 하면서 수술을 무사히 끝내기는 했다. 하지만 완전히 회복될 때까지는 마음이 조마조마하다. 두 60대 아주머니가 아주 나를 죽여준다.

어제는 옛날 30대 때 섬모양 갑상선암(저분화 갑상선암으로 분류된다)으로 다른 선배 교수님한테서 수술을 받고 곧 재발하여 필자가 여러 차례 재수술해 이제는 50대 초반이 된 여성 환자인데, 최근에는 남편이 대신 온다. 이제 더는 손을 쓸 수 없이 암이 많이 퍼져(특히 경추, 종격동) 통증이 심하고 거동할 수 없어 한 달에 한 번씩 딸이나 남편이 대신 와서 진통제만 받아 가는데, 이분들만 보면 마음이 아프고 불편하고 기분이 다운된다. 더 이상 해줄 것은 없고 걱정, 걱정만 한다.

이런 환자들을 경험해보면 작은 초기 갑상선암은 수술하지 않고 지켜봐도 된다고 말하는 의사들의 콧등을 후려갈기고 싶다. 초기 때 치료하면 이런 일이 안 생겼을 텐데 말이다. 환자나 환자 가족은 필자를 믿고 맡겨놓으면 알아서 해결해줄 거로 생각할지 모르지만, 필자처럼 소심한 성격은 위험도가 높거나 다른 문제가 많은 환자를 만나면 환자의 데이터를 몇 번 체크하고 최신 관련 문헌들을 검색하면서 밤잠을 설치곤 한다. 이런 필자의 속사정을 모르는 환자들은 그저 경험 많고 믿음직하고 실력 좋은 명의라고 믿고 있는 모양이지만 말이다. 환자에 따라서 필자가 걱정, 걱정, 또 걱정하고 기분이 다운될 때도 있다는 것을 알고나 있는지 모르겠다.

※뒷이야기: 50년대 초반 여성환자는 이 글이 작성된 1개월 후에 사망하였다.

수술 실밥 자리 살짝 곪았어요

갑상선 수술 받고 퇴원 후에 한참 있다가 보통은 1개월 후부터 3개월 사이, 피부 봉합 실밥 자리에 염증을 호소하는 환자가 가끔 있다.

"어, 벌써 몇 번째네…. 요즘 사용하는 봉합사에 문제가 있나? 그동안은 괜찮았는데."

이런 환자는 얼른 병원에 와서 말썽부리는 실밥을 뽑고 간단한 드레싱을 하면 문제는 해결된다. 환자는 큰 염증도 아니고 피부에 생긴 문제니까 피부과에서 치료해줄 수 있을 거로 생각하며 피부과를 방문하지만, 대부분의 피부과 의사는 이 문제를 해결하지 못한다. 외과 수술 후 생긴 상처의 문제이기 때문이다. 피부과 의사는 수술이 주 업무가 아니다. 그래서 괜찮을 것이라 생각하면서 그냥 두면 속 실밥을 따라 염증이 퍼져, 나중에 낫더라도 수술 흉터가 밉게 보일 수 있으므로 빨리 초전박살내는 게 유리하다.

왜 이런 일이 생길까? 수술이 잘못되어서일까? 수술할 때 병원 세균이 들어와서일까? 아니다. 수술이나 병원 세균 때문이라면 수술 4~5일쯤에 상처가 붓고 염증이 생기고 고름이 나오며 아픈 증상을 보인다. 그런데 갑상선 수술 후에는 세균으로 인한 감염이 잘 안 생긴다. 청결상처에다 혈류가 많고 상처가 빨리 아무는 부위이기 때문이다. 의학 교과서에는 수술부위를 오염 정도에 따라 4가지로 분류한다.

> 1. 청결상처(clean): 감염이 없는 깨끗한 수술. 갑상선, 혈관, 심장 수술 등(예상 감염률 1~5.4%)
> 2. 청결-오염 상처(clean-cotaminated): 오염이 없지만 호흡기, 소화, 비뇨기 수술(예상 감염률 2.1~9.5%)
> 3. 오염상처(contaminated): 소화기 누출이나 화농성 염증 수술(예상 감염률 3.4~13.2%)
> 4. 불결상처(dirty or infected): 이미 수술 전 감염이 되어 있는 수술상처. 감염률이 높다.

수술 후 감염은 환자의 전신 상태나 상처 부위가 세균을 물리칠 수 있는 방어기전이 약해져 있을 때 잘 생긴다. 고령, 당뇨병, 면역억제 약, 비만, 영양실조, 스테로이드 복용, 말초 혈관 질환, 빈혈, 만성 피부질환, 흡연, 류머티스성 병 등은 상처치유가 더디고 감염이 잘되는 환경이고 국소적으로는 혈액 순환이 잘 안 되는 상처, 부종, 이물질이 있는 상처(봉합사도 이물질이다)도 상처치유가 늦고 감염률이 올라간다.

일반적으로 청결상처는 감염예방을 위해 항생제를 쓸 필요가 없다. 간혹 수술시간이 오래 걸리거나 감염이 우려되는 경우에는 예방적으로 항생제를 투여한다. 예방적 항생제 투여는 수술 시작 직전에 하고 수술 종료 24~48시간 후에 염증이 없으면 종료한다. 그런데 한국 의사는 항생제를 너무 사랑하는 경향이 있다. 물론 청결-오염 상처 이상의 수술이라면 항생제 투여는 필수다. 청결상처라도 환자의 전신이나 국소상처 상태가 세균에 대한 방어기전이 약하다고 판단될 때에도 예방적 항생제는 필요하다. 필자는 광범위 경부 곽청술 이상의 수술을 제외한 일상의 갑상선 수술에는 항생제 투여를 하지 않고 있다. 너무 과잉이고 항생제의 내성만 키우는 부작용만 낳기 때문이다.

필자가 젊을 때는 국내산 실크 봉합사를 많이 이용했다. 그때는 실크 봉합사는 물론이고 수술용 장갑도 재소독해서 썼다. 수술복도 재소독해서 입었다. 비용절감을 위해서였을 것이다. 당시에는 수술 후 외래에서 수술 실밥 자리가 곪은 것 때문에 상처 속 실크를 제거한다고 환자도 의사도 고생을 많이 했다. 실크봉합사가 흡수가 안 되어 상처 속에서 이물질-염증반응을 일으켰기 때문이다. 그런데 이물질 반응이 적고 일정 기간 후에 몸속에서 흡수가 잘되는 수입 인조봉합사로 교체한 이후에는 이런 실밥 자리 염증 문제는 거의 사라지다시피 했다. 대신에 수술재료비는 왕창 올라갔지만 말이다. 그래도 이게 이득이다. 환자 고생, 의사 고생 줄어들면서 전체적인 비용은 결국 비슷할 것이기 때문이다. 그런데 드물지만 지금도 가끔 실밥 자국 문제가 있으니, 왜 그럴까?

갑상선암 수술은 암을 완벽하게 제거하는 것이 가장 중요하지만, 수술 후 흉터도 잘 보이지 않게 미용상의 면도 중요시해야 한다. 환자들의 요구도가 옛날하고는 달라진 것이다. 필자는 피부 봉합을 할 때 가느다란 인조 봉합사로 피하조직을 성형수술기법으로 정확하게 맞춰 꿰맨다. 수술 후 흉터를 최소화하기 위해서다. 그러다 보니 봉합사가 좀 많이 들어가서 이물질 반응이 생길 가능성이 있다. 또 피부를 봉합할 때 밖에서는 보이지 않게 피부 안쪽에서 이물질 반응이 적은 특수 봉합사로 꿰매는데, 수술 2개월 후부터 흡수가 되기 때문에 실밥을 뽑을 필요가 없다. 이 실이 절개 피부를 팽팽하게 당겨주어 수술 흉터가 벌어지지 않게 하는 효과가 있는 것이다. 따라서 수술 자국이 주름처럼 가늘게 나오게 된다.

그런데 피하에서 양쪽 절개 면을 봉합할 때는 실밥 매듭이 절개선 양쪽 끝에 필연적으로 생기게 되어있다. 이 매듭이 제일 늦게 흡수되게 되어있어 상처가 낫는 과정에서 이물질 반응-염증반응이 일어날 수 있다. 밖에서 보면 까만 점같이 보인다. 시간이 지나 이 점도 흡수가 되면 문제가 안 되는데 흡수되기 전에 염증반응이 생기면 살짝 곪게 되는 것이다. 수술 3개월도 지나기 전에 술을 많이 마시거나, 욕조 탕에서 오랜 시간 목욕하거나, 사우나를 오래 했을 경우에도 이런 문제가 생길 수 있다.

이 문제를 어떻게 해결하는 것이 좋을까? 우선 피하조직을 덜 촘촘히 꿰매볼까? 그러면 정확한 접합은 어떻게 되는 것일까? 양쪽 실밥 매듭을 작게 만들어야 하는데 어떻게 방법이 없을까? 매듭을 세 번에서 두 번으로 할까? 그러면 풀어지지 않을까? 항생제를 모든 수술에서 무조건 투여해볼까? 하지만 이것은 실밥 염증 문제에서는 답이 아닐 것 같다. 그것도 아니면 봉합사 회사를 확 바꿔볼까? 어떻게 하든 실밥 때문에 생기는 문제는 해결해야 한다. "수술 실밥 자리 살짝 곪았어요." 하고 고생하는 환자가 생기면 안 되니까 말이다.

지옥에서 탈출이라….

갑상선암 중에 미분화 갑상선암(anaplastic thyroid carcinoma)이라는 것이 있다. 역형성 암이라고도 한다. 세포 분화가 좋다는 말은 세포의 구조와 기능이 정상 세포에 가깝다는 뜻이다. 분화가 좋다는 것은 암이지만 정상 세포와 비슷한 구조와 기능을 가지고 있으니까 암의 진행 경과가 나쁘지 않으리라는 것을 짐작할 수 있다. 반대로 분화가 나쁜 세포, 즉 분화가 안 되어있는 암세포는 정상 세포와 완전히 동떨어진 세포이니까 경과가 나쁠 수밖에 없다.

갑상선 유두암이나 여포암은 분화암 가족에 속하니까 치료 성적이 좋지만, 미분화암은 완전히 그 반대다. 근데 분화가 좋은 유두암이나 여포암도 치료하지 않고 버려두면 일부 환자는 분화가 나쁜 저분화암으로 되고 나중에는 미분화암으로 변한다. 역형성이 된다는 말이다. 잘 분화된 순한 세포가 시간이 지날수록 나쁜 악질 세포로 변해간다는 뜻이다.

대개 저분화암이나 미분화암이 나이가 많은 사람에게서 많이 발견된다는 점이 이와 무관하지 않다. 또 젊은 연령의 갑상선암과 고령의 갑상선암을 비교할 때 나이가 들어갈수록 경과가 나빠지는 것도 이와 무관하지 않다. 보통 45세 이상부터는 예후가 나빠진다. 유방암이나 위암 등 다른 암과는 완전 반대다.

미분화암은 아직도 인체 암 중에서 가장 악질이다. 진단되면 보통 6개월을 못 넘긴다. 그만큼 암의 진행 속도가 빠르다는 의미다. 요즘에는 그래도 좀 빨리 발견되고 치료도 적극적으로 해서 그전보다는 나아졌다고 하나, 아직은 그렇고 그렇다. 다른 암은 암의 진행 정도에 따라 병기 1, 2, 3, 4로 나뉘는데, 미분화암은 아예 처음부터 병기4다. 그래도 암이 갑상선 안에만 있으면 4A, 갑상선 밖으로 퍼져있으면 4B, 먼 장기로 퍼져있으면 4C기로 나뉜다.

병기 4A 환자는 수술, 항암제, 방사선 치료(토모테라피)로 다소간의 효과를 볼 수는 있으나 완치의 길은 아직 요원하다. 4B, 4C는 무슨 치료를 해도 소용없는 경우가 대부분이다. 미분화암에 걸리면 희망이 없다는 것을 이제는 환자들도 안다. 제일 좋은 길은 이런 암이 되기 전 단계인 분화암일 때 초전 박살을 내는 것이다. 다행히도 초전 박살 덕분에 최근에는 미분화암이 감소하고 있다.

그런데 미분화암과 세포 모양이 비슷해서 예전 한때 미분화암 가족으로 편입되었던 악성종양이 있다. 바로 갑상선 악성 림프종이다. 발생 과정과 암의 진행, 치료 반응과 예후가 진짜 미분화암과는 완전히 다르므로 이제는 따로 독립된 질병으로 대접받고 있다. 옛날 오명에서 벗어난 것이다.

미분화암을 포함해서 유두, 여포, 수질암은 갑상선을 구성하는 여포 세포(follicular cell)나 C-세포에서 생긴 종양인데 반해, 악성 림프종은 우리 몸의 면역을 담당하는 림프구가 그 기원이 되기 때문에 갑상선 고유의 세포에서 생긴 종양은 아니다. 갑상선암 가족의 의붓자식인 셈이다. 우리 몸 전체 림프절외 악성 림프종(extranodal malignant lymphoma)의 약 2% 정도가 갑상선에 생기고, 갑상선암으로 보면 전체 갑상선암의 0.5~0.7%가 악성 갑상선 림프종이다. 굉장히 드물다. 미분화암 같은 것은 연령대인 60~70대 노인층에 많고 여성에서 3~4배 더 잘 생긴다.

두 가지가 있다. 큰 세포 림프종(diffuse large B-cell, 70%)과 점막 관련 림프종(mucosa-associated lymphoid tissue lymphoma, MALToma, 30%)이 그것이다. 점막 관련 림프종은 갑상선 안에서만 있는 경우가 많으므로 큰 세포 림프종보다 예후가 매우 좋다. 간혹 큰 세포 림프종으로 변하기도 한다. 큰 세포 림프종은 갑상선 결절이 갑자기 자라서 기도, 식도 등이 침범되거나 눌려져 숨이 차고 음식 삼키기가 어렵게 된다. 때로는 목소리가 쉬기도 한다. 이때는 미분화 갑상선암과 구분하기 어렵다. 세포 모양도 비슷하여 전문 병리 의사가 봐도 어려우므로 수술하여 조직을 얻어야 진단할 수 있기도 하다.

림프종의 병기는 다음과 같다. 1기: 갑상선 안에만 종양이 있는 것, 2기: 주위 림프절까지 퍼진 것, 3기: 종양이 상체와 하체에 퍼져 있는 것, 4기: 전신에 퍼져 있는 것. 1기나 2기는 수술, 방사선 요법으로 효과가 좋으며 3기나 4기는 항암 화학요법과 방사선 치료로 희망을 걸 수 있다. 미분화 갑상선암과는 비교가 안 될 정도로 예후가 좋은 것이다.

얼마 전에 40대 여성 한자가 개인병원에서 큰 병원으로 가야 한다고 해서 급히 필자의 외래를 찾아 왔다. 갑상선 혹이 빨리 자라고 좌측 옆 목 림프절들이 커졌단다. 그 병원에서 보낸 세침 흡입 세포검사 결과는 미분화 갑상선암으로 되어 있다. 가지고 온 자료와 사진들을 검토해 보니 혹이 좌측 갑상선을 거의 다 차지하고 주위 림프절 들이 큼직큼직 커져 있기는 한데, 미분화암이라고 하기에는 느낌이 좀 얌전해 보인다. 초음파 사진에서 혹의 경계가 좀 둥글둥글하고 만져도 덜 딱딱한 느낌이다.

"미분화암 전 단계인 저분화암일지 모르겠다. 또 다른 종류일지도 모르겠고…. 좀 더 알아보고 치료 방침을 정하자. 너무 실망하지 말고."

여기까지 얘기했는데 환자는 얼굴이 하얗게 질리고 완전 쇼크 상태다. 일어서지를 못한다. 지옥에 떨어진 사람 얼굴이다. 옆방 처치실에 환자를 눕혀 쉬게 한다. 오영자 코디네이터가 이 환자를 위해 이리 뛰고 저리 뛰고 초고속으로 필요한 모든 검사를 하도록 조치를 해준다.

며칠 후 그 환자를 다시 만난다. 또 쇼크 상태에 빠질까 우선 희망적인 말을 한다.

"아주머니, 실망 말고 희망 가져도 돼요. 가지고 온 조직 슬라이드 다시 보니까 미분화암 보다는 저분화암이거나 악성림프종일 가능성이 높아요. 빨리 수술해드릴 테니까 너무 걱정하지 마세요."

스케줄에 무리가 있지만 오 코디의 활약으로 수술 날짜를 일찍 잡는다. 수술 당일 우선 갑상선 안에 있는 큰 혹 일부를 떼어서 긴급 동결 검사를 했더니 '큰 세포 악성 림프종'일 가능성이 높다고 한다. 그래서 좌측 갑상선 전절제술과 좌측 옆 목 림프절 청소술을 시행한다. 큰 어려움 없이 수술이 끝난다. 지금대로라면 병기2일 가능성이 높다. 수술 후에 항암 화학 요법이나 방사선 치료를 추가해 주면 장기 생존을 기대할 수 있다. 수술 후 환자는 순조롭게 회복된다. 사색이었던 얼굴이 나날이 화색이 돌고 웃는 얼굴이 된다. 만약 앞으로 종격동이나 횡격막 아래 복부에 림프종이 또 생기면 항암 화학 치료를 추가로 하면 될 것이다. 미분화암과는 달리 악성 림프종은 항암 화학 요법에 비교적 잘 듣는다. 희망을 품어도 되는 것이다. 퇴원하는 날 환자에게 한마디 날린다.

"아주머니, 이제 지옥에서 탈출한 기분이죠. 앞으로 치료가 남았지만, 희망 가지고 살아도 되는 거예요.'

※뒷이야기: 이 환자는 2017년 3월 말 현재 재발 없이 건강하게 지내고 있다.

교수님, 환자분 목소리가 안 나오는데요

지난 수요일이다. 85세 할아버지 갑상선암 수술한 날이다. 할아버지 수술을 성공적으로 끝내고 좀 느긋해진 맘으로 다음 환자를 맞이했는데 갑상선 유두암으로 진단된 51세 아주머니다. 심하지는 않지만 피막 침범과 중앙 림프절 전이가 의심되어 계획대로 갑상선 전절제와 중앙림프절 청소술을 별 어려움 없이 끝낸 후 회복실로 환자를 보냈다. 그런데 마침 회복실로 환자를 체크하러 간 외과 전공의가 다급한 목소리로 보고해온다.

"교수님, 환자분 목소리가 안 나오는데요."

"뭐라고? 숨은 차지 않고?"

"네, 호흡은 괜찮은 것 같은데요."

"그래도 일단 음성클리닉으로 연락해서 성대가 움직이는지 체크해봐야지?"

이상하다. 수술할 때 양쪽 성대 신경을 맨눈으로 확인하고 보존했는데, 귀신이 곡할 노릇이다. 직접 가서 '아~ 해보세요' 확인해보니 정말 목소리가 안 나오고 헛바람만 샌다.

"어? 양쪽 성대 신경 기능에 이상이 생긴 것 같은데?"

성대 신경은 필자가 분명 보존했으니까 다음으로 생각할 수 있는 것이, 마취 기도삽관을 할 때 성대가 손상되었을 가능성이다. 마취 의사에게 얘기하니 그럴 리 없단다. 기도삽관이 어려웠으면 몰라도 이 환자는 쉽게 기도삽관이 되었기 때문에 성대 손상은 생각하기 어렵단다.

마침 긴급으로 초빙된 음성클리닉 의사가 후두경으로 양쪽 성대의 움직임을 관찰하더니 성대가 모두 마비된 것은 아니고 양쪽 성대의 움직임이 약해져(sluggish) 완전히 닫히지 않는 상태란다. 말하자면, 양쪽 성대의 마비 증상이 약간 있다는 것이다. 움직임이 있다는 것은 성대 신경 손상은 아니라는 얘기라 최소한 필자의 실수는 없다는 얘기다. 그리고 후두개(epiglottis)도 많이 부어있단다. 그렇다면 기도 삽관이 무리하게 되었거나 기도삽관 튜브가 커서 양쪽 성대를 수술하는 동안 누르는 바람에 성대 점막 하 말초신경의 기능이 떨어져 이런 현상이 생길 가능성이 있는 것이다. 그렇다면 시간이 지나 저절로 호전될 것이다.

3년인가 4년 전에도 수술 후 양쪽 성대 마비 증상이 온 환자가 3명이나 되어 고민했던 일이 있었다. 다행히도 오늘 환자처럼 양쪽 성대가 완전히 닫히지 않아 호흡곤란은 없었다. 호흡곤란이 오면 기도조루술(기도에 구멍을 내어 숨을 쉬게 하는 것)까지 해야 하니 참 곤란해지는 것이다.

그때 가장 늦게 기능이 돌아온 환자가 수술 3개월 만이었던가. 그 3개월 동안 환자도 필자도 얼마나 마음을 졸였던가. 다행히도 그때의 환자들도 필자를 신뢰하고 큰 컴플레인 없이 잘 견뎌주었다. 얼마나 고마운 일인가.

갑상선암 수술 후에 목소리가 왜 변하게 되는 걸까? 대부분의 환자는 수술 전과 목소리가 똑같지 않다는 걸 느낀다. 환자가 느끼는 정도는 개인에 따라 천차만별이다. 변화를 거의 못 느끼는 사람부터 목소리를 내기가 힘들어졌다는 사람까지 그야말로 다양하다. 목소리를 관장하는 성대 신경(되돌이 후두신경)을 온전히 모셔두었는데도 그렇다는 것이다.

이는 목소리에 관여하는 성대와 성대 근육들, 그리고 주위의 여러 근육들이 부어서 성대의 움직임이 스무스하게 되지 못하기 때문이다. 근육들을 헤집으며 종양과 림프절을 떼고 나면 혈액과 림프액 순환에 장애가 일어나 필연적으로 부기가 생기게 되어있다. 부기가 빠진 후에도 또 근육이 굳어지는 단계가 오니까 이 굳어진 근육이 다시 부드럽게 풀어지기 전까지는 아무래도 옛날 목소리로 돌아올 때까지 시간이 좀 걸리는 것이다. 늦는 사람은 상처치유(wound healing)가 완성되는 6개월까지 기다리기도 한다. 보통은 2~3개월 걸리지만 말이다. 그런데 암이 퍼져 성대 신경, 윤상갑상근(cricothyroid muscle), 후두 등 목소리에 직접적으로 관여하는 장기를 손봐야 할 때는 목소리보다 환자의 생명이 더 중요하니 목소리를 잃는 것을 각오하고 수술을 진행해야 한다. 하지만 수술 중에 성대 신경을 맨눈으로 보고 살려뒀어도 수술 후 성대 신경 마비를 보는 수가 가끔 있어 갑상선외과 의사로서는 황당하기 짝이 없는 것이다. 오늘 얘기한 환자가 바로 그런 경우다.

요즘 젊은 의사들은 새로운 수술기구를 좋아한다. 대표적으로 초음파 절삭기(Harmonic scalpel)가 있다. 초음파 에너지를 이용하는 것인데 조직을 자르고 지혈하는 작업이 동시에 되니까 시간이 절약되고 수술 조수의 숫자를 줄일 수 있는 장점이 있다. 물론 처음 도입되었을 때 필자도 사용해 봤는데, 편하고 좋기는 했지만 마음에 들지 않는 점이 있어 현재는 특별한 경우를 제외하고는 사용 않는다.

왜냐고? 가장 문제가 되는 것이 이 기구에서 나오는 열 때문에 기구가 성대 신경 근처에서 노닐면 성대 신경은 멀쩡하게 보여도 열 손상

(thermal injury)이 생겨 목소리가 쉴 수 있다는 것이다. 성대 신경에서 보통 3mm 밖에서 노니는 것은 안전하지만, 그보다 가까운 성대 신경 근처까지 암이 있을 때는 이 기구를 쓸 경우 열 손상이 일어나게 되어있는 것이다.

가장 세밀하게 신경과 암 사이를 분리하는 데에는 예리한 수술칼이 최고다. 초음파 절삭기는 부갑상선을 보존하는 데에도 불리하다. 머리카락보다 가는 부갑상선 혈관이 열 손상으로 응고되어 부갑상선 기능저하증이 생길 가능성이 커지기 때문이다. 또 필자가 이 기구를 용서하지 못하는 이유는 이 기구의 가격이 한번 쓸 때 100만 원 내외의 추가비용이 든다는 것이다. 이 돈은 고스란히 미국회사의 주머니를 불리는 역할을 한다. 그러니 필자가 이 기구를 좋아할 수가 있겠는가.

필자가 내시경이나 로봇 수술을 좋아하지 않는 이유 중의 하나도 이 수술에는 초음파 절삭기가 없으면 수술을 할 수가 없다는 데에도 있는 것이다. 일본 갑상선 전문병원인 쿠마병원 원장인 미아우치 박사도 필자와 같은 생각을 하고 있으므로 그 병원에도 초음파절삭기는 볼 수 없다.

오늘 문제가 된 필자의 환자는, 목소리가 잘 안 나와도 필자를 볼 때마다 웃는 얼굴을 보여 준다. 짜증을 내고 성질을 부릴 만도 한데 필자를 편안하게 하려는 마음씨가 보인다. 그러니 신경이 더 쓰인다.

환자를 음성클리닉으로 오게 해서 이비인후과 의사와 같이 성대의 움직임을 관찰한다.

"아, 교수님. 양쪽 성대의 움직임이 좋은데요. 곧 돌아오겠는데요."

"그러네. 그래도 아직 완전히 닫히지는 않네. 저게 완전히 닫혀야 목소리가 정상으로 될 텐데."

그래도 안심이다. 환자는 불편한데도 또 그 보기 좋게 웃는 표정을 필자에게 보내준다. 얼마나 감사한 일인가. 환자는 원래 예정한 것보다 하루 이틀 더 늦게 퇴원하겠단다. 물 마실 때 사레들리는 것만 조심하면 별 탈은 없을 것이다.

'교수님, 환자분 목소리가 안 나오는데요' 하는 보고를 듣는 일은 생기지 않아야 하겠지만, 갑상선 수술이 계속되는 한 살아가면서 피할 수 없이 이 말을 또 듣게 될지 모른다. 그래도 어쩌나. 수술 때마다 최선을 다할 도리밖에 없지 않은가. 그 환자를 내 가족처럼 생각하고 말이다.

저 일찍 안 죽어요?

아침 병동 회진 시간. 수술 이틀째 되는 30대 후반 여성 환자가 필자를 보자마자 심각한 얼굴로 '저 일찍 안 죽어요? 하고 묻는다.

"괜찮아요. 오래 살 수 있어요. 걱정하지 말더라고. 근데 아기는 몇이야?"

"둘요. 하나는 중1이고 하나는 초등학교 2학년이에요."

"결혼 일찍 했나 보다. 그렇게 나이 안 들어 보이는데…. 염려 말고, 큰 수술인데 잘 회복하고 있어요. 혈액 속 칼슘치만 약간 떨어진 것 외에는 좋아요. 암이 오른쪽 성대 신경을 둘러싸고 있어서 목소리가 쉴 줄 알았는데 목소리도 잘 나오고, 수술이 잘 되었어요. 암은 좀 심했지만…."

병실을 나오자 갑상선 전담 간호사 하나가 말한다.

"저 환자가요, 어제부터 계속 같은 질문을 해요. 자기가 일찍 안 죽느냐고요, 교수님."

"음, 이해가 간다. 워낙 많이 퍼져있었지. 또 여러 가지 수술에 따른 문제점에 대해 들었으니까…."

이 환자가 처음 가지고 온 자료를 보고 '와, 세상에, 이렇게 많이 퍼져 있다니…. 그동안 뭘 했노' 하면서 안타까워하니까 환자는 완전 멘붕에 빠진다. 목 초음파와 CT 스캔을 보니까 이건 보통 환자가 아니다. 오른쪽 갑상선날개는 암 덩어리로 가득 차 있는데 이 암이 주위의 기도와 식도를 완전히 뒤덮고 있고, 식도와 기도 사이의 협곡(groove)도 메우고 있다. 이 정도 되면 암 덩어리를 식도와 기도로부터 박리하는 것이 쉽지 않을 것이다. 무엇보다도 우측 성대 신경 보존이 어려울 것 같다.

그래도 이건 약과다. 오른쪽 옆 목 림프절로 전이되어 온 암 덩어리가 내경정맥, 경동맥과 한 덩어리가 되어있고, 뒤쪽으로는 횡격막 신경, 교감 신경, 목 신경 다발(cervical plexus)과도 뒤엉켜 있다. 또 미주 신경(vagus nerve)과 부신경(spinal accessory nerve)도 온전할 것 같지가 않다. 이렇게 되면 여러 가지 수술 합병증이 안 생길 수 없다.

성대 신경 손상과 미주 신경 손상으로 쉰 목소리, 횡격막 신경 손상으로 횡격막 마비, 교감 신경 손상으로 오너 증후군(한 쪽 얼굴 땀 안 흘림, 안검하수, 동공축소)이 생길 수 있고, 부신경 손상으로 어깨가 처지면서 어깨운동에 장애가 생길 수 있고, 상완 신경 다발(bracheal plexux) 손상으로 우측 팔 운동의 장애도 생길 수 있으며 출혈과 림프액 누출도 생길 수 있다.

더 퍼지기 전에 빨리 수술을 해줘야겠는데 수술대기 환자들은 3개월이나 밀려있다. 무리가 되지만 오 코디네이터에게 어떤 방법을 쓰든지 정규 순서를 무시하더라도 너무 멀지 않게 스케줄에 넣어달라고 해본다. 우리 망구님이 알면 '당신 죽으려고 환장했나? 당신 몸도 생각해야지' 하며 야단치겠지만 이런 환자를 보고 그냥 모른 척할 수는 없다. 정말 이상한 일이다. 요즘 왜 이렇게 30대 젊은 환자들이 많이 퍼져서 올까? 이놈의 암이 아무나 무차별로 공격해 오는 것 같다. 참 모를 일이다.

많이 퍼져오는 환자들이 많아지니까 의료진의 손은 모자라고 점점 힘이 부치게 된다. 정부의 저수가 정책 때문에 병원에서는 인력 충원이 어렵다고 한다. 사실 많이 퍼진 암 환자 한명 수술에 들어가는 인력과 시간이 초기 환자 3~4명과 맞먹게 되니까, 경제적 측면에서만 보면 진행된 갑상선암 환자는 그리 환영받을만한 환자들은 아닌 것이다. 이런 환자일수록 수술 합병증이 생길 가능성이 커지고, 환자 측과 의료진 간에 갈등이 생길 소지도 많으니까 웬만한 병원에서는 피하고 싶어 한다. 초기에 초전 박살하면 환자도 쉽고 의사도 쉽고 수술 결과도 좋고 완치율도 높고, 누이 좋고 매부 좋으니 얼마나 좋을까.

그런데 요즘 갑상선암 공부에 내공이 적은 타과 의사들과 정부관변단체에서는 갑상선 초기 암은 수술 안 해도 된다고 공공연하게 떠들고 있단다. 최근에 수술을 취소하는 환자 수가 늘어가고 있다는 걸 보면 정말 기가 찬다. 이걸 나중에 누가 책임질 것인가. "저 일찍 안 죽어요?" 하는 오늘의 환자도 처음에는 아주 작은 초기 암이었다는 걸 왜 모르는 것일까? 알고도 모르는 척하는 것일까?

오늘 '일찍 안 죽어요?' 환자의 수술 전 설명 때는 참 곤혹스러웠다. 그렇지 않아도 멘붕에 빠진 환자에게 수술 후 생길 여러 가지 문제들을 시시콜콜 자세히 얘기하는 것이 어찌 보면 참 잔인한 짓이 아닌가. 일반적으로는 나중에 문제가 생겨 환자 측에서 의료분쟁을 일으키면, 법원에서는 설명의무를 다하지 않았다고 의사에게 책임을 뒤집어씌우니 의료진 측에서는 환자가 극심한 공포에 빠지든 말든 무시무시하게 겁이 나는 얘기를 하는 경향이 있다. 심지어는 수술하다가 사망할 수 있다고 말하기도 한단다.

얼마 전 지방에서 온 20대 후반 젊은 여성 환자는 그 지방 병원에서 수술하다가 사망할 수도 있다는 얘기를 듣고 혼비백산이 되어 필자를 찾아 왔다. 그 환자도 오늘의 "일찍 안 죽어요?" 환자와 막상막하로 심하게 퍼진 상태라 지방병원에서는 그런 말을 할만도 하긴 하였다. 그래도 사람 생명 살리겠다는 의사가 위축될 대로 위축된 환자에게 말을 함부로 해서야 되겠는가. 환자의 처지에서 생각하고 환자와 같이 문제를 풀어나간다는 자세로 접근해야 하는데 말이다. 단, 예외가 있다. 환자 측이 의료진에게 공격적인 질문과 언사를 쓰면 의료진은 환자의 반대편에 선 입장으로 설명이 건조해지며 잔인해진다.

오늘 우리 환자의 수술 전 설명은 객관적인 입장에서 간단히 있을 수 있는 문제점들에 대해 나열하면서 '이런 문제가 일어나지 않도록 최선을 다하겠다. 또 합병증이 생기더라도 거기에 따른 적절한 치료를 할 것이다. 제일 중요한 것은 암을 철저히 제거하는 것이다.' 라는 요지로 했는데, 환자가 잘 수긍해주었다.

수술은 수많은 지뢰가 설치된 암벽 등반처럼 난코스 중의 난코스로, 위험하기 짝이 없었지만 큰 사고는 없이 무사히 하산한다. 등골에 식은 땀이 나는 작업이었다. 특히 오른쪽 성대 신경을 둘러싸고 있는 암 조직을 분리해낼 때는 필자의 우측 어깨와 팔이 빠져나가는 것 같았다. 무사히 다 분리해내고 보니까 암으로 둘러싸여있던 부위의 신경이 가느다랗게 되어있다. '이래서 목소리가 제대로 나올까 모르겠네.' 하며 수술을 종결한다. 이런 고생을 하고 나면 또 욕이 나온다.

"초기 암 수술 안 해도 된다는 놈, 너나 이렇게 되어 봐라."

수술 직후 환자의 목소리를 체크하니까, 나온다! 제대로 나온다. 다른 큰 합병증도 안 생긴 것 같다.

수술 전 환자는 엄청난 고민을 했을 것이다. '내가 죽으면 두 아이는 누가 키우나, 철없는 남편은 누가 돌봐줄 것인가….' 그래서 "저, 일찍 안 죽어요?" 절절한 질문을 한 것이리라.

"환자분, 걱정하지 마시라. 절대로 일찍 안 죽어요. 두 아이 시집 장가 다 보낼 수 있을 겁니다. 비록 살아가면서 다른 환자보다도 재발은 좀 될지 몰라도…."

■■ 2차 수술, 실망하지 마시라. 오히려 기뻐해도 된다

"긴급 조직 검사(동결 절편검사)결과가 어떻게 나왔다고?"
"휘틀 세포 종양(Hurtle cell neoplasm)이라는데요."
"아니, 그렇게 모호하게 말고 피막침윤이나 혈관침윤(capsular or vascular invasion)이 있는지 그걸 얘기해줘야지. 다시 전화해 봐요."
"현재까지는 잘 모르겠다는데요."
"만져본 느낌은 아무래도 암인 것 같은데…. 안 되겠다, 전화 바꿔. 어, 홍 박사. 이거 아무래도 기분 안 좋은데…. 어떠셔?"
"그러셔도 현재에는 피막이나 혈관 침윤이 보이지 않아 암이라고 단정하기는 어려운데요."
"그럼 할 수 없지. 일단 수술 종결하고 영구조직검사 결과를 기다려 보는 수밖에…."

여포종양이나 휘틀 세포 종양은 영구조직검사로 암인지 아닌지 판단해야 한다는 것이 현재까지 의학계의 정설이지만, 필자는 그래도 두 번째 수술을 피하고자 병리과에 무리한 요구를 해보는 것이다.

사실 광범위 피막침윤이나 혈관침윤(widely invasive)은 육안으로나 현미경으로 잘 보이지만, 미세하게 침윤된 것은 응급 동결 검사로는 잘 안 보인다. 떼어낸 전체 결절을 종이보다 얇은 슬라이스로 만들어 현미경으로 구석구석 들여다봐야 보일까 말까 하는 것이다. 이렇게 정밀하게 들여다보려면 길게는 1주일까지 걸린다.

한 사람의 혹 덩어리를 떼어서 암이냐 아니냐를 판정해주는 것인데, 그냥 대충해서 오진하면 어떻게 되겠는가. 암이냐 아니냐에 따라 한 사람의 일생이 이럴 수도 저럴 수도 있으니 얼마나 신중에 신중을 기해야 할 것인가.

오늘 문제의 환자는 40대 후반 남자다. 타 병원에서 왼쪽 갑상선엽에 2.5cm 혹(결절)이 발견되어 세침흡입세포 검사를 했는데, 아직 암인지 아닌지 모르는 비정형 세포로 나왔다는 거다. 환자도 답답, 의사도 답답해하는 케이스다. 이런 환자는 3~6개월 후에 재검하고 또 재검한 뒤에 그래도 결론이 나지 않으면 일단은 진단적 엽절제술(diagnostic lobectomy)을 고려해야 한다.

원래 세침검사로 확실한 진단을 못 내리는 애매한 비정형인 경우는 미국은 15~30%라고 되어있는데, 요새 필자에게 의뢰되어 오는 환자의 2/3 정도는 이러한 환자들이라 사람을 미치게 하는 것이다. 환자는 많은데, 그것도 설명이 길어지는 환자가 많아지니 진료시간이 길어지지 않을 수가 없다.

환자의 초음파 영상을 보니 3개월 후에 재검하는 것보다 바로 진단적 갑상선엽절제술(diagnostic thyroid lobectomy)로 들어가는 것이 좋겠다는 생각에 이른다. 초음파 영상이 그렇게 한가하게 보이지 않기 때문이다. 또 환자가 남자이고, 나이도 있지 않은가. 괜히 3개월 후 재검한다고 시간 허비했다가 치료가 늦어지면 암이 퍼질까 걱정이 되는 케이스이기 때문이다. 그래서 수술을 권유했는데, 고맙게도 환자 측에서 쉽게 동의해 준다. 환자의 아내가 작년 10월 옆 목까지 퍼져있는 갑상선유두암으로 필자에게서 수술 받고 현재 경과가 좋으니까, 아마도 '알아서 해주시겠지' 하고 신뢰하는 마음으로 필자가 하자는 대로 따라와 주는 것 같다. 이런 비정형(atypia) 환자는 수술 전에 수술범위(extent of surgery)가 결정될 수 없다. 수술 중 검사 결과에 따라 변수가 생기기 때문이다.

우선 결절이 있는 갑상선엽을 먼저 떼어서 긴급 동결 절편 검사를 보낸다. 만약 암일 가능성이 높다고 생각되면 중앙 림프절들도 미리 떼어서 보내고, 결과가 암이 아닌 것으로 나오면 바로 수술을 종결짓는다. 만약 암으로 나오면 중앙 림프절 청소술을 추가해서 림프절 전이가 있으면 반대편 갑상선엽까지 떼어주게 되고(갑상선전절제술), 암 사이즈가 1cm 미만이며 피막 침범이 없고 림프절 전이가 없으면 반절제술(hemithyroidectomy)로 끝내기도 한다. 근데 오늘의 환자처럼 휘틀 세포 종양이거나 여포종양으로 나오면 문제가 복잡하게 된다. 2차 수술까지 가야 할지 안 가도 될지는 영구조직검사 결과를 봐야 결정되는 것이다.

며칠 후, 드디어 결과가 나왔는데 휘틀 세포 암이라는 것이다. 그것도 피막과 혈관 침범이 있는 것이란다. 그럴 줄 알았다. 그래도 최소 침범형(minimally invasive type)이라니 다행이다. 최소 침범형이라서 발견하기가 어려웠을 터. 할 수 없이 2차 수술로 남은 갑상선을 떼는 완결 갑상선 전절제술(completion thyroidectomy)을 했다. 환자와 그의 아내는 뭐 씁은 얼굴이 된다.

수술이 끝난 후 환자의 아내가 필자에게 부탁한다.

"교수님 책을 보니까 휘틀 세포 암은 유두암이나 여포암보다는 예후가 나쁘다고 되어있는데, 환자한테 그렇게 나쁘진 않다고 얘기해주면 안 될까요?"

"예, 알았어요. 근데 거짓말은 안 됩니다. 사실대로 얘기해줘야지요."

사실 이 환자는 예후가 좋을 것이다. 장시간동안 현미경으로 샅샅이 뒤져봐서 미세하게 침윤된 피막과 혈관을 찾았을 정도이니 말이다. 이는 암세포가 많이 퍼지지 않았다는 것을 의미하기 때문이다. 환자들은 2차 수술까지 가야 한다고 하면 매우 심각하게 생각하는 경향이 있지만, 2차 수술까지 가서 암으로 확진된 환자는 실망보다 오히려 기뻐해도 되는 것이다.

수술 다음 날, 환자의 아내가 부탁한 대로 환자에게 거짓말 보태지 않고 있는 그대로를 설명해주니까 그제야 두 부부의 얼굴에 묻어있는 극심한 공포가 희미해지기 시작한다. 그래서 여포종양이나 휘틀 세포 종양 환자들에게 일러 주고 싶은 말이 있다.

"2차 수술, 실망하지 마시라. 오히려 기뻐해도 된다."

※사족: 최근 필자는 암인지 아닌지 정말 모호할 때는 우선 결절 전체를 떼어 암 여부를 판단하려고 한다 (진단적 결절 적출술). 암이 아닌 양성으로 나오면 그만큼 정상조직을 보존해줄 수 있기 때문이다.

빨리 재수술해주세요

"빨리 재수술하면 안 될까요? 저번 병원에선 첫 수술하고 2주 안에 해야 한다고 해서요."

30대 후반 여성 환자다. 2주 전 국내 굴지의 대학병원에서 갑상선 전절제 수술을 받았는데, 재수술하자고 하더란다.

"그럼 그 병원에서 받지, 왜 이 병원으로 옮겼어요?"

"그 병원 교수님에게 더는 신뢰가 안 가서요."

"근데, 왜 재수술을 하자고 하던가요?"

"1차 수술을 하고 나서 조직검사에서 림프절 전이가 발견됐는데, 아마도 림프절 청소술이 제대로 안 된 것 같아 다시 해야 한다고 했어요."

필자는 타 병원에서 수술을 받고 문제가 있어 옮겨온 환자는 좀 꺼리는 경향이 있다. 이런 환자는 필자가 아무리 갑상선 수술에 경험이 많은 고단수라도 2차 수술은 1차 수술에 비해 어렵고 시간이 오래 걸리며 수술 합병증이 잘 생기기 때문이다. 이는 1차 수술 후에 생기는 조직 유착과 섬유화 조직으로 정상적인 해부학적인 구조가 엉켜있어 그렇다.

1차 수술 직후에 곧 재수술하면 섬유화 조직이 아직 덜 생기고 조직 유착도 덜 되어있어 그래도 수술이 어렵지는 않다. 보통은 1주 이내에 하면 무난하나, 2주쯤 지나면 정말 어려워진다. 대부분의 외과 의사는 이 시기를 놓친 환자를 꺼린다. 특히 갑상선 재수술은 부갑상선기능 저하증으로 인한 손발 저림과 성대 신경 손상으로 목소리가 쉬는 수술 합병증이 잘 생기게 되어있다. 이외에도 혈관, 기도, 식도 등의 손상이 생길 수 있다. 이러니 어떤 외과 의사가 섣불리 2차 수술을 하겠다고 달라붙겠는가?

환자가 가져온 수술 전 영상자료들을 보니 아래쪽 중앙경부 림프절이 좀 커진 것이 있기는 하지만 이것이 전이 때문이라고 확신은 가지 않는다. 필자는 갑상선 암수술 때는 중앙경부 림프절에 전이가 증명되든 안되든 갑상선과 함께 미리 청소해버린다. 소위 예방적 청소술이라는 것이다. 이 부위에서 재발이 되면 재수술이 어려우므로 미리 철저하게 제거하는 것이다.

일본, 프랑스, 호주 등 국가에서는 필자와 같은 생각을 하고 있으나, 미국은 수술 전 영상이나 수술 중 육안으로나 촉진으로 전이가 증명되지 않으면 림프절 청소술을 하지 않는다. 미국이 이렇게 하는 이유는 수술합병증으로 생기는 부갑상선기능 저하증과 성대 신경 마비를 피하기 위해서다. 중앙경부 청소술을 하지 않으면 당연히 재발률이 올라가게 되어있다. 그런데 2012년 미국 갑상선학회의 림프절 수술 타스크포스 팀(taskforce team)의 연구 결과에 의하면, 전이가 있다고 하더라도 전이림프절의 사이즈와 개수에 따라 재발률의 차이가 크게 나더라는 것이다. (Thyroid 2012;22(11):1144-52) 즉 영상이나 육안으로 전이가 증명되지 않은(cN0) 미세 전이(보통 2mm 이하)는 재발률이 2%이고, 영상이나 육안으로 보이거나 만져지는 전이(cN1)는 재발률이 22%라는 것이다. 또 전이가 병리조직검사로 증명되더라도 전이 림프절 개수가 5개 이하면 재발률이 4%이고, 5개 이상이면 19%가 되더라는 것이다. 그리고 전이된 암세포가 림프절의 피막을 뚫고 나온 경우는 재발률이 24%까지 올라가더라는 것이다.

말하자면 림프절 전이가 있다고 하더라도 사이즈가 작고, 전이 개수가 5개 이하면 크게 걱정할 필요가 없다는 것이다. 전이가 있다고 해서 첫 수술에서 모든 환자를 똑같은 수술 범위로 수술하는 것은 재고해야 한다는 것이다. 즉 2mm 이하 전이이고 5개 이하 전이라면 중앙경부 청소술을 너무 철저히 할 필요가 없다는 것이다. 이런 경우는 영상진단에서도 안 보이고 육안으로나 촉진으로도 전이가 의심되지 않는다. 따라서 1차 수술 때 수술 중에는 전이가 발견되지 않고 수술 후 병리 조직검사에서만 림프절 전이가 증명된 환자는 재수술을 곧장 결정하기보다는 경과를 지켜봐도 된다는 얘기가 되는 것이다.

갑상선 유두암은 림프절 전이율이 높다. 그러나 유방암이나 위암, 대장암일 때처럼 전이가 있다고 하더라도 예후 면에서는 그리 심각하지 않다. 특히 45세 이하 젊은 여성 환자에서 더 그렇다. 갑상선암 치료에 내공이 덜 쌓여 있는 의사나 타 전문과목 의사들은 이에 대한 이해도가 낮아 림프절 전이라 하니까 유방암, 위암, 대장암 때의 림프절 전이와 비슷한 것으로 생각하고 환자에게 겁을 주는 경향이 있다.
"여기 림프절 암세포가 몸 어디로 뛸지 모르니까 하루라도 빨리빨리 제거해야 한다."
이런 말을 들은 환자는 요즘 말로 완전 멘붕이 되는 것이다. 하도 환자들이 쓸데없는 걱정을 많이 하니까 미국 갑상선학회는 '추적 관찰 중에 5~8mm 정도의 의심되는 림프절은 서두르지 말고 지켜보다가 커지면 그때 가서 치료해도 늦지 않다'고 권고하고 있다.

그러면 이 환자는 어떻게 하는 것이 좋을까? 가장 바람직한 것은 첫 수술 때 예방적 중앙경부 청소술을 하는 것인데 그렇게 하지를 못했으니 할 수 없고, 재수술한다고 해도 흉터 조직이 흡수되거나 유착이 풀어진 후에 하는 것이 좋은데 그렇게 되려면 최소한 6개월 이상 기다렸다가 재검토해봐야 한다. 1차 수술과 2차 수술의 간격이 길면 길수록 유리하니까 림프절 전이가 악화되는 증거가 없으면 더 기다려도 될 것이다. 아니면 2차 수술 없이 정기검사를 하면서 지켜보는 것도 한 방법이 될 것이다. 재발이 다 된다는 것은 아니니까 말이다. 재발이 증명되면 그때 상황에 따라 재치료 방법을 생각해도 될 것이다. 다행히도 45세 이전 젊은 환자는 림프절 전이가 있어도 예후가 그리 나쁘지는 않다고 되어있지 않은가. 결국 2차 수술은, 수술해서 얻는 이득과 수술 때문에 생길 수 있는 합병증을 잘 저울질해 어느 쪽이 환자에게 유리한지 깊이 생각하여 결정해야 하는 것이다. 이것이 참 어렵다.

문제는 그동안 환자의 불안증을 어떻게 할 것인가이다.
'빨리 재수술 해 주세요' 환자는 불안하니까 계속 조를 것이 분명하다. 소개해준 우리 외과의 교수님을 통해서도 압력이 들어올 것이다. 그래도 어쩌겠는가. 환자에게 현재 상황에 대하여 이해가 가도록 설명을 해주는 수밖에 다른 도리가 없지 않은가.
"재수술 빨리 안 해도 큰일 안 납니데이."
근데 기다리는 동안 환자나 의사의 기분은, 뭐 보고 뒤처리를 안 한 것처럼 항상 찝찝할 것이 틀림없을 것이다. 어렵다, 어려워.

어둠 속에 벨이 울리면 의사의 가슴은 콩닥거린다

 의사들은 밤중에 병원에서 오는 전화를 받는 수가 많다. 대학병원 의사라 해도 예외가 없다. 특히 언제 어느 장소에 있더라도 병원에서 응급 전화가 오면 즉시 처치할 수 있도록 대기해야 하는 대기 의사(on call doctor)가 되면 밤마다 긴장 상태에서 지낸다. 대기 기간은 병원에 따라 한 달에 1주가 될 수도 있고 한 달이 될 수도 있다. 의사 수가 많으면 대기되는 간격이 길고, 수가 적으면 간격이 짧아진다.

 필자가 젊었을 때는 거의 매일이 대기여서 밤중에 자다가 전화를 받는 일이 너무 잦아 항상 잠이 모자랐다. 어둠 속에 벨이 울리면 '에이, 오늘도 잠자기는 틀렸구나' 하면서 밤중에 병원으로 달려가곤 했다. 응급 수술을 하기 위해서다.

 그런데 갑상선암 수술 전문을 하고 나서부터는 밤중에 불려 나가는 일이 거의 없다. 갑상선 수술이야 사전에 진단하고 수술범위를 정한 계획된 수술이 대부분이기 때문이다. 그야말로 갑상선 수술은 수술이 만족스럽게 끝났을 때 '이 환자는 괜찮을 거야'라고 하면 정말 회복이 순조롭다. 암이 많이 진행된 일부의 대수술을 제외하고는 대부분 이렇다.

 그러나 아무리 깨끗하게 수술이 끝난 환자라도 회복과정 중에 말썽을 부리는 수가 가끔 있기 때문에 긴장의 끈을 놓지 못한다. 갑상선 수술 후에 생길 수 있는 수술 합병증 때문이다. 아무리 수술 노하우가 많은 수술 15단 노련한 갑상선 외과 의사라고 해도 수술 후에 극히 일부지만 수술 합병증이 생긴다.

소위 갑상선 수술의 3대 합병증이라는 것이 있다. 의과대학 학생 시험문제로 잘 나올 정도로 갑상선 수술에서 강조되고 또 강조되는 문제다.

3대 합병증이란, (1)저칼슘 혈증, (2)목소리 변화, (3)수술부위 출혈이다. 이런 합병증만 없으면 갑상선 수술은 천국의 수술이다. 수술이 완벽하게 잘 되었다고 해도 이런 합병증이 생기니까 귀신이 곡할 노릇이다. 합병증이 생기면 환자 고통은 말할 것도 없지만, 집도 의사의 마음고생도 이루 말할 수 없다. 필자는 이런 고통을 피하고자 정말 답답할 정도로 수술을 종료할 때 체크하고 또 체크하곤 한다. 특히 출혈점 체크에서 더 그렇다. 그것도 못 미더워서 마취에서 깨어나면 회복실에서 또 체크한다.

우선 환자가 마취에서 깨어날 때, 용을 써서 수술 부위나 실핏줄이 터졌는지 점검한다. 아주 드물지만, 마취 회복 중에 환자가 소리 지르고 힘을 쓰는 바람에 수술 부위 핏줄이 터져서 다시 수술실로 가야하는 수가 있었기 때문이다. 다음에는 '아~ 목소리 내보세요' 해서 성대 신경 기능이 제대로 작동하는지 점검한다. 그리고 병실 저녁 회진 때도 또 점검한다.

필자는 돼지를 실험동물로 해서 내시경 갑상선 수술을 연마한 적이 있다. 근데 돼지는 사람과 마찬가지로 목의 기도 전면에 갑상선이 위치하고 있는데, 성대 신경과 부갑상선은 사람과는 달리 갑상선과는 아주 멀리 목의 다른 부위에 자리를 잡고 있어 돼지 갑상선수술 때는 걱정할

게 없다. 하지만 사람은 성대 신경과 부갑상선이 갑상선과 붙어있고 혈액순환도 갑상선 혈액에 기생해서 기능을 발휘하도록 돼 있으니 갑상선 외과 의사의 고민은 여기서부터 시작되는 것이다. 조물주가 사람을 만들 때 갑상선을 돼지처럼 만들어놓았으면 오늘날 이 고민은 없을 텐데 말이다. 하지만 조물주의 깊은 뜻을 한낱 미물인 필자가 어떻게 알까.

갑상선 수술 후에 가장 많이 생기는 수술 합병증은 수술 후 저칼슘 혈증으로 인한 손발 저림이다. 이는 갑상선을 떼고 나면 부갑상선으로 가는 혈액 순환이 잘 안 돼, 부갑상선 기능이 떨어져서 오는 현상이다. 대부분은 일시적(1~50%)이라 혈액 순환이 좋아지면 늦어도 1년 전후에 호전된다. 그러나 때로는 좋아지지 않는 영구적 기능 저하로 가는 수도 있다(0~13%). 필자는 일시적이라도 안 생기게 하려고 부단한 노력을 한다. 0%가 되면 가장 좋겠지만 거의 불가능이라 일시적이라도 10% 이하가 되도록 노력한다. 이 정도가 되면 신의 영역을 침범한 것이라고 의사들 사이에서는 말하곤 한다. 그러나 이는 어렵다. 일본이나 미국의 일부 병원에서는 갑상선 전절제 수술을 받은 환자에게는 아예 비타민 D와 칼슘을 퇴원할 때 처방하기도 한다. 림프절 전이를 철저히 제거하면 쌀알같이 작은 부갑상선으로 가는 미세 혈액 순환이 나빠지게 되어있어 그런 것이다.

수술 후 목소리 변화는 암의 침범이나 유착으로 성대 신경이 절제되지 않았으면 언젠가는 대부분 돌아온다. 돌아올 때까지 환자와 의사는 불편하게 산다.

세 번째 합병증은 수술부위 출혈 문제다. 갑상선은 우리 인체에서 혈액이 많이 들어오고 많이 나가는 장기로 유명하다. 무수히 많은 동맥과 정맥이 서로 얽혀있다. 그래서 수술할 때 철저한 지혈이 다른 어떤 수술

보다 중요하다. 필자는 지혈 작업을 할 때는 그냥 단순 결찰을 피하고 중요한 출혈점은 꼭 봉합결찰(suture ligature)을 한다. 단순 결찰을 하면 환자가 기침할 때나 힘을 쓸 때 결찰이 풀어져 출혈이 생길 수 있기 때문이다. 이렇게 했는데도 1년에 한두 번은 출혈 환자를 보게 된다. 등골이 오싹해진다. 출혈 부위가 갑상선 전면에 있는 띠 근육보다 깊은 곳이면, 이는 응급이다. 즉시 처치하지 않으면 기도가 눌러져 호흡곤란으로 생명이 위험해질 수 있다. 이런 경우는 수술실까지 갈 여유도 없다. 병실 침대에서라도 수술 부위를 열고 눌린 기도를 풀어줘야 한다. 보통은 수술 끝나고 시간이 얼마 지나지 않아 수술 부위가 부풀어 오르며 호흡곤란을 호소하기 때문에 쉽게 발견된다. 그리고 제대로 처치되면 회복에 문제는 없다.

지난 월요일, 그날 수술은 암이 좌측 성대 신경, 기도, 식도를 침범해서 수술시간도 오래 걸리고 지혈하는 데 애를 먹은 환자 한 분을 제외하고는 모든 수술이 기분 좋게 끝났다. 저녁회진 때도 모든 환자가 별 이상이 없어 걱정 없이 집에 와서 컴퓨터 자판 질을 하다가 11시경 잠자리에 들었는데, 난데없이 "어둠 속에서 벨이 울리는 것이다".

필자의 심장 박동이 막 뛰기 시작한다. 이 시간에 병원에서 전화가 오면 내 환자에게 무슨 일이 터진 것이기 때문이다.

"뭐야? 그 환자한테 문제 생겼어?"

틀림없이 암이 심하게 퍼진 그 환자일 것으로 생각하며 당직 의사를 다그친다.

"그 환자는 아니고요. 30대의 다른 환자인데, 수술부위가 부어올라 연락드립니다."

"호흡은?"

"호흡곤란은 없는데요. 근데 목 피부에 멍이 든 것(ecchymosis)이 보입니다."

아, 그러면 안심이다. 아주 응급은 아니다. 출혈 부위가 피부 아래층 피하부위이니까 멍이 피부에 보이는 거다. 띠 근육(strap muscles) 아래 기도 주위 출혈이 아니다. 그래서 호흡 문제가 안 생긴 거다. 밤중이지만 환자를 수술실로 옮기니 역시 피하 출혈이다. 몸을 움직이다가 작고 약한 실핏줄 하나가 터진 것이다. 간단히 지혈하고 다시 병실로 간다.

다음 날 아침 환자와 가족에게 놀랐겠다며 위로의 말과 함께 미안한 마음을 전한다. 어쨌든 환자가 놀라고 고생하지 않았는가. 환자의 놀란 가슴이 진정되는 데에 시간이 걸리겠지만, 수술 자체의 회복은 순조롭다. 필자에게 일 년에 한 번 생길까 말까 한 일이 이 환자에게 생긴 것이다.

어둠 속에 벨이 울리면 의사도 놀란 가슴으로 심장이 콩닥거린다. 이러니까 외과 의사의 평균 수명이 다른 과 의사보다 10년 정도 짧아진다고 했던가. 이런 일이 없어야 하는데 아무리 철저히 해도 앞으로 절대 생기지 말란 보장은 없으니 어쩌면 좋을지 모르겠다.

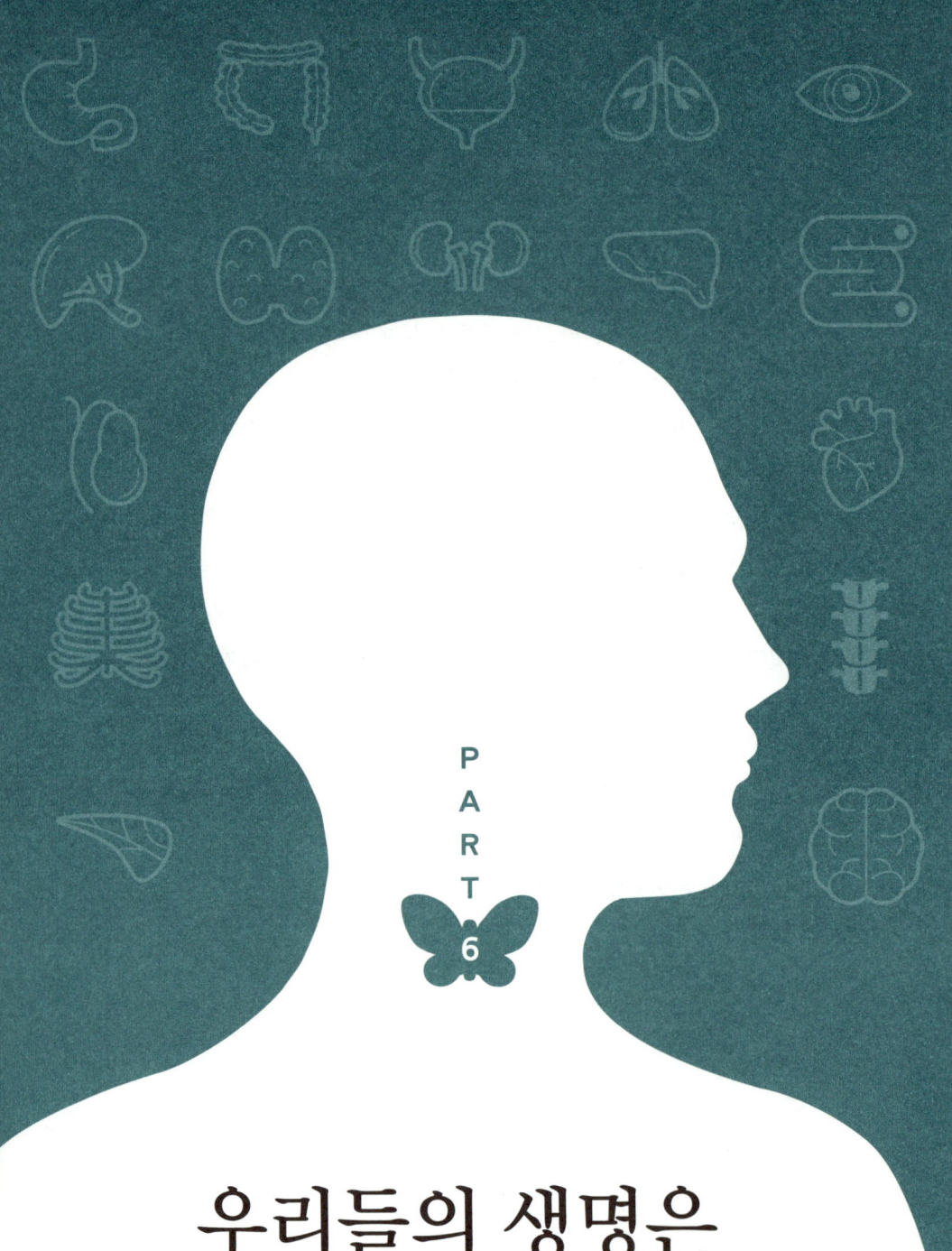

PART 6

우리들의 생명은
누가 관장할까?

수술에서 회복하고 암 진행 정도에 따라 방사성 요오드 치료(radioactive iodine therapy)와 뇌하수체 호르몬(TSH) 억제 치료를 받는다. 암이 퍼진 정도가 심하지 않은 환자는 반절제를 받고, 갑상선 호르몬 복용으로 뇌하수체 호르몬 억제 치료만을 받기도 한다. 경우에 따라서는 뇌하수체 호르몬치가 정상수치의 낮은 쪽에 있으면 억제 치료가 생략되기도 한다.
대부분 환자는 평생 '신지로이드'라는 갑상선 호르몬을 복용하면서 정기적으로 추적관찰을 한다. 정기적 추적 중에는 호르몬 수치가 적정수준에 있는지 재발을 하지 않는지 관찰을 해야 한다. 본 장에서는 추적 중에 환자와 의료진에게 일어나는 이야기를 담고 있다.

285　싫어도 좋아도 신지공주는 모시고 살아야지….
290　이거 좀 해결하는 방법 없소?
294　Tg가 올라갔대요. 그래도 기죽지 마래이!
299　누구든 고난을 극복하는 힘이 있다
304　수술이 위험한 부위의 작은 재발은 어떻게 하는 것이 최선일까?
308　갑상선암 환자는 정상인보다 오래 산다?
312　우리들의 생명은 누가 관장할까?

싫어도 좋아도 신지공주는 모시고 살아야지….

"아주머니. 신지 약 잘 먹었어요?"
"예, 꼬박꼬박 먹었는데요? 왜요? 뭐가 잘못되었나요? 재발했어요?"
"아뇨, 재발은 안 되었지만 갑상선 피검사 결과가 이상하게 나와서요."

3년 전에 유두암으로 전절제 받은 50대 후반 아주머니다. 작년까지는 갑상선 자극 뇌하수체 호르몬(TSH, thyroid stimulating hormone)이 정상수치(0.86~4.68)의 하한선을 잘 유지하고 있었는데, 이상하게도 올해에는 10에 가까운 수치를 보인다. 다행히도 재발하면 올라가는 Tg(thyroglobulin)수치는 가장 낮은 0.1 이하를 가리키고 있다. 왜 이럴까? 분명 이 아주머니한테 무슨 일이 생겼다. 밝혀내야 한다.

"약 보관은 어떻게 했어요?"
"선생님이 서늘하고 직사광선이 안 들어오는 곳에 보관하라고 해서 식탁 위에 놓고 있는데요."
"보관은 잘했네요. 그럼 약은 어떻게 복용했나요? 식전 1시간 공복에 드셨나요?"
"아뇨. 작년까지 그렇게 먹다가 고혈압 진단받고는 식후 30분에 복용하고 있는데요."
"아하, 원인은 거기에 있네요. 제가 분명 공복에 먹으라고 했는데…."
"고혈압약하고 꼬마 아스피린 복용할 때 같이 먹어도 된다 해서요. 약

part 6 〉 우리들의 생명은 누가 관장할까? 285

사가 그렇게 해도 된다고 했어요."

"이런…."

외래 환자를 추적 관리하다 보면 오늘의 50대 아주머니 같은 환자를 종종 보게 된다. 그래도 이 아주머니는 낫다. 얼마 전 또 다른 50대 아주머니는 TSH가 100이 넘게 나왔다. 너무 놀라 검사가 잘못되었나 의심했는데 그게 아니다. 지난 몇 개월 동안 아예 신지로이드를 한 알도 복용하지 않았단다. 모든 수치가 나쁘게 나와 '왜 이렇게 약 안 드셨어요?' 해도 반응이 없다. 얼굴은 퉁퉁 부어있고 사람이 완전 바보가 돼 있다.

옆에 동행해 온 남편에게 '어떻게 된 겁니까?' 물었다.

"하이고, 말도 마십시오, 교수님. 기도 힘으로 약을 끊어 보겠다고 저 고집을 부리고 있어요."

아이고, 이런 환자들 때문에 내가 늙는다. 하느님도 이런 환자를 예뻐할까?

"아주머니, 하느님도 환자가 해야 할 것을 안 하면 아무리 열심히 기도해도 안 들어주십니다. 약 먹고 열심히 기도하세요."

신지로이드라는 갑상선 호르몬 약은 갑상선암 환자라면 무조건 복용해야 한다. 그것도 평생 이 세상 살아있는 동안. 우리가 음식을 먹어야 살 수 있듯이, 우리의 모든 장기가 기능을 제대로 유지하기 위해서는 반드시 먹어야 하는 약이다. 갑상선이 제거되어 호르몬이 나오는 곳이 없어졌기 때문에 반드시 보충을 해주어야 한다.

그러면 반절제로 남은 갑상선에서 호르몬이 나오도록 하면 되지 않겠는가 하는 소수의 의사도 있다. 반절제로 남은 갑상선에서 호르몬이 충분히 나오는 경우에는 그럴 수도 있지만, 남은 갑상선에서 우리가 바라는 만큼의 호르몬이 안 나와 준다면 문제가 되는 것이다.

　미국, 한국, 유럽 갑상선 학회도 필자의 생각과 똑같다. 그냥 그렇게 생각하는 것이 아니라 그간 수많은 연구 결과를 분석해서 나온 결론이 '복용해야 좋다'는 것이다.

　왜냐고? 갑상선 유두암이나 여포암 세포는 뇌하수체 전엽에서 나오는 TSH(갑상선 자극 호르몬)가 착 달라붙는 TSH 수용체(TSH receptor)를 가지고 있는데, TSH가 많이 나오면 이것이 TSH 수용체와 결합해 암세포의 증식을 활성화시켜 재발을 유도할 수 있다는 것이다. 반절제는 전절제보다 아무래도 눈에 보이지 않는 미세먼지 같은 암세포가 남아있을 확률이 높으니까 재발 가능성이 아무래도 높아진다. 재발을 억제하기 위해서는 어떻게 하든 TSH가 적게 나오도록 해야 한다.

　우리 몸에는 '되먹이 기전(feed back mechanism)'이라는 것이 있어 혈액 속의 갑상선 호르몬이 모자라면 TSH가 많이 나오고, 반대로 신지로이드 같은 갑상선 호르몬 약을 먹어 혈액속의 갑상선 호르몬 수치를 올려주면 TSH가 낮아진다.

　TSH가 올라가면 또 무슨 일이 일어날까? 놀라지 마시라. TSH가 올라가면 정상 세포가 암세포로 변할 수 있고, 폐, 뼈 등 원격장기로 전이를 일으킬 수 있고, 분화암이 미분화암으로 변하는 일이 일어날 수도 있다.

　근데 TSH를 무력화시킬 수 있는 이 좋은 신지로이드를 멀리 하고, 무슨 개똥쑥, 무슨 버섯, 무슨 면역증강 약, 무슨 효소 등 갑상선암과는 전혀 관련이 없는 이상한 약 아닌 약들을 거금을 들여 복용하려는 사람들이 요즘 들어 늘어가고 있다는 거다.

　이런 사람들의 심리는 아무리 이해하려고 해도 이해가 안 된다. 신지로이드 약값은 '1년 치 약값이 요거밖에 안 되네?' 할 정도로 무지 싼데 말이다. 약값이 싸니까 천덕꾸러기 대접을 받는 듯하다.

그러면 TSH 수치를 어느 정도까지 낮게 해줘야 할까? 모든 환자가 똑같은 수치를 유지해야 할까? 아니다. 환자에 따라 약간씩 다르게 해야 한다. 정상 TSH 수치는 0.86~4.68 사이에 있는데(이 수치는 병원에 따라 약간의 차이가 있다) 병기 3기, 4기, 재발 환자, 고위험군 환자는 하한선인 0.86 이하로, 병기 2기, 저위험군, 임신 중인 환자는 하한선인 0.86 가까이로, 병기 1기, 60세 이상 연령, 반절제한 환자는 정상범위 안에 들도록 신지로이드 용량을 조절해주면 좋다. 전반적으로는 환자가 잘 견뎌내기만 하면 TSH치가 경증의 갑상선 기능 항진 수준으로 유지해 주는 것이 재발 방지에 가장 좋다고 되어 있다. 물론 약 복용 없이 TSH치가 좋으면 신지로이드는 필요하지 않다.

그러나 아무리 도움이 된다고 해도 신지로이드 양을 줄여야하는 경우도 있다. 즉 환자가 이 약 때문에 괴로워하면 줄여야 한다. 먼저 심장이 두근두근하거나 부정맥이 생기면 심장자극이 된다는 소리니까 이때는 피검사 후 약의 용량을 조절해야 한다. 특히 60세 이상이면 더 그렇다. 그 외 불면증, 손 떨림, 안절부절 불안하고, 숨이 차거나 두통이 심해질 때도 용량 조절을 고려해야 한다.

신지로이드 복용 때 특별히 주의할 음식은 없다. 우리나라 환자들은 음식에 좀 민감한 경향이 있다. 골고루 잘만 먹어주면 되는데 말이다. 이론적으로 콩, 호두, 섬유질이 많은 음식이 신지로이드의 흡수를 방해하는 것으로 알려져 있으나 일상에서 섭취하는 정도로는 문제가 안 된다. 단지 신지로이드는 다른 음식이나 다른 약 종류와 같이 먹으면 흡수가 잘 안 되는 참 까다로운 성질의 약이다. 다른 잡것하고 섞이기를 싫어하는 약이다. 오로지 신지로이드로만 대접받기를 원하는 약이다. 그래서 '신지공주'라는 별명을 필자가 붙여주었다.

갑상선암 환자가 되면, 세상에서 살아있는 동안은 이 까다로운 신지공주를 잘 모시고 살아야 한다는 신분이 된 것이다. 그러니, 싫든 좋든 모시고 살아야지 어쩌겠는가?

이거 좀 해결하는 방법 없소?

 필자가 평생 갑상선 수술을 해오면서 느끼는 것은, 수술을 집도한 외과의와 수술을 받은 환자와의 생각 격차가 심하다는 것이다. 외과의는 이 정도면 수술이 삼박하게 잘 되었다고 자평하고 있는데 수술을 받은 환자의 입장은 절대로 그렇지 않다는 것이다.
 사실 간암, 위암, 대장암, 췌장암 등 예후가 별로 좋지 않은 암으로 수술을 받은 환자들은 수술 후 겪는 고통이 이만저만 아니고 또 수술 자체로 인한 불편한 점이 한둘이 아니다. 배가 당긴다든지, 소화력이 떨어졌다든지, 체중이 빠진다든지…. 그런데도 환자들은 이를 받아들이고 어떻게 하면 재발이 없이 좀 더 생명을 이어갈 수 있을까에 온 신경을 집중하며 사는 것이다.
 근데 우리 갑상선암 환자들은 이들 중대 암보다 대체로 예후가 양호하여 오늘내일 생명이 어떻게 될지 걱정하면서 살지는 않는다. 물론 일부의 심각한 환자를 제외하고 말이다. 생명을 위협하는 수술 합병증은 드물지만 환자를 괴롭히는 여러 가지 불편한 수술 후유증 때문에 고생하며 살고 있다. 수술한 의료진 측은 별로 문제가 없다고 하는데도 말이다. 수술 후 여러 가지 불편한 것들이 많겠지만 목에 관한 불편한 것을 열거하면 다음과 같은 것들이 있다.

> (1)목소리가 변했다. 고음이 잘 안 된다. 목이 쉽게 피로해진다.
> (2)음식물을 삼킬 때 불편하다. 뭐가 걸리는 느낌이다. 목구멍이 좁아진 것 같다. 사레가 잘 들린다.
> (3)목이 뻣뻣하다. 목이 당긴다. 목이 조이는 것 같다.
> (4)목의 피부가 남의 살처럼 감각이 무디다.

왜 이런 증상들이 환자들을 괴롭힐까? 의료진 입장에서는 환자들이 호소하는 이러한 여러 증상은 당연히 생길 수 있는 것으로 생각한다. 수술 과정을 생각하면 '아, 그렇겠네.' 하고 이해가 되지만, 환자 입장에서는 도대체가 불편하기 짝이 없으니 뭐가 잘못된 것 아니냐고 걱정하게 되는 것이다. 특히 말을 많이 해야 하는 학교 교사, 목사님, 판매원, 은행원 같은 직업을 가진 분들이 더 그런 것 같다. 가수나 성악가는 더 말할 것도 없다.

전통적인 갑상선 수술은 우선 갑상선이 있는 목 앞쪽 피부를 여러 가지 근육 위층에서 분리해서 올리고, 갑상선을 둘러싸고 있는 근육의 한가운데를 열어 양쪽 갑상선을 노출해 암이 퍼진 정도에 따라 큰 수술이 될 것인지 작은 수술이 될 것인지를 결정한다. 즉 반절제가 되기도 하고 전절제가 되기도 하는 것이다. 또 림프절 전이 정도에 따라 한쪽 또는 양측 중앙경부 청소술을 하고, 한쪽 또는 양측 옆 목 림프절 청소술까지 하기도 한다. 암이 갑상선에 인접한 기도, 식도, 성대 신경을 침범했으면 이들 장기까지 포함해서 수술을 하기도 한다. 물론 더 퍼진 경우는 더 큰 수술이 되기도 한다. 그래서 같은 갑상선암 수술이라 할지라도 수술 침습 정도가 달라 수술 후 느끼는 증상이 각기 달라지는 것이다.

그러면 왜 수술 후 목에 불편한 증상이 생기는가? (1)성대 신경을 고

스란히 보존했는데도 대부분의 환자는 목소리의 변화를 느낀다고 한다. 변화의 정도도 수술의 크기에 따라 다르고 회복 시기도 각기 다르다. 대부분은 2~3개월이 지나면 호전되지만 6개월까지 걸리는 경우도 있다. 드물게는 몇 년이 걸리는 수도 있다. 후두 주위의 근육이 굳어있는 것과 근육 유착이 풀어져 부드럽게 될 때까지는 증상이 남아있을 수 있다.

(2), (3)번 증상도 수술 후 근육이 단단해지고 근육이 서로 붙어있어 나타나는 증상이다. 수술 후 근육이 아직 단단할 때 음식을 삼키면 불편을 느끼게 돼 있다. 사레가 잘 들리는 것도 같은 이유다.

(4)수술할 때 피부로 분포되는 말초감각 신경이 필연적으로 손상을 입게 되어 감각이 무뎌지는 것이다. 시간이 지나면 신경이 재생되어 감각이 돌아오는데, 수술 범위가 작으면 빨리 돌아오고 크면 늦게 돌아온다. 돌아오는 시기는 개인차가 심하여 몇 개월에서 몇 년까지 걸리기도 한다.

수술이 아무리 정상적으로 잘 되어도 이런 증상들이 생기는 것이다. 말하고, 고음 내고, 삼키고 하는 데에 관여하는 근육이 굳거나 유착이 일어나서 이들 근육이 서로 조화롭게 합동작전을 하지 못해 그렇게 되는 것이다. 목이 뻣뻣하게 당기고 조이는 느낌도 같은 이유에서 그런 것이다.

이러한 증상을 느끼는 것도 개인차가 심하여 얼마 후에 호전될 것인지 일률적으로는 말할 수 없다. 대체로 방사성 요오드 치료를 받은 환자는 방사선이 수술부위로 들어가게 되니까 회복되는 시기가 더 늦어지는 경향이 있다. 이상한 것은 다른 원인으로 몸에 열이 나거나 피로해져도 수술을 받은 목 부위가 뻣뻣해지고 불편해진다는 것이다. 이럴 때는 몸이 불편하다는 신호로 생각하고 좀 쉬어야 할지도 모른다.

때로는 의료진이 보기에는 전혀 문제가 없는데도 환자 자신은 불편하니까 수술 잘못으로 생각하고 항의를 하는 수도 있다. 또 의료진이 보기에는 목소리 변화가 없다고 생각되는데도 환자 본인은 변화가 심하다고 느끼기도 한다. 같은 정도의 변화라도 개개인에 따라 느끼는 정도의 편차가 심하다. 어쨌든 수술 후에 환자가 불편을 느끼는 것은 분명한 사실이기 때문에 의료진은 어떻게 하든지 이를 해결하도록 노력해야 할 것이다.

근육이 굳어지는 것은 어쩔 수 없다고 하더라도, 유착이라도 안 생기게 하면 훨씬 편해질 것으로 생각하는 것이다. 그래서 수술할 때 유착 방지제를 수술 부위에 도포해보기도 하고, 수술 후 목 운동(스트레칭)도 시켜보기도 하지만 아직은 만족스럽지는 못하다. 또 목 절개 부위의 흉터와 당김 현상은 레이저 치료나 스테로이드 국소 주사로 다소간의 효과를 보기도 하지만 아직은 완벽하다고 볼 수는 없다. 그래서 현재로써는 환자들에게 이해를 구할 수밖에 없다.

"분명히 시간이 지나면 좋아질 것입니다. 작은 수술은 빨리 좋아지고 큰 수술은 좀 늦게 좋아집니다. 비록 100% 만족스럽지는 않지만…."

요즘은 이 문제 때문에 머리가 아파 해외 학회에 나가면 외국 친구들에게 버릇처럼 물어본다.

"이거 좀 해결하는 방법 없소?"

■■ Tg가 올라갔대요. 그래도 기죽지 마래이!

금요일 아침, 카페지기 거북이가 필자를 만나자마자 좀 모호한 표정으로 말한다.

"교수님, 이 환자가요, Tg가 올라간 것에 대해 몹시 긴장하고 있나 봐요. 수술 3개월 후 신지로이드 복용하면서 체크한 Tg가 3.0이었는데 이번에 2차 요오드 치료 전에 신지로이드 끊고 체크한 Tg가 50으로 나왔대요. 그래서 원래 교수님이 처방한 2차 방사성 요오드 용량은 원래 130mCi였는데, 핵 의학과에서 160으로 올리자고 했나 봐요. 이 때문에 환자는 짧은 기간에 이렇게 Tg가 올라가는 것은 암이 제대로 제거되지 않고 남아있는 게 아닌지, 재발이 빨리 된 것이 아닌지, 방사성 요오드 치료가 효과가 있는 것인지 몹시 궁금하대요."

"어디, 의무기록 보자. 아하, 통상 보는 현상이잖아. 첫 번째 Tg는 신지 복용하면서 한 거니까 낮게 나온 거고, 두 번째는 신지 끊고 TSH를 올려놓고 한 거니까 당연히 올라가는 거고…. 뭐가 이상하다는 거야? 130mCi에서 160 올리는 것은 핵 의학과에서 알아서 조절하는 거고…. 환자가 몹시 불안해하니까 답이나 빨리 치셔. Tg라고 같은 조건에서 측정한 것이 아니니까 단순 비교하면 안 된다고 말이야. 그리고 치료 과정 중이니까 지금 나온 것으로 미리 겁내지 말라고 하고…."

요즘 환자들은 의학 정보에 많이 노출되다 보니까 옛날과는 달리 치료 과정 중에 데이터의 변화에 대하여 아주 민감하게 반응하는 수가 많다. 환자에게 올바른 정보를 줘야 한다고 강하게 부르짖고 강조하는 필자인데도, 데이터를 자기 나름대로 해석하고 밤잠 못 자는 환자수가 늘다보니까 시시콜콜 정보를 다 알려주는 것이 과연 잘하는 짓인지 회의가 슬슬 생기기 시작하는 것이다. 의사도 이 분야에 내공이 쌓여있지 않으면 데이터 해석에 헷갈려 하는데, 하물며 일반인들이야 오죽하겠나.

어쨌든 오늘 필자의 환자가 궁금해하는 것은 다른 환자들도 궁금할 것이 분명하겠기에 집고는 넘어가야 할 것 같다.

Tg(thyroglobulin)라는 것은 우리 인체에서 오직 갑상선 여포 세포에서만 나오는 갑상선-특이 단백질이다. 그러니까 정상 갑상선 세포가 Tg 생산을 가장 잘한다. 그런데 정상 세포 외에도 갑상선염, 양성 갑상선 종양, 분화 갑상선암(유두암, 여포암)등 갑상선 여포 세포에서 생긴 병일 때도 Tg가 많이 나온다. 수질암은 여포 세포에서 생긴 암이 아니니까 당연히 Tg와는 관련이 없고, 미분화암은 여포 세포 본래의 특성이 없어졌으니까 Tg 생산이 안 된다. 그래서 분화 갑상선암 환자에서 갑상선 전 절제술 후 혈청 Tg 수치를 보고 암이 없어졌는지, 잔류암이 있는지, 재발했는지를 짐작할 수가 있다.

Tg 수치로 암의 상태를 알려고 하면 정상 갑상선 조직을 완전히 없애 놓고 측정해야 한다. 정상 갑상선 조직이 남아있으면 여기서도 Tg가 나오니까 암이 재발해서 나오는 것인지 구분이 안 된다. 그런데 외과 의사가 아무리 육안으로 보이는 갑상선 조직을 다 떼어낸다 해도 미세하게는 갑상선 세포가 남아있을 수 있다는 것이다.

더구나 필자는 부갑상선 기능을 보존하기 위해 부갑상선 주위의 갑상선 조직을 아주 작게 남겨두는 수술 테크닉을 사용하고 있으니까 수술 초기에는 Tg가 높을 가능성이 크다. 작게 남아있는 갑상선 조직은 수술 후 방사성 요오드 치료로 없애고 나중에 Tg를 측정하면 낮아질 수 있으니까 이렇게 하는 것이다. 어떻게 하든 부갑상선을 살려 저칼슘 혈증으로 닭발이 되는 것은 막아야 하니까 이런 꼼수를 쓰는 것이다.

Tg 분비는 뇌하수체 전엽에서 나오는 갑상선 자극 호르몬(TSH, thyroid stimulating hormone)의 영향을 많이 받는다. 신지로이드 복용으로 TSH가 억제되어 있으면 Tg가 적게 나오고, TSH를 많이 올려주면 약 10배 이상 Tg가 올라가게 되어 있다. 또 Tg 분비는 되고 있지만 Tg 항체가 있는 사람(미국 25%, 한국 35%)은 Tg와 항체가 서로 상쇄되어 Tg 수치가 측정이 안 되거나 적게 나오게 되어 Tg 수치가 재발 여부를 알아보는 데에 아무 도움이 안 된다. 하여튼 복잡하다.

일반적으로 분화갑상선암 수술 후에 재발이나 잔존 암 여부는 일차 방사성 요오드 치료가 끝나고 6-12개월 후에 신지로이드를 끊고 TSH를 30 이상으로 올린 후에 Tg를 측정해봐야 알 수 있다. 이 상태에서 Tg가 1ng/ml 이하로 나오면 무병 상태라 판정되어, 이후에는 매년 초음파 검사와 신로이드 복용하면서 Tg만 측정하면 된다. 이것이 제일 바람직한 검사 결과이지만, 한 번에 이렇게 되기는 어렵다.

만약 TSH를 30 이상으로 올린 상태에서 Tg가 높게 측정되면 Tg 수치에 따라 그 환자에게 적절한 용량의 방사성 요오드를 투여하게 되는 것이다. 소위 2차 동위 원소 치료다. 대부분은 2차 동위 원소까지 가는 것은 기본이고, 때로는 3차, 4차, 5차 이상까지 가야 하는 경우도 있다.

TSH 30 이상에서 Tg가 1ng/ml 이상 검출되면 어디엔가 남아있는 정상 갑상선조직이나 암세포가 있다는 얘기가 된다. 이때는 여러 가지 영상검사를 해서 잔류암이나 재발암이 발견되면 거기에 따른 수술이나 방사성 요오드 또는 외부 방사선 치료를 한다. 그런데 Tg만 올라가고 영상진단에 나타나지 않는 경우는 일단 고용량 방사성 요오드 치료를 추가로 해보기도 한다. 영상 진단에 나타나지 않는 재발이나 잔류암은 생명에 지장이 없는 미세한 병변임으로 그냥 지켜봐도 된다는 의견도 많다. 즉 장기의 해부학적 변화(Structual change)가 없는 작은 재발은 Tg 수치가 높아도 생명에 지장이 없다는 말이다.

Tg 수치의 변화를 볼 때 Tg 수치가 2배가 되는 시간(Tg doubling time)이 1년이 안 되면 암세포의 활성도가 높으므로 10년 생존율이 50% 정도밖에 안 되지만, 1~3년이면 95%, 3년 이상이면 100%의 10년 생존율을 보이기 때문에 Tg가 높다고 해서 당장 무슨 일이 일어나는 것이 아니니까 전전긍긍할 필요가 없다(Thyroid 2011;21:707~16). 또 재수가 좋으면 이 전의 방사성 요오드 치료 효과 때문에 저절로 Tg가 떨어지기도 한다.

오늘의 문제 환자는 30대 중반 남자로 첫 진단 때 퍼져도 너무 퍼졌을 때 발견되었다. 좌측 갑상선 유두암이 피막을 뚫고 나와 좌측 성대 신경을 둘러싸고 있고, 좌측 측경부 림프절에 자갈밭처럼 암이 퍼지고, 우측 갑상선과 우측 측경부에도 여러 개의 림프절 전이가 있었고, 또 종격동 상부 림프절까지 전이가 됐던 것이다. 그래도 갑상선 전절제술, 중앙경부 림프절, 상 종격동 림프절, 양측 측경부 림프절 청소술이 별 사고 없이 성공적으로 수행되었다. 옥에 티는 좌측 성대 신경을 살린다고 죽을 고생을 했는데도 목소리의 변성이 좀 와있다는 것이다. 심하지는 않지만 말이다. 좀 더 기다리다 안 되면 성대 성형술을 고려해야 할지도 모르는데 현재로써는 돌아올 가능성이 크다고 생각한다.

　이 환자는 육안으로 보이는 모든 암 조직과 림프절을 광범위하게 떼어냈는데도, 아직 눈에 보이지 않는 미세한 암세포가 몸 어디엔가 숨어 있을 가능성은 있는 것이다. 그래서 고용량 방사성 요오드 치료를 추가로 해야 한다. 고생스럽지만 나이가 아직 40도 안 된 젊은 사람이라 치료 효과는 좋을 것이다. "Tg가 올라갔대요." 대신에 "Tg가 떨어졌대요."라는 말을 들을 가능성이 많은 환자인 것이다. 그래서 이 젊은 친구에게 한마디 용기를 불어 넣어주고 싶다.

　"기죽지 마래이….".

■■ 누구든 고난을
극복하는 힘이 있다

    필자가 갑상선암을 수술하며 지나온 지가 30년을 넘으니까 주위 의사나 지인들은 "이제는 도가 트였으니까 웬만한 수술은 눈감고도 하겠다. 고민 없이 수술하니 좋겠다."고 말한다. 근데 정작 필자의 생각은 "천만의 말씀, 만만의 콩떡"이다.
    갑상선 수술은 하면 할수록, 깊이 들어가면 들어갈수록 어렵다고 느끼고 있다. 아무리 수술을 깨끗이 잘했다고 하더라도 의외의 수술 합병증이나 후유증이 생길 수 있는 것이 갑상선 수술이다. 갑상선 수술의 아킬레스가 있다는 것이다. 오늘은 다른 합병증은 제쳐놓고 수술 후 목소리가 변하는 것에 관해서만 얘기해보도록 하자.

    갑상선 수술 후 목소리 변화는 환자 본인이 느끼지 못할 정도의 아주 가벼운 것에서부터 목소리가 허스키하거나 소리가 잘 나오지 않는 정도까지 다양하다. 물론 암이 목소리 신경(성대 신경)을 침범해서 신경을 제거하거나 침범된 신경에서 암 조직을 깎거나(shave off) 하면 목소리 변화는 오게 되어 있다. 근데 목소리 신경을 온전하게 모셨는데도 수술 후 목소리가 쉬거나 변했다고 호소하는 환자가 있으니, 사람 참 미치게 하는 것이다.
    왜 이런 현상이 올까? 여러 가지 설명이 있기는 하다. (1)성대 신경을 따라가는 림프절들을 너무 철저히 청소해 성대 신경의 림프액과 혈액 순환에 장애가 와서, (2)암 분리 수술 중 성대 신경을 너무 조작해서, (3)마취 삽관으로 성대 자체의 혈액 순환 장애가 일어나서, (4)윤상갑상근(cricothyroid muscle)으로 가는 상 성대 신경(superior larygeal nerve)이나 근육 자체의 손상과 섬유화 현상이 와서, (5)인간의 눈으로는 보이지 않지만, 성대의 움직임에 관여하는 미세한 신경들이 암 제거할 때 같이 제거되어서, (6)기도, 후두, 식도를 싸고 있는 근육들이 섬유화 현상으로 굳어지거나 유착이 일어나서, (7)초음파 절삭기 등 수술기구로 인한 열 손상을 입어서 등등의 이유를 들 수 있는데, 아마도 이러한 이유가 복합적으로 작용해서 목소리의 변화가 오지 않나 생각된다.

수술 후 말을 하면 처음에는 잘 나오다가 시간이 지나면 목소리가 가라앉고, 이것을 참고 계속 말하면 목이 아파지며 그래도 참고 계속 말하면 소리가 꽉 막힌다. 이는 소리에 관여하는 목 근육들이 굳어져서 오는 근육 피로 현상이니까 잠시 목을 쉬면 저절로 회복된다. 노래방에서 고음이 잘 안 되는 것도 윤상갑상근에 문제가 있어서 그런 것이다.

옛날 미국의 갈리그리지라는 유명 오페라 가수가 갑상선 양성 종양 제거술을 받고 무대에서 아리아를 부르는 도중 고음부에서 목소리가 갈라져서 창피를 당했다는 유명한 얘기도 오늘날 생각해 보면 윤상갑상근 문제 때문이었다.

이런 현상이 호전되려면 굳었던 근육이 완전히 풀어져야 하는데, 이 풀어지는 시기가 수술 크기에 따라 개인체질에 따라 천차만별이니 일률적으로 언제쯤 좋아지리라 예측하기가 어렵다. 보통 6개월 전후라고 얘기하기는 한다. 그런데 목소리를 직업으로 하는 사람에게는 어림도 없다. 어쨌든 갑상선 수술의 달인이라는 필자도 피하고 싶은 환자들이 있다. 스트레스가 장난이 아닌 환자들이다. 바로 소프라노나 테너 같은 성악가들이다. 이들이 수술 후 목소리가 변하면 어떻게 되겠는가. 외과 의사의 손목이 잘리는 것과 뭐가 다른가?

2년 전 모 음악대학 교수인 테너에게 수술 전에 목소리 문제에 대하여 심각하게 설명하고 그야말로 눈길 얼음판을 기어가듯 살살 수술을 해줬는데, 천만다행으로 수술 후 목소리 변화는 없었다. 이 친구는 천하태평으로 '교수님이 알아서 잘 해주시겠지' 하는 태도를 보이고 있으니 필자는 더 스트레스를 받았던 것이다.

4년 전에는 20대 초반 여성으로 미국에서 성악공부를 하는 학생인데 갑상선암 진단을 받았다고 어찌하면 좋을지 이메일을 보내왔다. 귀국시켜 진찰해 보니 어이쿠, 맙소사! 암이 바로 왼쪽 성대 신경이 후두로 들어가는 입구에서 신경을 완전히 싸고 있지 않은가. 수술 중에 성대 신경을 자를 것인지 살릴 것인지 엄청 고민했지만 결국 암을 성대 신경으로부터 깎아내고 성대 신경은 살려두기로 했던 것이다. 미세하게 신경 표면에 남아있을지 모르는 암세포는 고용량 방사성 요오드 치료로 박멸하기로 하고 말이다. 다행히도 이 작전이 맞아떨어져 현재 이 아가씨는 노래를 부를 수 있게 되었다.

이제 오늘의 주인공인 정OO에 대해서 얘기해보자. 이제 40대 중견 소프라노 가수다. 대학에서 학생도 가르치고 있단다. 일찍이 미국과 이탈리아에서 성악 공부를 하고 현지에서 오페라 주인공으로 활약했던 경력이 빵빵한 실력파 교수다. 외모도 남방계 미인으로 눈도 큼직하고 체격도 좋다.

5년 전 필자를 찾아 왔을 때는 성악가인 줄 몰랐다. 노래를 포기해야 할 정도로 암이 많이 퍼져있어 다른 것은 생각할 여유도 없었다. 우측 갑상선을 다 점령한 암 조직이 중앙경부는 물론 측경부 림프절들까지 다발성으로 많이 퍼져있었다. 갑상선 전절제술, 중앙 경부 림프절, 우측 측경부 림프절 청소술을 하고 고용량의 방사성 요오드 치료를 두 차례 이상 했었다.

그동안 성악가로서 인간적인 고민은 얼마나 했을까. 얼마나 절망 속에서 헤맸을까. 필자를 찾을 때마다 모든 것에 달관한 듯 조용한 태도로 상대방을 편안하게 하려는 모습을 보여 왔는데, 얼마 전에 드디어 재기의 리사이틀을 가지게 되었다는 것이다. 그렇게 큰 대수술을 받고 그 굳은 목 근육들을 훈련한다고 얼마나 힘든 고난의 시간을 보냈을까. 다시 일어나겠다는 목표를 향해 피나는 노력을 해온 것이 눈에 보인다. 이 얼마나 눈물 나도록 고맙고 대견한 일인가.

지난 수요일 저녁. 초대받은 필자, 오영자 코디네이터, 이혜련 간호사, 김사랑 간호사가 축하를 해주기 위해 공연장으로 향했다. 공연장이 사람들로 넘치기를 바라면서 말이다.

그런데 소프라노 정OO은 갑상선암 수술을 받은 사람이 맞는지 목의 수술 자국은 어디로 가고, 고음처리도 무난하게 선보인다. 1부, 2부를 합쳐 무려 16곡이나 되는 난곡을 무리 없이 잘도 소화해낸다. 공연은 완전한 성공이었다. 세 번인가 커튼콜을 받았다. 감동을 잘 안 하는 다혈질 필자도 "정OO! 브라보, 앵콜, 브라보!" 소리를 지르면서 손바닥이 아플 정도로 큰 박수를 보내주었다. 갑상선 수술을 해준 필자로서 어찌 보람을 느끼지 않을 수가 있단 말인가. 필자가 대성공한 것처럼 기뻤다. 절망을 딛고 목표를 향해서 가는 사람은 참 아름다운 것이다. 공연이 끝나고 로비에서 필자와 오 코디네이터가 정00 소프라노와 인증 사진을 찍는다. 사진을 찍으면서 정00 소프라노에게 한마디 덕담을 날린다.

"오늘 공연은 완전 인간승리다."

문득 다른 갑상선 환자들에게도 한 마디 남기고 싶어졌다. 헬렌 켈러의 명언이었던가.

"어떤 사람에게도 고난을 극복할 수 있는 힘은 가지고 있다."

■■ 수술이 위험한 부위의 작은 재발은 어떻게 하는 것이 최선일까?

"어, 저 아주머니 또 오셨네."

60대 초반 부산 아주머니다. 상당히 오래전에 갑상선 유두암이 목 여기저기 여러 군데 림프절에 퍼져 양측 옆 목 림프절 청소술, 중앙 경부 림프절 청소술, 양측 갑상선 전절제술을 받고 수술 후 여러 차례 고용량 방사성 요오드 치료를 받는데도 옆 목 림프절에 한두 개씩 재발이 나타나 그때마다 재발 림프절을 떼어내어 잘 지내오던 분이다.

근데 2여 년 전부터 쇄골과 흉골 뒤쪽 총경동맥 내경정맥, 쇄골 하 동정맥, 무명 동정맥이 엉켜있는 사이사이에 1cm가 될까 말까 한 크기의 재발이 의심되는 림프절들이 CT 스캔에서 보인다. 부산의 모 개인 의원에서 '요거 뭐 간단하니까 서울 가서 한 개씩 똑똑 떼고 오면 되겠다'는 소리를 2여 년 전에 듣고 올라왔단다.

수술이 쉽게 될는지 다시 여러 가지 검사를 하고 보니까 그리 간단한 문제가 아니다. 그전에 목 수술할 때 이 근방에 전이가 있어 어렵게 상종격동 림프절들을 끄집어낸 과거 이력이 있으므로 이번에 재발이 의심되는 부위를 다시 열고 들어간다는 것이 생각처럼 쉽지 않다는 것이다.

지난번 수술 후에 필연적으로 오는 유착 때문에 이 근방의 재수술은 위험하기 짝이 없다. 암이 주위의 혈관과 주위 조직에 떡같이 서로 엉겨 붙어있어 암 조직에 도달하기 전에 대혈관이 터져 수술 중 사고가 날 확률이 높은 것이다. 실제로 이런 일이 있었다. 그런데, 이런 걸 가지고 부산의 그 선생님은 간단하다고? 외과 전문이 아닌 분이니까 잘 모르고 그랬을 것이라고 이해는 하겠는데 환자한테 자기가 잘 모르는 분야를 단정적으로 얘기해주는 것은 좀 자제해주었으면 하는 생각이 든다.

일부 환자들은 내분비 내과나 핵 의학과 의사들도 수술하는 줄 알고 있다. 즉 수술은 외과 의사가 전담하는 줄 모르는 환자도 많다는 얘기다. 또 수술에 대해서 모르는 내과계 의사들은 수술에 따르는 여러 문제점에 대해서 심각하게 고민해 본 일이 없으므로 환자들에게는 수술을 아주 간단하게 설명하는 버릇이 있다. 외과 의사 입장에서는 참 곤란하다. 수술의 위험성을 설명하니까 환자는 당연히 수술을 꺼리게 되어 수술을 안 받고 미적미적하다가 결국은 차선책이지만 외부방사선 치료방법의 최신 버전인 토모테라피를 받는다. 토모테라피는 과거의 방사선 치료와는 달리 주위의 정상조직은 피하고 암 조직에만 집중적으로 방사선이 들어가도록 한 치료법이다. 현재 수술이 불가능한 암 치료에 많이 쓰이고 있다.

이 부산 아주머니는 수술로 암 조직은 완벽하게 들어내진 못했지만 재발한 암이 다시 커지고 퍼지지 않으면 앞으로 이 암 때문에 잘못될 가능성은 적을 것이다. 말하자면 암이 몸에 남아있지만 이것이 더 퍼지지 않고 얌전히, 가만히 있어 주면 무사히 살아갈 수 있다는 것이다. 토모테라피 후에 이 아주머니의 재발 암은 완전히 없어지지는 않았지만 작아진 상태를 잘 유지하며 앞으로 암과 함께 친구삼아 살아가면 될 것이다.

2010년 아시아 내분비외과 학회에서 일본의 내분비외과 학계의 원로이신 요시히데 후지모토 교수(이 분이 아시아 내분비 외과 학회를 1988년 창설했다)는 특강에서 "수술이 위험한 부위의 재발은 모험하기보다는 다른 안전한 치료방법을 모색해서 환자의 생명을 연장하는 것이 더 낫지 않을까 생각된다."고 의견을 피력한 적이 있다.

필자가 수술해준 모 탤런트의 동생도 국내 굴지의 대형 병원에서 갑상선암 수술 후 옆 목에 자그맣게 재발하여 재수술했는데, 결국 재발부위를 찾지 못하고 그냥 닫고 나왔다며 필자에게 호소한다. 작은 재발은 태평양의 동전 찾기처럼 수술이 더 어렵다.

필자도 환자들을 수술하고 정기추적 관찰하는 도중에 재발이 발견되는 수가 가끔 있다. 필자는 재발을 통고할 때가 가장 곤혹스럽다. 알다시피 갑상선암 수술은 재발률이 높다. 30년에 30% 재발이라고 알려져 있다. 근데 다른 암은 재발이라고 하면 생명과 직결되어 심각한데 갑상선암은 그렇지가 않다. 재발의 70~80%는 목의 림프절 부위이기 때문에 재수술로 제거가 가능한 수가 많기 때문이다. 대체로 목의 중앙 부위 재발은 재수술이 어렵고 중앙부위에서 벗어나 옆 목 림프절로 갈수록 수술은 쉽다. 다행히도 재수술이 쉬운 옆 목 림프절 재발이 대부분이다.

중앙경부의 재수술은 지난번 수술 때문에 유착이 일어나고 정상적인 해부학적인 구조가 뒤엉켜있기 때문에 수술접근이 매우 어려워 성대 신경, 부갑상선, 식도, 혈관 등이 다칠 확률이 첫 수술 때보다 훨씬 높다. 이거야말로 아무나 할 수 있는 수술이 아니다. 그래서 첫 수술이 가장 중요하다.

가장 어려운 재수술은 이 부산 아주머니처럼 종격동에 재발이 일어난 경우다. 흉골을 열어 종격동으로 들어가야 하는데 이 부위에는 중요한 혈관들이 떡 버티고 있으니 이들 혈관이 다치지 않게 수술한다는 것이 말처럼 쉽지가 않은 것이다. 세계 어느 나라에서나 갑상선암 치료에서 가장 골치 아픈 것이 바로 높은 재발률 때문이다. 수술이 쉬운 옆 목 부위 재발은 큰 문제가 안 되는데 중앙 경부나 종격동 부위의 재발은 수술이 어렵고 위험도가 높으므로 재수술을 결정할 때는 신중에 신중을 기하여야 한다. 과연 재수술이 환자의 생명유지에 꼭 필수불가결한 것인지 따져봐야 한다. 수술하고 난 다음에 얻는 이득과 수술에 따른 위험도를 따져서 어떻게 하는 것이 환자에게 이로운지 심각하게 발란스(balance)를 맞춰봐야 한다.

미국 갑상선 학회는 이런저런 여러 가지 발란스를 따져서 재발 부위의 크기가 5~8mm 이하면 서둘러 재수술을 결정하지 말고 좀 지켜보자는 권유를 하고 있다. 필자도 이 의견에 동조하고 있다. 수술이 쉽고 합병증이 적은 부위의 재발은 재수술을 머뭇거릴 필요는 없지만 성대 신경이나 부갑상선을 다칠 확률이 높은 부위의 재발은 지켜보면서 악화되는 기미가 있을 때 수술을 결정해도 된다는 생각이다.

필자는 상당수의 환자가 재발 암의 크기가 몇 년 동안 그대로인 것을 경험하고 있다. 재수술하게 되더라도 첫 번째 수술과 재수술의 간격이 길면 길수록 재수술이 쉬워진다. 시간이 지날수록 유착이 풀어지거나 흡수되기 때문이다. 그러나 이렇게 지켜보는 경우는 환자나 필자나 항상 꺼림칙한 기분에 놓여있다는 것은 부정할 수 없다. 이렇게 지켜보는 것이 과연 최선인지, 위험을 무릅쓰고 수술을 하는 것이 최선인지 아직 정답을 찾지 못하고 있으니까 말이다. 무슨 알약 하나 먹으면 재발 암이 싹 없어지는 그런 획기적인 방법은 없을까? 어떻게 된 게 갑상선암은 시간이 갈수록 더 어려워져가는 것만 같다.

※사족: 2015년에 개정된 미국갑상선학회의 가이드라인은 8~10mm로 상향 조정되었다.

갑상선암 환자는 정상인보다 오래 산다?

이게 무슨 말인가? 갑상선암에 걸리면 암에 걸리지 않은 정상인보다 오래 산다고? 그럼 갑상선암 걸려야 한다는 말인가? 세상에 이런 일이! 5년 생존 확률만 본다면 정상인이 100이라고 했을 때, 갑상선암 환자는 100.4라니까 분명 갑상선암 환자가 더 오래 산다는 얘기가 아닌가? 어느 개인의 얘기가 아니고 대한민국 국립암센터에서 정식으로 발표한 것이라니까 안 믿을 수도 없고, 그렇다고 믿을 수도 없다.

며칠 전 각 방송이나 신문에서 각종 암의 단계별 5년 생존율을 발표했다. 단계별이란 병기를 수정해서 표현한 것이리라. 1기에서 4기까지 합친 5년 생존율을 볼 때 위암은 67%, 대장암 73%, 유방암 91%, 전립선암 90%, 간암 27%, 폐암 20%라고 했단다. 이 치료 성적은 전립선암을 제외하고는 미국의 치료 성적을 능가했다고 한다. 아마도 그럴 것이다.

과거 필자가 의과 대학에 다닐 때 의학 교과서에는 위암은 5년 생존율이 14%라고 했고, 간암은 걸렸다 하면 6개월은 못 넘긴다고 했다. 그 당시의 환자들은 무슨 증상이 있어야 병원에 찾아오니까 그때는 이미 암이 많이 퍼져서 손을 쓸 수 없는 경우가 많았기 때문이리라. 그래서 암에 걸렸다하면 곧 죽음을 떠올리게 되어 환자에게 암이란 사실을 숨기는 경우가 많았다.

이번 발표대로 치료 성적이 좋아진 것은 치료 기술과 치료 약이 좋아진 덕도 있지만, 더 큰 이유는 암의 조기 발견이 많아졌기 때문이다. 위암이나 대장암은 내시경 검사로 조기 위암이나 조기 대장암이 많이 발견되어 5년 생존율이 95%가 넘게 된 것이다. 다른 암도 첨단 의료장비 덕에 과거에는 잘 찾아내지 못했던 조기암을 많이 발견하게 되어 치료 성적이 많이 좋아지게 된 것이다. 의료보험 제도가 국민이 건강검진을 많이 받게 만든 결과 때문이리라.

갑상선암 치료 성적이 좋아진 것도 초음파 진단기기의 발달로 작은 갑상선암을 많이 발견하여 조기 치료가 가능해졌기 때문이다. 우리나라 갑상선암의 95% 이상을 차지하는 유두암은 갑상선암중에서 가장 느리게 퍼지는 특성이 있어 거북이 암이라고 불리기도 한다. 그러나 유두암의 변종인 키큰세포암, 말발굽모양암(hobnail), 고형암, 기둥세포암, 원주세포암, 미만성 경화암, 저분화암과 수질암, 미분화암, 악성 림프종은 여기서 제외된다. 이들 암은 거북이 암이라기보다 토끼 암에 가깝기 때문이다. 거북이 암도 치료하지 않고 그냥 두면 속도가 느리기는 하지만 나중에는 토끼로 변해 우리들의 목숨을 위협하는 암이 될 수도 있다.

암의 생존율을 따질 때 왜 5년 생존율인가? 정말 5년간 무사히 넘기면 이젠 완치가 된 것인가? 결론적으로 말해 5년 생존했다고 해서 절대로 안심해도 된다는 말은 아니다. 말하자면, 완치란 말을 쓰기가 뭐하다는 얘기다. 5년 지나면 재발률이 떨어지는 것은 사실이다. 대개는 5년 안에 생사가 결정된다는 소리다. 5년 생존율이 낮은 암에서 5년을 무사히 넘겼다면 몸 안의 암세포가 소멸하여 앞으로도 재발하지 않고 살아갈 가능성이 크다고는 볼 수 있지만 절대로 재발이 없는 완치라고 하기는 어렵다 그래서 요새는 완치(cure)라는 말보다는 '관해(remission)'라는 표현이 더 적합하다고 하는 의사들도 나오고 있다. 관해라는 것은 '암으로 인한 증상이 없어지고 검사에서도 암세포가 관찰되지 않는 상태'를 말하는 것이다. 언제든지 재발할 여지가 있다는 의미도 포함되어 있다.

갑상선 유두암 중 초기 암은 치료하지 않고 암이 몸속에서 자라고 있어도, 즉 암이 관해가 되지 않은 상태에서도 5년 정도는 충분히 버틸 수 있다. 생존율만 따지면 수술을 안 해도 다른 암보다 월등히 좋은 수치가 나온다. 암세포가 퍼져 병기 1에서 병기 4로 되면서 환자가 죽음에 이르는 상태로 가고 있는데도 그렇다는 것이다.

갑상선암을 가지고 5년 생존율 운운하는 것은 요새 말로 정말 웃기는 얘기다. 갑상선암은 암 측에서 보면 대기만성형 암이다. 장기전을 치러야 하는, 평생 관리를 받아야 하는 암이라는 말이다. 따라서 갑상선암 치료성적은 장기간 관찰한 결과를 놓고 얘기해야 된다는 것이다.

갑상선암의 치료로 (1)수술, (2)수술 후 방사성 요오드 치료, (3)갑상선 호르몬 복용-TSH 억제 치료가 중요하다는 것을 확립시킨 미국의 Mazaferri 교수가 장기간 추적한 치료 성적을 보자.

1,335명의 환자를 수술 후 30년 동안 추적해보니 30년 누적 재발률이 30%가 되고 사망률이 8%가 되더라는 것이다. 재발 시기를 나눠보면 14%는 수술 후 5년 이내에, 6%는 5년에서 10년 사이, 나머지 10%는 10년부터 30년 사이에 재발하더라는 것이다. 물론 5년 안에 사망한 환자는 없으니까 5년 생존율은 100%다. 생존해있다 하더라도 암을 가지고 있는 유병생존인 것이다. (Trans Am Clin Climatlo Assc 1999;106:151~188) 이는 앞으로 시간이 지나면 말썽이 될 소지를 안고 있다는 뜻이다.

또 최근 2013년 시카고 대학의 보고를 보자. (Surgery 2013;0:0~0)

평균추적 27년에 재발률 28%, 사망률 9%로 보고하면서, 11%의 재발과 사망의 17%는 수술 후 20년 이후에도 일어나더라는 것이다. 그들의 결론은 재발과 사망이 수술 30년 후에도 생길 수 있으니까 평생 추적관리를 해야 한다는 것이다. (Both recutrrences and death from PTC can occur more than 30 years after being treated, thus lifelong follow-up with PTC is necessary)

자, 그러면 이번 국립암센터에서 발표한 '갑상선암 환자가 정상인보다 생존율이 더 높다'는 내용을 어떻게 해석해야 할까?

그들의 해석은 갑상선암 환자가 수술 받은 후에 정상인보다 건강관리를 더 잘했기 때문이라고 했는데, 그러면 위암, 대장암 등 다른 암 환자는 건강관리를 잘하지 않아서 5년 생존율이 갑상선암보다도 훨씬 나빴을까? 통계 방법이나 통계 해석의 오류가 있었다고 생각되지 않는가? 아니면 갑상선암의 특성을 이해하지 못한 채 다른 암과 같은 선상에 올려놓고 5년이라는 짧은 추적 기간의 결과를 보고, 갑상선암은 정상인보다 생존율이 높다고 해석한 잘못은 없는가.

이 발표가 나오고 난 다음에 필자에게 수술을 받을 예정이었던 환자가 8명이나 수술을 취소했는데, 이런 현상에 대한 책임은 누가 질 것인가. 이런 중대한 발표를 할 때는 최소한 갑상선암 전문가의 조언을 들었어야 하지 않을까. 국가기관에서 일반대중을 오해케 할 수 있는 내용을 그렇게 쉽게 발표해도 되는 것일까? 갑상선암 환자는 정상인보다 오래 산다니, 지나가는 개도 웃는다.

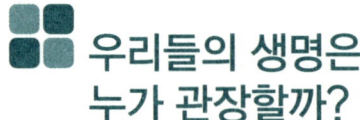
우리들의 생명은 누가 관장할까?

①우리들의 생명은 누가 관장할까?

 필자가 오랜 외과 의사 생활을 하면서 느끼는 것 중 하나는 '과연 우리들의 생명은 누가 맡아서 주관하는가?'이다. 하느님? 부처님? 옥황상제? 저승사자? 글쎄, 그건 잘 모르겠다. 그러면 사람의 병을 다루는 의사? 우리 인간들 자신? 이건 더욱 아닐 것이다. 그럼 무엇일까? 그걸 알면 '생명 신비'의 비밀이 밝혀질 것이다. 그러나 수술을 하는 외과 의사인 필자의 경험으로는, 삶과 죽음의 최종 결정은 분명 우리 인간의 몫이 아니라 우리가 모르는 피안의 세계 저쪽에서 절대적인 무언가가 하고 있을지 모르겠다는 막연한 생각이 든다는 것이다.

 중요한 부위를 수술하다 보면 필자의 수술칼이나 수술 가위가 어느 순간 어느 지점에서 딱 멈춰지는 수가 있다. 순간 등에서 식은땀이 쫙 흐른다. '우와, 멈추어진 바로 그 자리에 절대적으로 중요한 신경이 있었네, 절대적으로 중요한 혈관이 있었네.' 이런 경험이 한두 번이 아니다. 수술이 정말 잘 되었다고 만족하고 있는데 엉뚱하게도 환자가 기침하거나 움직이다가 수술 부위 실핏줄이 터져 재수술을 하게 되는 수도 있고, 반대로 모든 상황이 희망적이질 않아 낙망하고 있는데, 아, 누구의 힘인지 상황이 반전되어 환자가 회생하기도 한다.

최근 수술 103일 만에 퇴원한 54세 여자환자 얘기다. 지난 6월 어느 날 선교사 지망생인 미국 국적 ooo 청년의 소개로 필자를 찾아 왔다. 이 청년도 몇 개월 전 좀 진행된 갑상선암으로 필자의 수술을 받은 바 있다. 경과가 아주 좋았었다.

근데 소개받고 온 이 아줌마도 선교 활동을 하는 선교사 부인이다. 참 선하게 생긴 분이다. 미얀마에서 선교한단다. 후진국에서 고생하시니 잘 해드려야겠다고 생각했다. 모든 검사를 빨리 진행해 환자 상태를 파악하니, 갑상선 수질암이다. 그것도 많이 퍼졌다. 오른쪽 갑상선에서 시작하여 기도, 식도 벽까지 침범하고 왼쪽 갑상선에도 암 덩어리가 따로 있다. 게다가 양측 측경부 림프절 전이도 감자밭이다. 그뿐만 아니다. 양쪽 폐 사이의 종격동에도 암이 보인다.

'하느님도 무심하시지. 왜 좀 더 일찍 발견되도록 도와주시지 않고…. 후진국에서 선교활동을 한 것이 무슨 죄가 된다고.'

수술 D-day는 2012년 7월 6일, 수술 팀은 하루 죽을 각오 하고 수술을 시작한다. 수술은 순조롭게 진행되어 양측 측경부 림프절 곽청술을 마치고, 난코스인 흉골을 절개한 후 종격동 암 덩어리를 덜어내는 위험한 과정도 무사히 끝내고 이제 본격적인 갑상선 제거술로 들어간다. 그런데 CT나 MRI 사진과 다르게 상태는 훨씬 심했다. 그동안 암이 더 진행되었던 듯했다. 수술하다 말고 다시 사진들을 복습해 봐도 사진보다 실제 암 상태는 훨씬 더 악화했다. 우선 기도 벽 침범이 심하고 뒤쪽의 식도 벽까지 진행되어 암 덩어리가 5cm 이상 길이로 옴짝달싹 않고 고착돼있어 이들의 기능을 살려두고 깨끗하게 제거하기는 불가능이다. 우측 성대 신경은 이미 암 덩어리 속에서 녹아있고 좌측 성대신경도 일부

암 조직으로 침범되어 있다. 진퇴양난이다.

제대로 된 암 수술이 되려면 후두-기도-식도를 완전히 제거하고 복부를 열어 위를 목의 상단까지 올려 하인두와 연결하는 대수술 중 대수술을 해야 한다. 이렇게 하면 환자는 말을 못하는 불구가 되고, 목으로 기도 구멍을 내어 숨을 쉬어야 한다. 환자와 가족에게 이런 수술 가능성도 있다는 설명도 하지 못했다. 물론 승낙도 얻지 못했다.

무엇보다 걱정되는 것은 환자가 이런 종류의 대수술을 받고 회복하겠는가이다. 고심하고 고심한 끝에 암은 완벽하게 제거 못 하더라도 제거 가능한 데까지만 제거하고(debulking sugery) 수술 후에 방사선 치료(tomotherapy)를 추가하기로 했다. 기도와 식도 벽에 침범한 암 덩어리는 면도식(shaving off)식으로 깎아내어 통로를 유지하도록 한다. 하지만 이것이 최선인지, 아예 처음부터 포기했어야 했는지, 완벽한 암 수술이 안 돼서 오는 자괴감과 허탈감이 컸다.

환자는 중환자실로 옮겨 호흡 치료를 받으며 수술 9일 째까지 잘 버텨내어 내일이면 일반 병실로 옮겨도 되겠다고 생각했는데, 밤중에 응급 호출전화가 왔다. 환자가 이상하다는 것이다. 갑자기 목이 붓고 호흡이 잘 안 된다는 것이다. 눈썹이 휘날리게 환자한테 가서 보니, 기도가 터져 숨 쉬는 공기가 피하로 나와 목이 풍선처럼 부어서 숨쉬기가 곤란하게 되어있는 것이 아닌가.

응급으로 다시 목을 열어 보니 암이 침범되었던 기도가 괴사하여 터져버렸다. 이렇게 되면 다른 선택이 없다. 첫 수술 때의 생각대로 후두-기도-식도를 들어내는 대수술밖에 없다.

가족을 찾으니 남편께서 이미 미얀마로 갔단다. 환자의 친구분들만 있다. 이들에게 사정을 설명하나, 결정을 못 한다. 어찌어찌하여 남편과 국제전화가 되었다.

"수술을 안 하면 이 환자는 사망한다. 지금 이 시간을 놓치면 안 된다. 긴박하다."는 요지로 설명하고 수술 승낙을 얻으려고 하니, 뜻밖에 수술을 반대한다. 이유는 주위의 친지가 몸에 구멍(의학적 용어로 stomy라고 한다)을 내는 수술을 받아 고생하는 걸 봤고, 또 환자가 평소에도 그렇게 하고는 못 산다고 했단다.

하지만 수술시간을 놓치면, 며칠 내로 염증이 생겨서 퍼지고 경동맥도 터지면서 끔찍한 최후가 오게 된다. 좌우간 최단 시일 내에 귀국해서 만나자고 하고 밤중에 긴급 구성했던 대수술 팀(갑상선 외과, 이비인후과, 소화기 외과)을 해산했다. 괴사하여 열린 기도는 얼기설기 목 피부와 봉합해 둔 채 말이다.

허탈감에 가슴이 저려왔다. 사람 생명을 두고 최선을 다하지도 못하고 이렇게 손을 놓아야 할까.

"하느님, 도와주소서. 어떡하면 좋습니까?"

② 우리들의 생명은 누가 관장 할까?

'아, 남편이 귀국할 때까지 어떻게 기다리나….'

시간이 지날수록 수술의 골든타임은 지나가고, 2차 수술 부위에 염증이 생기면 3차 수술결과는 보장 못 한다. 수술이 빠르면 빠를수록 좋을 텐데 미얀마의 남편으로부터는 소식이 없다. 3차 수술을 못 하면 열린 기도와 목 피부를 봉합한 부위에 염증이 생겨 봉합이 파열될 것이고, 염증은 목뿐만 아니라 종격동까지 퍼져 걷잡을 수 없게 될 것이며 다음 단계로 패혈증으로 발전할 것이다. 무엇보다 무서운 것은 기도 바로 옆에 있는 경동맥 파열이다. 경동맥 파열은 정말 위급하다. 미처 손쓸 겨를도 없이 그 자리에서 생명을 잃을 수도 있다.

하루가 지나도 가족으로부터 소식이 없다. 필자의 심장은 새까맣게 타들어 간다. 중환자실에 있는 환자에게 현재 상황을 설명하니, 빨리 수술을 해달라고 필담으로 의사를 표시한다. 환자의 허락은 받았다. 이제 가족의 승낙만 받으면 된다. 그런데 늦은 저녁때가 되자 환자의 마음이 바뀌었단다. 수술을 안 받겠단다. 그리고 시신은 연구용으로 기증하겠단다.

이게 무슨 말인가. 혹시 가족이 빨리 오지 않아 포기한 것일까? 다시 중환자실에서 환자를 설득한다.

"아무리 자기 생명이라도 자기 마음대로 하지 못한다. 생명을 구하기 위한 최선의 노력을 하지 않는 것은 죄악이다. 하느님도 이를 용서하지 않을 것이다."

간곡하게 말하는데도 아무런 반응이 없다. 그래도 필자는 3차 수술을 예정하고 우선 세균감염이 되지 않도록 치료를 한다.

"이건 아니다. 미리 포기하는 것은 저 환자를 위해서도 나 자신을 위해서도 절대로 용납되어서는 안 된다."

3차 수술 결과가 성공하리라는 보장은 없지만 그렇다고 아무것도 하지 않으면 사람이 죽어가는 것을 내버려 두는 행위가 아닌가. 이것이 소극적 자살 방조와 무엇이 다른가.

이튿날도 남편분께서 도착하지 못한다. 수소문해보니 미얀마에서 한국으로 출발했단다. 환자는 이미 이전 수술 절개 부위 근처 피부에 염증이 생기려는지 발적이 보이기 시작한다. 빨리 3차 수술을 해야 한다. 염증이 본격적으로 시작되면 기도와 피부 봉합이 파열될 것이다. 하지만 적기는 이미 지났다. 그래도 포기하기에는 너무 아까워서 속이 탄다.

드디어 남편분께서 저녁 늦게 도착했단다. 시간을 지체할 수 없어 곧 만나 그간 있었던 일과 환자 상태에 대하여 설명하고 3차 수술의 절박성을 설명한다. 그런데 남편분의 반응이 별로다. 앞으로의 비용이 걱정된단다. 그 엄청난 치료비용을 감당할 자신이 없단다.
"비용은 나중에 생각하자. 우선 사람의 생명부터 살려놓고 보자. 비용 때문에 치료를 포기하는 것은 말이 안 된다. 나중에 비용 문제가 생기면 우리 의료진도 도움이 되는 방법이 있는지 찾아보겠다. 우선 3차 수술을 승낙해주시면 고맙겠다."고 설득한다. 고맙게도 남편분이 수술에 동의해준다.
이제야 필자의 마음속에서 격렬하게 일어나던 가슴 졸임과 불편한 마음이 서서히 가라앉는다. 급히 수술 팀을 구성한다. 후두와 기도 팀, 위식도 팀, 갑상선과 폐 종격동 팀. 수술 시작 시간은 늦은 저녁이다.

수술은 기도와 후두, 식도를 들어내고 위를 인후에 올려붙이는 대수술이다. 기도는 목 아래에 구멍을 내어 호흡하도록 한다. 그런데 수술을 하다 보니 식도는 살릴 수가 있다. 절제하지 않아도 된다는 말이다. 지난 1차 수술 때 식도에 침범된 암이 제대로 제거되었기 때문일 것이다. 그러면 위를 끌어올려 인후에 연결하는 위험한 수술은 안 해도 된다. 수술 범위가 확 축소되니까 환자에게 가는 부담 역시 확 준다는 얘기다.
어찌어찌해서 밤늦게 수술은 무사히 끝났다. 제일 어려웠던 것은 암이 침범한 기도를 잘라내니까 기도를 목에 설치하지 못하고 종격동 상부에 설치해야 했던 것이다. 숨구멍이 종격동 상부의 흉벽으로 옮겨진 것이다. 어쨌든 계획했던 수술은 무사히 끝났다. 이제 회복하는 일만 남았다. 근데 걱정되는 것은 과연 별 탈 없이 회복되겠느냐 하는 것이다. 가장 큰 문제는 수술의 골든타임을 놓쳐 이미 염증이 시작되었다는 것이고, 환자의 체력이 자가 호흡을 하기에는 그동안 너무나 쇠약해져 버렸다는 것이다. 자, 이 환자의 소생이 과연 가능할까? 중환자실에서의 생사를 건 긴 전투는 이제부터이다.

③우리들의 생명은 누가 관장할까?

이 환자의 생명을 살리기 위해서는 세 가지 문제를 해결해야 한다. 첫째는 염증이나 감염이 생기는 것을 제압하는 일이고, 둘째는 호흡을 자력으로 할 수 있도록 하는 것이고, 셋째는 쇠약해질 대로 쇠약해진 체력을 올려 몸의 방어기전을 유지 내지 강화하는 것이다. 위 세 가지는 다른 문제들인 것 같지만 서로 연결고리가 되어 어느 한 가지가 무너지면 다른 것도 같이 무너져 내린다.

이미 염증은 시작되었다. 수술 골든타임을 놓쳤기 때문이다. 염증이나 감염이 악화하면 세균이 혈액으로 들어가 몸의 모든 장기가 망가지는 패혈증으로 발전된다. 이미 혈액 배양에서 몇 가지 세균이 자라고 있다. 그리고 패혈성 폐 기능 부전증 소견도 나타나기 시작한다. 이 감염이 해결 안 되면 모든 걸 잃는다. 이 환자 치료의 핵심은 감염과의 싸움이다. 호흡이나 체력도 감염이 해결 안 되면 말짱 헛것이다.

배양된 세균의 항생제 감수성에 따라 세 가지 강력 항생제를 투여한다. 어떻게든 감염 확산은 막아야 하니까. 호흡은 호흡 보조기로 하고, 영양 공급은 경정맥 고영양 주사(total parenteral nutrition)와 소장(jejunum)에 설치한 튜브를 통해 영양 죽을 투여하는 것으로 한다. 특히 호흡에 관계되는 근육들이 약해지면 안 된다. 지금도 많이 약해져 있다. 이것도 체력이 받쳐줘야 한다. 또 체력이 되어야 염증을 이겨낼 수 있는 방어기전이 생기는 것이 아닌가. 그런데 이 환자의 지금 상황은 모든 것들이 바닥 상태다.

이런 상황을 초점으로 집중 치료를 하는데도 환자의 상태는 일진일퇴를 거듭한다. 의식은 반 혼수상태. 시간이 지날수록 가족들도 초조해하고, 미국에 거주하는 환자의 아들딸도 혹시 마지막이 될지도 모를 엄마의 모습을 보기 위해 눈물의 상봉을 한다. 엄마를 사랑한다고 반 혼수상태의 엄마 귀에 대고 말을 반복한다. 환자의 친구들도 여러 차례 방문하여 "00아, 사랑한다."고 환자에게 애절한 사랑을 전달한다. 우리 한나에게도 구약성서에 나오는 '한나의 기도'처럼 간절한 기도를 해보자고 한다.

"그러지 않아도 기도 열심히 하고 있어요, 교수님."

발이 넓고 오지랖이 넓은 오영자 코디에게 이 환자 가족이 선교사 일을 하니까 교회 계통에서 치료비 도움을 받는 길이 있는지 알아보도록 부탁한다. 고맙게도 어느 정도 가능성이 있다고 한다.

수술 후 1주일이 지나 2주째가 돼도 환자는 호전될 기미를 보이지 않는다. 때로는 혈압, 맥박, 호흡 등의 활력 징후도 불안정하다. 이러다가 환자를 잃는 것이 아닌가 하는 불안감이 잠시 머릿속을 스친다. 그래서는 절대로 안 된다. 24시간 내내 필자의 머릿속은 이 환자로 가득 채워진다. 이런 상태에서 어느 것 한 가지라도 삐끗 잘못되면 환자의 생명은 나락으로 떨어질 수 있다. 획기적인 방법이 없을까, 밤낮으로 틈만 나면 최신 문헌을 뒤져본다. 하루에도 몇 번씩 환자의 모든 데이터를 재검토해보고 조금이라도 도움이 될 만한 새로운 방법이 없나 찾아본다.

남편분께서 언제 회생할지 물어온다.
"아직은 모르겠습니다. 환자 상태가 바닥을 헤매다가도 어떤 전환점(turning point)을 돌아 회복기에 들어서면 희망적이 될 수도 있으니까 조금만 더 기다려보십시다." 마치 필자가 죄인이 된 심정으로 말한다.

이런 환자가 언제 회복할지 예측한다는 것은 불가능한 것이다. 그러나 제일 경계해야 할 일은 의료진이나 환자 본인, 그리고 가족이 미리 포기하는 것이다. 필자는 이것이 제일 무섭다. 인간의 생명을 그렇게 간단히 포기할 수 있는가. 지금은 의료진이나 환자 가족이 지칠 때가 된 것이다. 모두가 침울하다. 그러나 극복해야 한다.

수술 후 3주쯤이던가. 집에 와서 밤늦게 잠자리에 들려는 순간 낮에 체크했던 환자의 데이터 중 마음에 걸리는 한 가지가 섬광처럼 머릿속에 떠오른다. 환자의 혈액 속 전해질 데이터 중 소디움(Na)이 정상보다 약간 낮았다. 어느 환자에게서나 흔히 볼 수 있는 현상이지만, 이 환자에게는 이런 작은 이상 소견이라도 회복하는 데 결정적인 장애 요인이 될 수 있는 것은 아닐까. 그동안 의식이 불분명했던 것도 이것 때문이 아니었을까? 망설일 이유가 없다. 바로 병원 야간 당직에 전화를 한다.
"이러이러하게 소디움 교정하고 다른 전해질도 교정하고…. 수액 양은 이렇게 저렇게 교정하고…."

지금 생각해도 어디에서 무엇이 필자의 머릿속에 이런 생각이 떠오르도록 했는지 불가사의하다. 귀신에 홀린 듯 전화로 지시하고 곧장 깊은 잠에 빠져든다. 사실 필자도 심신이 지칠 대로 지쳐버린 것이다.

> ④우리들의 생명은 누가 관장할까?

　이튿날 아침, 오랜만에 잠을 깊이 잤다. 항상 머릿속이 무겁고 몸이 찌뿌둥했는데, 실로 오랜만에 머릿속이 맑고 몸이 가뿐하다. 내 환자는 어떨까?

　출근하자마자 중환자실로 직행한다. 여전히 내 환자는 인공호흡기에 의지한 채 몸 이곳저곳 여러 가지 줄이 매달려있다. 혈압, 심장 박출, 맥박, 호흡, 산소포화도, 소변량, 소디움을 포함한 전해질, 백혈구를 포함한 염증 수치, 간 기능 수치 등등을 찬찬히 살펴본다. 환자의 의식은 여전히 반 혼수상태다. 어제와 비슷하다. 실망이 밀려온다. 그래도 더 나빠지지 않은 것만도 다행이다. 나 자신을 위로하면서 다른 환자들이 있는 병동으로 간다.

　오전 수술을 끝낸 뒤 점심을 간단히 때우고 중환자실로 간다. 그런데 떨어졌던 소디움과 다른 전해질들이 정상수치 범위 안으로 진입하고 있다. 그리고 오르락내리락하던 동맥혈의 산소 포화도가 정상의 하한치이지만 일정 수준을 유지하고 있다. 그러나 다른 활력 징후들은 아직 불안정하다. 개운치가 않다. 도대체 뭘까? 아직 필자에게 저항하고 있는 저 환자의 생과 사의 갈림길에서 버티고 있는 것이 무엇일까? 오후 수술을 하는 내내 필자의 머릿속은 이 의문으로 가득 차 있다.

　오후 수술을 끝내고 다시 중환자실을 찾는다. 환자의 데이터는 아직 그저 그렇다. 그래서 데이터는 제쳐놓고 육안으로 환자의 몸 이곳저곳을 살펴본다. 아, 상부 종격동 벽에 설치했던 기도 구멍 근처 피부와 흉벽 피부, 그리고 목 피부에 아직 염증을 시사하는 발적이 희미하게 보인다. 혈액 속의 염증 수치는 아직 요지부동으로 고공행진을 하고 있다.

왜 이게 해결이 안 될까? 초강력 항생제가 투여되고 있는데 말이다.

그래, 항생제를 확 교체해보자. 그리고 항생제와 고 영양제 주입 루트를 다 바꿔보자. 장기간 같은 루트를 사용하면 정맥벽 자체에 염증반응이 일어나게 되어있다. 이 환자도 정맥 루트를 따라 발적이 약간 보인다.

그다음 날 아침. 처음으로 염증 수치와 백혈구 수가 다운되고 있다. 그래서인지 흉벽 피부의 발적 넓이가 어제보다 줄어들고 있는 것 같다. 불안정하게 요동치던 혈압과 맥박도 일정해지고 있다. 서광이 보인다. 재활의학과에 연락해서 인공호흡기를 떼고 자력으로 호흡할 수 있도록 호흡 재활 치료를 부탁한다. 그동안 체력이 바닥이고 갈비뼈와 갈비뼈 사이의 근육이 퇴화하여 호흡보조기가 없으면 숨쉬기가 곤란했기 때문이다. 호흡 보조기를 뗄 수 있으면 이제 일반 병실로 옮길 수 있다. 환자의 의식도 명료해진다. 이제는 전환점을 돌아 회복기로 들어서는 것이다.

날이 갈수록 모든 활력 징후들이 안정적으로 되어간다. 침울해하던 의료진들의 얼굴도 차츰 밝아지고 있다. 우리 한나의 얼굴도 더 예뻐지고 있다. 폐 사진을 다시 찍어보니 양쪽 폐에 허옇게 보이던 폐혈성 쇼크 폐부전증 소견이 사라지고 있지 않은가. 심장 박출량도, 혈압도, 맥박도 이제는 정말 안정적으로 되어가고 있다. 이제 자가 호흡만 돌아오면 된다. 체력증강을 위해 침대 위에서나마 다리를 폈다 오그렸다, 팔도 폈다 오그렸다 운동을 시킨다. 장에 설치한 영양 공급 루트로 고영양죽의 열량을 더 올려서 주입한다. 호흡 훈련으로 호흡 보조기 없이 자력 호흡 시간이 차츰 늘어간다.

드디어 2주간의 호흡 재활 훈련으로 호흡기 보조 없이 자력으로 호흡

할 수 있게 되었다. 미음부터 시작해서 입으로 음식 섭취를 시작한다. 이제는 시간이 해결할 것이다.

환자는 중환자실의 집중 치료를 거의 70여 일을 받고 대망의 일반 병실로 옮기게 되었다. 그날은 날씨도 화창했다. 매봉산이 보이는 전망 좋은 방으로 간다. 일반 병실로 옮겨진 첫날, 필자가 환자와 남편에게 한마디 한다.

"00 씨가 살아나게 된 것은 이 세상이 필요로 하는 사람이어서 절대적인 누군가가 그렇게 해준 것 같다. 우리들의 생명을 누가 관장하는지는 모르지만…."

환자도 남편도 그렇게 생각한단다.

정말 그런 것 같다. 이 환자가 회생한 것은 의료진의 노력 때문이었다고만 해석되지 않는다. 그날 밤 필자가 심신이 극도로 피로해진 상태에서 불현듯 떠오른 환자의 작은 이상소견, 곧장 야간 당직에 전화 지시, 야간 당직의가 필자의 오더를 성실히 수행, 그리하여 환자 회복의 전환점(turning point)이 되게 한 것은 누구의 힘 때문이었을까. 우리가 모르는 피안의 절대자가 아니었을까?

환자는 일반 병실로 옮겨온 후에도 재활 치료를 받았다. 걷기 운동도 열심히 하고 특히 세상과 어울릴 수 있도록 정신력도 키웠다. 그런데 아직 필자에게 정신적으로 너무 의존한다. 혼자서 굳건히 버틸 수 있도록 자신감을 불어 넣어야 한다. 건강상태는 퇴원해도 되는 수준이 되었지만, 필자로부터 정신적으로 독립이 될 때까지 퇴원을 유예한다.

드디어 환자와 남편이 퇴원을 결정한다. 당분간 요양원에서 요양하겠단다. 103일 만의 퇴원이다. 필자의 평생 환자 중 가장 긴 입원기록 보유자가 되었다.

"이번 소중한 경험을 수기로 남겨 보세요. 00 씨는 세상이 필요로 하는 사람입니다."

환자도 남편도 꼭 그렇게 할 것이라 약속한다. 그러나 이번에 가장 많이 느끼고 배운 사람은 바로 필자 자신이다. 그래도 아직 의문은 남아 있다.

'우리들의 생명은 누가 관장할까?'

※뒷이야기: 환자는 2017년 3월 현재 남편과 함께 라오스 오지에서 선교 활동을 하고 있다. 혈청 칼시토닌 치는 아직 높은 수치에 있으나 PET-CT에는 생명을 위협할 만한 재발 소견은 보이지 않고 있다.

에필로그

지난 몇 년 동안 갑상선암 환자를 치료해 오면서 그때그때 느낀 것을 에세이 형식으로 작성해 두었던 것이 한 권의 책이 되었다. 실제로는 이 책에 수록된 것보다 훨씬 많은 글이 있었으나 지면의 한계가 있어 비슷한 주제는 빼버렸는데도 300페이지가 넘는 책이 되어 버렸다. 몇 년 동안의 글이니까 최근에 나온 갑상선암에 대한 새로운 연구결과와 임상현장에서의 여러 가지 변화를 다 수록하지 못한 아쉬움이 있다.

전 세계에서 갑상선암 치료의 교본으로 널리 쓰이는 것은 미국갑상선학회의 진료가이드라인이다. 현대 의학의 선도국이 미국이기 때문이다. 물론 우리나라를 비롯한 다른 나라도 가이드라인이 있기는 하지만 골격은 미국의 그것과 대동소이하여 필자는 미국 가이드라인을 주로 참조하고 있다. 미국 가이드라인은 2009년까지 갑상선암 치료에 있어 학문적인 이론을 바탕으로 수술을 광범위하게 하고 수술 후 보조치료도 엄격하게 하는 경향이 있었다.

그러나 2015년 개정판은 과거에 비하여 수술 범위가 축소되고 수술 후 보조치료도 저위험 환자군과 중간 위험군 환자의 일부는 생략하는 쪽으로 변경 되었다. 치료지침이 완화된 것이다. 이렇게 된 이유는 재발률이나 생존율이 과거의 적극적인 치료(aggressive treatment)가 유리한 면이 있기는 했으나 그렇게 큰 차이를 보이지 않았고 수술 합병증, 치료비, 삶의 질 면에서 불리한 면이 적지 않았기 때문이다.

암 치료 후 생존율을 예측하는 암병기를 위한 미국합동위원회(American Joint Committee for Cancer)가 제시한 암병기도 과거에 사용하던 것은 현실과 맞지 않은 점이 많아 2017년에 대폭 개정되어 2018년부터 임상 현장에서 적용할 예정으로 되어 있다. 특히 갑상선암의 병기 설정에 변화가 많아 과거 환자의 약 20% 정도에서 병기가 하향 조정되게 되었다. 가장 큰 변화는 과거에는 45세를 기준으로 그 이상이면 생존율이 나쁘고 그 이하이면 좋다고 되었던 것이 이제는 55세를 기준으로 했기 때문에 과거 45세~54세에 속해 있던 연령군의 병기가 많이 낮아지게 될 것이다. 과거 이 연령군에서 중앙림프절 전이나 피막침범이 있으면 병기3으로 분류되었으나 이제는 측경부 림프절전이가 있어도(병기4) 1기로 분류되게 될 것이다. 이렇게 의학은 시대에 따라 병의 양상이 달라짐으로 그에 따른 진단과 치료전략도 달라지고 있는 것이다.

이 책의 내용 중에는 과거의 기준에 따른 서술이 있지만 의학의 원칙을 벗어난 내용은 없다고 생각된다. 그러나 내용 중 개정된 미국갑상선학회의 가이드라인과 맞지 않은 것은 글 말미에 그 내용을 간단히 기술해 놓았다. 본 책은 교과서가 아니고 갑상선암 진료현장에서 볼 수 있는 여러 가지 에피소드를 정리 한 것이기 때문에 너무 학술적인 관점으로 심각하게 따지면서 보지 않았으면 좋겠다. 환자 입장에서, 갑상선암을 전문으로 하지 않은 일반 의사 입장에서 쉽게 이해하는 갑상선암 이야기라고 봐 주었으면 좋겠다.

이 책이 나오기까지 동고동락하고 있는 강남세브란스 갑상선암센터의 장항석, 이용상, 김법우, 김석모, 장호진 교수, 전임의 김수영, 코디네이터 오영자, 박경아 간호사, 갑상선전담간호사 윤소담, 박윤희, 지금은 육아 휴직 중인 김한나 간호사, 외래진료실 이혜련, 양유미, 김사랑 간호사, 수술 도우미 최가람 간호사, V 암 수색조 영상의학과팀과 암확인 사살팀 핵의학과팀에게 감사하고 사랑한다는 말을 전하고 싶다. 무엇보다도 필자에게 진료를 받고 있는 수많은 환자들이 건강하고 행복한 삶이 이어지기를 바라면서 이들에게도 감사하고 사랑한다는 마음을 전하고 싶다.

2017년 5월
박정수

우리들의 **생명은**
누가 **관장할까?**

초판 1쇄 인쇄 2017년 5월 10일
초판 1쇄 발행 2017년 5월 12일

지은이   박정수
펴낸곳   도서출판 지누
출판등록 2005년 5월 2일
등록번호 제313-2005-89호
주소   (04165) 서울특별시 마포구 마포대로 15 현대빌딩 907호
전화   02)3272-2052 팩스 02)3272-2053
홈페이지 www.jinubooks.com
전자우편 seongju7@hanmail.net
인쇄·제본 (주)갑우문화사

값 15,000원 ⓒ 지누, 2017
ISBN 979-11-87849-13-1 (03510)
이 책은 저작권법에 의하여 보호받는 저작물이므로 무단 전재와 복제를 금합니다.